U0909606

THE MYSTERY OF LIFE & DEATH

韩国KBS国立电视台《生老病死的秘密》생로병사의 비밀 制作组 编著

生老病死的密码 Ⅲ

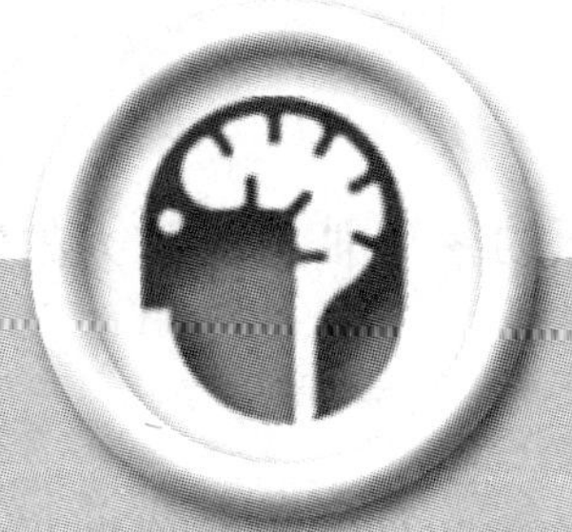

全家人的健康宝典

陕西师范大学出版社

图书在版编目（CIP）数据

生老病死的密码Ⅲ：全家人的健康宝典／（韩）洪蕙杰，李姜珠主编；车南颖译.—西安：陕西师范大学出版社，2008.5

ISBN 978-7-5613-4236-7

Ⅰ.生…　Ⅱ.①洪…②李…③车…　Ⅲ.①保健—健康指南　②常见病—防治—基本知识　Ⅳ.R161　R4

中国版本图书馆CIP数据核字（2008）第047586号

著作权合同登记号：陕版出图字25-2007-005号
图书代号：SK8N0279

生老病死的密码Ⅲ：全家人的健康宝典
（韩）洪蕙杰　李姜珠　主编
车南颖　译

责任编辑／周宏　特约编辑／刘丹
封面设计／大象设计胡晶爽　版式设计／利锐
出版发行／陕西师范大学出版社
（西安市陕西师大120信箱　邮编／710062）
印刷／北京京都六环印刷厂
开本／787×1092　1/16　字数／180千　印张／16.5
版次／2008年5月第1版第1次印刷
ISBN 978-7-5613-4236-7
定　　价：24.80元

目录
CONTENTS

第二部

改善生活质量、生活习惯

推荐序 1

祝贺第3卷的发行

三星首尔医院院长　李宗哲

我个人很喜欢KBS《生老病死的秘密》节目。该节目以健康为主题，内容易理解又很有趣味性。它不像医科大学的教科书那么刻板，但是传达的信息却很准确，非常吸引人们的眼球。

不仅是《生老病死的秘密》这个名字，它的内容也很吸引人。制作组多方面的验证以及收集国内外最新治疗信息的热情注定了该节目会受到大家的关注。

从古至今，健康的人都希望自己能更加健康，而患有疾病的人都希望自己能早日康复。

近几年，与健康相关的信息数量呈爆炸性地增长。数量的急剧增多并不能说明信息质量的提高，现实是很多人被淹没在健康信息的海洋中，却始终无法找到适合自己的健康信息。

我认为KBS《生老病死的秘密》为众多挣扎在健康信息深渊中的人们提供了逃脱的出口。

只有正确认识并且加以实践，才能获得真正的健康。

希望本书能让大家明白健康的重要性，并且成为大家健康的指南针。

推荐序 2

全国人民的健康讲座

希伯兰氏医院院长　朴昌日

医院里会出现各种各样的生老病死的例子，但是医院不可能掌控每一位患者的生老病死。当我看到《生老病死的秘密》的节目时感到非常惊喜，作为医生的我重新审视了自己。出生、死亡、疾病和衰老是每个人都无法逃避的，谁都曾与病痛进行过激烈的战斗，并且努力克服困难。医学节目《生老病死的秘密》为大家提供的希望和鼓励的信息让人感觉很清新。

现在我们终于等到全国人民都非常喜爱的《生老病死的秘密》节目出版了第3卷。我也接触、采访过众多国内外医生和患者组成的节目组成员，所以对该节目有了更深的信任和喜爱。以李江柱编导为首的制作组真是很辛苦。

同时我也感受到了媒体的影响力。医院或诊所所能做的健康知识宣传是很有限的，但是《生老病死的秘密》可以让很多人倾听医学知识，认识到健康管理的重要性。我觉得医院和媒体应该在这些领域进行更多的合作。

当患者本人认识到疾病的危害性时，就会非常愿意与医生进行交流，并且探索多种对策。

希望全国人民的“周二晚间健康讲座”——《生老病死的秘密》能增加与疾病治疗相关的最新临床研究和预防信息。这些通俗易懂又感人的主题会让该节目成为国际水平的医学专栏。

看到去年采访患有糖尿病的中国延边朝鲜族同胞们后，我特别希望我们的节目能多走出国门，让大家更多地了解国外其他地区的医疗环境。

希望制作组再接再厉，继续制作好节目，并且祝贺《生老病死的秘密》出版了第3卷。

推荐序 3

健康带来的幸福

延世大学名誉教授　许凯范

世界上众多的媒体通过视觉、听觉、触觉传播着各种各样的信息。但是其中最为重要、持久的媒体应该是“书籍”。现在很多人说已经不流行看书了，但是依然有很多新书在不断地出版发行，这说明书还是能打动人心、让大家明白事理的最有效途径。

KBS的招牌节目《生老病死的秘密》出版成书已经有3年了。该节目不仅让很多人获得了有益的信息，并且创造了更加健康的生活，这样的节目能出版成书真是读者的幸福。1卷、2卷以及即将出版的3卷整理了现代人最为关心、好奇的健康信息，是非常有价值的书籍。

每个人都希望能健康地生活，但是很少有人说他知道怎样才能实现这个梦想。其实健康生活的秘诀在于从小事开始做起。虽然看上去无关紧要，但是测量一次血压、检测一次血糖和血清成分就是走向长寿的第一步。毫无根据地认为自己很健康是很不明智的，应及时关注自己的身体情况，只要觉得不舒服就应该尽快采取相应措施。身体状况的微妙变化既是身体发出的某种信号，也是警告。认真阅读《生老病死的秘密》可以了解身体发出的信号可能与哪些疾病有关系，还能知道如何预防治疗这些疾病。这就是《生老病死的秘密》能成为读者的“健康人生的伴侣”并且深受读者喜欢的原因。

总之，希望读者们可以从这本书中获得读书的乐趣以及健康带来的幸福。

前 言

出版第3卷的感言

KBS编导李江柱

2006年1月的某个凌晨2点12分，将最后一篇稿件发给了出版社，突然我的视线锁定在了窗外。夜色中，车流不息，闪烁的车灯排成了长链。

这么晚了，大家都去哪里呢？看来大家都在很辛苦地生活着。

无论为何如此拼命奔波，这种景象还是很美丽的。何时何地，只要在当下尽了全力，那就是最美丽的。

脑海里浮现出了《生老病死的秘密》制作组的成员们。每一张脸庞都是那么美丽、那么亲切。每一位制作组成员对该节目的热爱都是非常炽热的，这才换来了观众们对该节目的如此喜爱。

已经发出去的书稿又浮现在了我的眼前。很羞愧呀。我尽了全力吗？

但是很快又安下心来。

那些书稿并不是我一个人的劳动成果……

我只是将很多人用热情酿造的果实接过来装进果篮中而已，但是也有点担心会不会漏失了一些果实。

但是想到装进去的无一不是最珍贵的，所以还是放下了心。

很快天就要亮了，太阳就要升起了。

就像驱散黑暗迎接爽朗清晨的清新空气一样，期盼读者们翻开这本书的时候能感受到沁人心脾的活力充满身体和心灵。

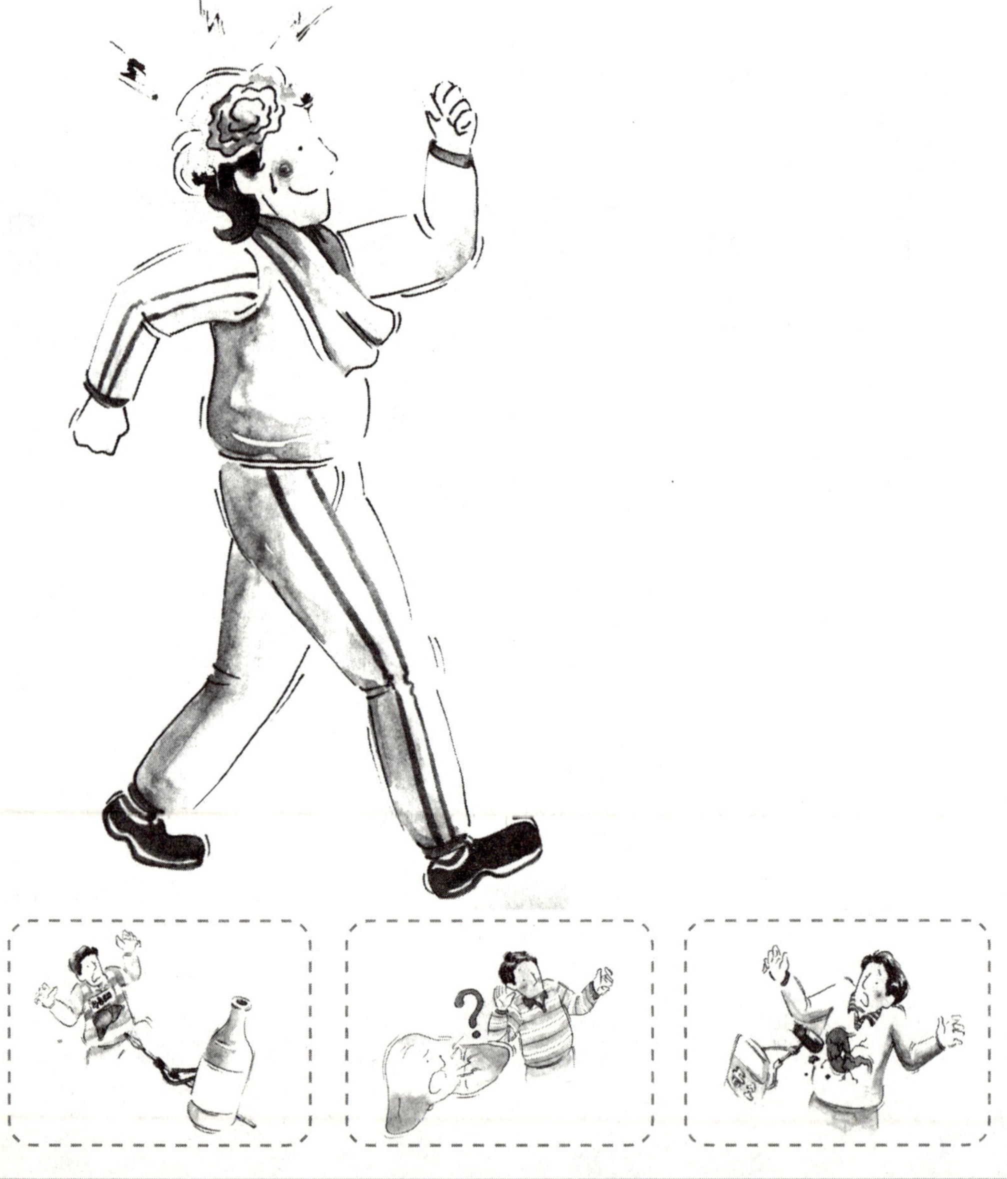

第一部
所有亚当和夏娃的痛苦——疾病

第1章 中年人的肝很疲惫

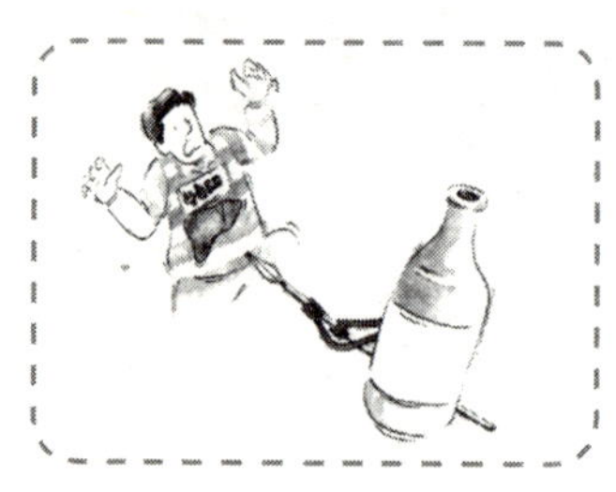

肝脏行使多种功能，是人体非常重要的脏器。公元前1000多年，古代中国人就认为承载人类灵魂的血液贮藏在肝脏中，如果肝脏不适，灵魂就会衰弱。虽然这种认识不是很科学，但是肝脏确实非常重要，应该得到很好的保养。在韩国，肝病在导致40岁以上的中年人死亡的疾病中排第一位。下面我们就来解读一下肝脏吧。

威胁四五十岁中年人的肝病

从 20 世纪 80 年代中期到 90 年代初，曾经在韩国歌坛独领风骚的著名歌手金贤植、以一曲《窗外的月光》深受大众喜爱的“城市的孩子们”的成员金昌南，现在都不在我们身边了。金贤植于 1990 年 11 月因肝硬化在 33 岁离开人世，金昌南于 2005 年 6 月因肝硬化引起的肝癌在 48 岁就永远地合上了双眼。

他们的年龄很难让人与死亡联系在一起，但是肝病却过早地夺走了他们的生命。肝脏是我们身体中最重、最大的器官，而且再生能力也很强，即使割掉一部分也不会危及生命。虽然如此，但是可能有一天我们仍然会突然因肝病受苦，甚至受到死亡的威胁。

肝脏行使多种功能，是人体非常重要的脏器。公元前 1000 多年，古代中国人就认为承载人类灵魂的血液贮藏在肝脏中，如果肝脏不适，灵魂就会衰弱。虽然这种认识不是很科学，但是肝脏确实非常重要，应该得到很好的保养。

肝脏的呻吟是听不见的！

◆ 肝硬化

在导致韩国 40 岁以上人群死亡的疾病中，肝病排第一位。可能平时没有明显的症状，但是，突然有一天很可能就会收到患有肝硬化或者肝癌的诊断书。

张基柱先生有一个非常活泼好动的孙子，但是他只要活动时间稍长，就会觉得喘不上气、浑身没劲儿，无法陪着孙子一起玩耍。两个月前，他突然因为腹腔积水被送到了急诊室。检查发现他得了肝硬化，并且情况十分严重。该病一般是由慢性乙型肝炎、慢性丙型肝炎、酒精性肝炎、硬化性胆管炎等原因引起的肝组织纤维化、硬化，使肝功能低下造成的。肝硬化往往会引发其他并发症，如食道静脉出血、腹水、肝性昏迷以及肝机能不全等。

张基柱先生出身贫寒，为了让自己的 3 个儿子能有更好的生活，直到 40 多岁，他还在一直拼命地工作。直到 2005 年 7 月初，他的体重直降了 15 公斤，他才意识到自己的病情很严重。《生老病死的秘密》播出他的故事后，很多人边流泪边为他着急。

张基柱先生写的信

……为了让 3 个儿子能吃饱饭、让他们学习没有后顾之忧，直到 40 岁我一直是不顾一切地拼命工作。

50 多岁时我才知道自己是乙型肝炎病毒的携带者，但是当时没有有效的治疗药物，3 个儿子都要上大学，而且也没有感觉到身体有什么不适，所以也没太放在心上。2年前，我的体重还是80多公斤，但是到出院的时候已经降到63.75公斤了，就剩皮包骨头了。突如其来的变故让我不知所措。我住院期间就看到隔壁病房有两位患者相继去世，当时我觉得死亡离自己很近。

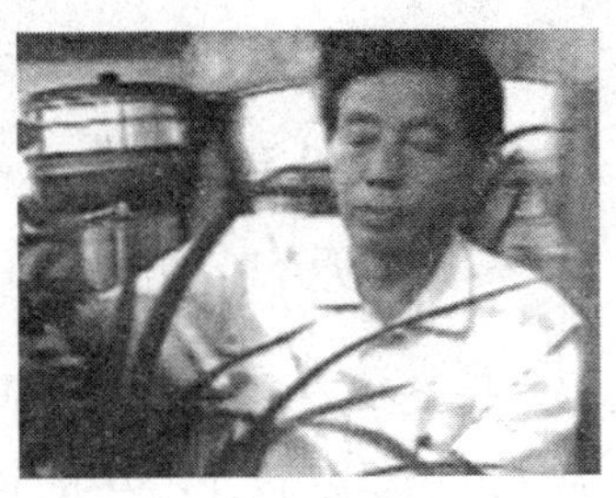

张先生最大的失误就在于知道自己是乙型肝炎病毒的携带者时，没有及时采取措施。目前刚过60岁的张基柱先生生存的唯一希望只有肝移植。

导致肝硬化的原因很多，但是70% ~ 80%的人像张基柱先生一样，是由于乙型肝炎病毒引发的肝硬化。还有10% ~ 15%的人是由于丙型肝炎病毒引发的。酒精引起的肝硬化概率在平均每天喝80mg酒精（约1瓶白酒，4瓶啤酒）20年（女性10年）情况下达到30%。

一旦发生肝硬化，肝细胞再也不能恢复行使正常细胞的功能。特别是失代偿性肝硬化(属晚期肝病，并发症多)的情况下，患者活过6年的几率只有20%左右。

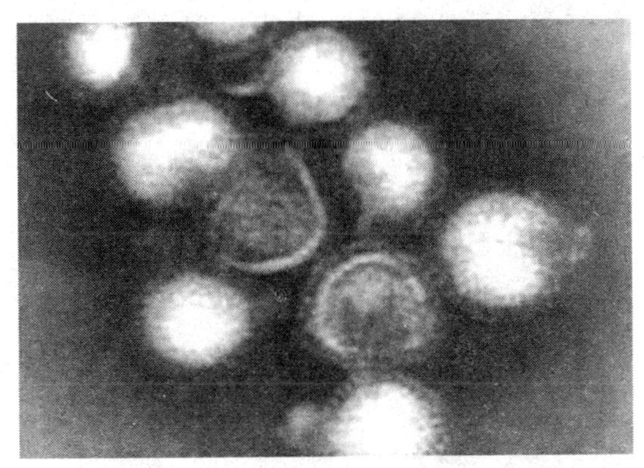

乙型肝炎病毒：导致肝硬化的原因很多，但是70%~80%情况是像张基柱先生一样，由于乙型肝炎病毒引发的。

肝硬化一定要特别注意饮食和生活习惯。要少吃咸、辣、硬、韧的食物，避免不规则饮食，特别是暴饮暴食。

大多数病人会伴有营养缺乏症，所以食物营养需要搭配均衡，必要的时候可以补充维他命、氨基酸制剂等补品。不能做登山等激烈运动,不能过度劳累。经常出现食道静脉出血的病人需要注意天气变化，不能过度疲劳。病人需要保证充足的睡眠，平稳的心态。不要过多地忧虑病情，放下心中的包袱对健康更有利。

很多人因为迫切希望赶快治好病，所以往往会相信一些民间偏方。有人说茵陈蒿、荷兰芹、明日叶、灵芝、水芹等对肝脏好，但是事实上这些食物中需要经过肝脏处理的物质成分较多，反而可能会使肝硬化恶化。所以接受正规的检查，听从医嘱是最好的方法。

◆ 静脉出血

肝变硬会使流向肝脏的血液汇集到食道或胃里。通过胃内窥镜可以看到食道和胃的血管大幅度膨胀，严重的时候会导致出血。静脉出血的症状表现为吐血或大便黑红。

主要采用通过内窥镜注入药物使血液凝固或者结扎血管的方法治疗食道及胃静脉出血。如果需要使用药物，一定要遵从医嘱。避免过度疲劳、禁食坚硬的食物、注意气候变化是生活中预防食道及胃静脉出血的首要注意事项。

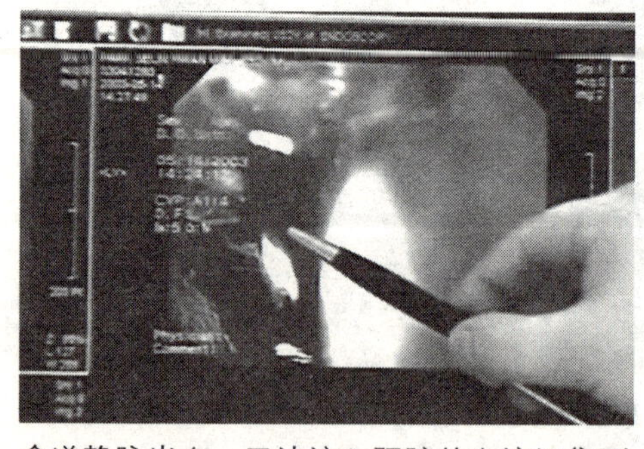

食道静脉出血：无法流入肝脏的血液汇集到食道中，食道静脉受压过大导致血管破裂。

“胸闷、胃胀，但是体重却一直降低。去医院一检查，说我得了肝硬化。”（朴熙贞女士，52岁）

朴熙贞（化名，52 岁）女士一直觉得自己很健康，但是却在不知不觉中病入膏肓。有一天，她因为吐血去了医院，检查结果是食道静脉出血，这是肝硬化患者普遍发生的并发症。食道静脉出血是无法流入肝脏的血液汇集到食道，使食道静脉压力过大，导致血管破裂产生的。严重的时候会危及生命。更值得注意的是这些并发症随时可能复发。所以朴女士经常担心静脉会不会再次破裂。

下列事项中如果有 3 个以上与自身情况相符，就需要去医院做肝脏检查。

▶肝病的自我诊断法

- ☐ 父母、兄弟姐妹中有人患有肝病，或者死于肝病。
- ☐ 输过血。（特别是1990年前）
- ☐ 休息后仍觉得身体很疲惫。
- ☐ 经常觉得肚子胀，消化不好。
- ☐ 经常有口臭。
- ☐ 胃口差。
- ☐ 皮肤变得粗糙，不符年龄地长青春痘。
- ☐ 月经不调，血量减少。
- ☐ 右肩不适，睡觉不能右侧卧。
- ☐ 容易感冒，经常腹泻。
- ☐ 突然感觉很累，连报纸都无法阅读。
- ☐ 经常无缘无故地牙龈出血。

肝脏的天敌，乙型肝炎病毒

◆ 韩国在经合组织成员国中肝癌发病率居第一位！

韩国肝癌发病率占全部癌症的11.6%，仅次于胃癌。男性发病率是女性的3倍。肝癌的主要病因是乙型肝炎病毒引发的慢性肝病，而男性携带乙型肝炎病毒的几率和饮酒频率都高于女性，所以发病率自然也就高。

男性得肝癌的患者一般在55岁左右，这会对社会活动和家庭生活带来很大的负面影响。上世纪90年代以后，肝癌在韩国的发病率出现降低的趋势，但是依然在经合组织（OECD）成员国中位于首位。

肝癌的症状大致与肝炎或肝硬化的症状相同，如食欲不振、身体疲惫、腹部膨胀、便秘、腹泻、情绪不安、急性腹痛以及贫血等。有时会突然出现心慌、腹腔积水、吐血或便血，或者发高烧等症状。也可能会感觉到右上侧腹部有硬块，或者心窝周围沉痛。肝癌还会刺激横膈膜产生右肩周围阵痛，严重时会引发腹腔内出血，出现伴有急性腹痛的横膈膜炎症或贫血。

大部分情况下，肝癌发展比较缓慢没有特别的症状，所以出现明显症状后再去医院往往就已经无法及时进行治疗了。所以进行定期检查，尽早发现才是最佳选择。

“全完了。我曾抱怨过我造了什么孽会得这种不治之症。”（金丙兆先生，62岁，1997年被诊断患有肝癌）

1997年，56岁的金丙兆（化名）先生被诊断患有肝右叶肝癌，这个结果真是晴天霹雳。诊断结果出来之后，金先生和他的家人的生活发生了巨大的变化。主食改为杂粮，为了不给肝脏增加负担主要食用野菜，他还坚持天天爬山，并且非常注意健康调理。

金先生接受的治疗方法是“动脉栓塞疗法”。动脉栓塞疗法是将一条细管通过动脉送入到肝脏，直接在肝癌细胞上撒上抗癌药物。首先选择通向肝癌组织部位的动脉，通过它投放抗癌药物，使癌细胞疲软。然后堵塞血管，使癌细胞无法获得营养，随之死去。

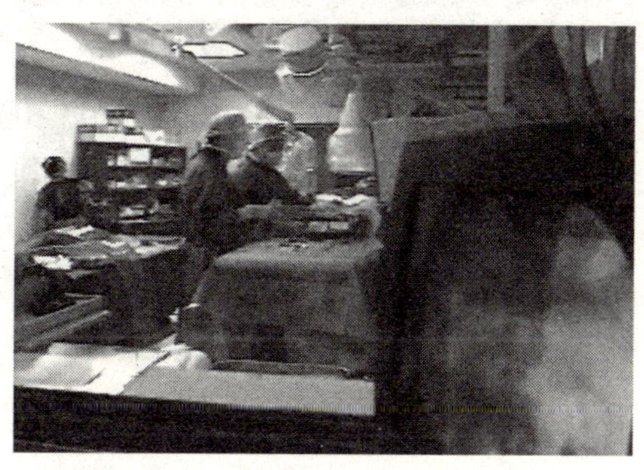

动脉栓塞疗法：将细管通过动脉送入到肝脏，直接在肝癌细胞上撒上抗癌药物。

通过接受医院治疗以及改变生活习惯，金先生很幸运地征服了肝癌。但是癌症给他带来的恐惧却没有就此消失。

癌症又复发了。虽然接受了第二次动脉栓塞疗法并控制了病情，但是不知道何时还会再复发。消化内科专家安寿烈博士说，想根治肝癌是一件非常困难的事情。

“在堵塞的血管旁边可能会产生新的迂回血管。特别是肝癌细胞需要大量的氧气，它有一种吸引周围其他血管的性质。新生的迂回血管使动脉栓塞疗法很难达到根治肝癌的效果。”（安寿烈博士，消化内科专家医师）

所以肝癌很难根治，即使治好了，复发率也很高，但是，也不是一点希望都没有。如果肝癌在早期发现，就可以通过切除手术根治。肝癌切除手术在癌组织未达到 5cm 时效果最明显。但是一般诊断出肝癌的患者中每 100 人中只有 20 人有可能接受该手术。剩余的 80 人或者是肝癌已经恶化扩大，或者是癌组织虽然还小，但是肝功能极度衰竭无法在手术后恢复，所以不得不放弃做切除手术。

肝癌切除手术也是有风险的。切除肝癌组织时必然要同时切除相当部分的周围正常组织，如果肝功能低下，危险性就会很大，如已经有肝硬化就无法做该手术。所以能否接受该手术主要取决于两点：第一是肝癌恶化程度（如癌组织大小、数量、血管分布、胆管受感染与否等），第二是肝功能情况，主要看是否有肝硬化。

◆ 肝癌预防——谨防乙型肝炎！

根据延世大学医学院内科研究室的研究报告，30 岁以下男性、40 岁以下女性以及未患有乙型和丙型肝炎的人是不会得肝癌的。在韩国，得肝癌的患者中有 69.2% 患有乙型肝炎，13.6% 患有丙型肝炎，这两类加起来占全体患者的 80% 以上。

延世大学医学院消化内科研究组的调查显示，在韩国携带乙型肝炎病毒的人比没有携带病毒的人患肝癌的几率高 20 倍，在其他国家这个比例接近 200 倍。

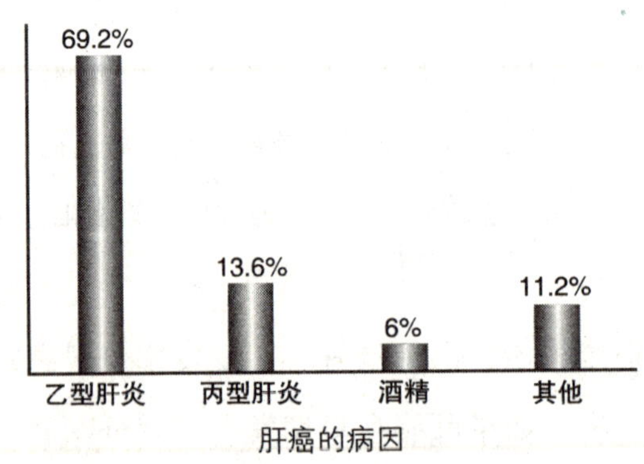

肝癌的病因

我们对乙型肝炎到底了解多少呢？首尔阿山医院针对乙型肝炎引发肝病住院的患者进行了问卷调查。

结果显示，40%的患者在知道自己是乙型肝炎病毒携带者后没有积极接受治疗。还有32%的患者不知道乙型肝炎会引发肝癌，更值得注意的是61%的患者在来医院之前没有感觉到自己的肝脏有异常。

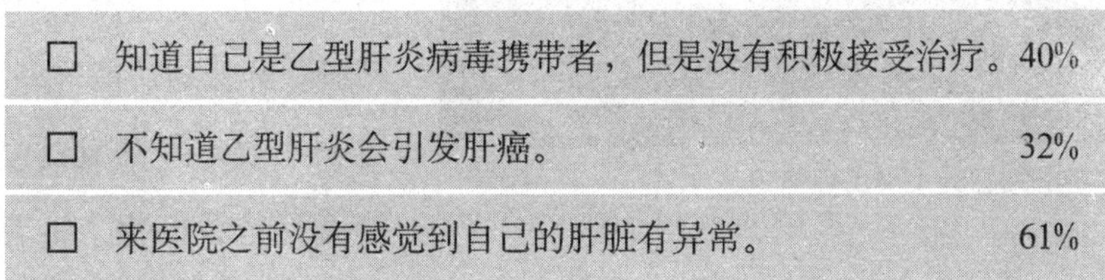

□	知道自己是乙型肝炎病毒携带者，但是没有积极接受治疗。	40%
□	不知道乙型肝炎会引发肝癌。	32%
□	来医院之前没有感觉到自己的肝脏有异常。	61%

回答在来医院之前没有感觉到自己的肝脏有异常的大多数患者，他们在平时并没有出现特殊的症状，工作和生活也都没有受到任何影响。他们几乎都是某天突然觉得身体很疲惫，来医院检查才发现自己的肝脏在不知不觉中已经受到了很大的损伤。

与肝硬化、肝癌进行殊死搏斗的许多患者大部分都是“突然有一天”得知自己患了疾病。亚洲大学赵成源教授说肝脏会在岁月中缓慢而又无声地倒下，当患者注意到不适的时候往往已经太晚了。

“即使知道自己患有肝炎，但是忽视平时身体的疲劳，或者没有感觉身体不适就不关心肝脏的状况，就会导致突然有一天情况变得很危险。很多人都觉得肝病来得很‘突然’。”（赵成源教授，亚洲大学医院消化内科）

很多肝炎患者从患有乙型肝炎开始经历了数十年，最后才发现非常严重。很多患者都说平时身体没有任何异常，这就是“肝的特性”。

◆ 肝的特性

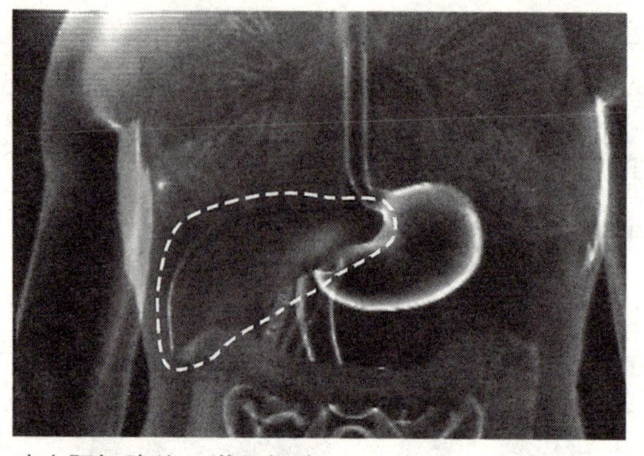
攻击肝细胞的 T 淋巴细胞

右侧肋骨下面红色的脏器就是肝脏。肝脏是我们体内最大的脏器，重约 1.5kg，人体内约 1/3 的血液集中在肝脏。肝脏的功能很多，也很重要。最常见的功能就是将我们摄入的营养通过血液进入肝脏后，将其变成人体所需的蛋白质及其他营养成分，并且贮藏起来。如果摄入了有毒的物质，就会先将其脱毒后再排出体外。肝脏具有非常强的再生能力，即使切除 1/3 体积的肝脏，也不会对生命造成威胁。而且肝脏内没有神经细胞，即使发生炎症或癌症，也不会感觉疼痛，所以有人称肝脏为“沉默的脏器”。由于肝脏的这些特性，人们很容易忽视自己的肝，即使知道有病也不会去注意，这是非常危险的习惯，我们应该经常关心肝的状况。

◆ 乙型肝炎病毒到底是什么？

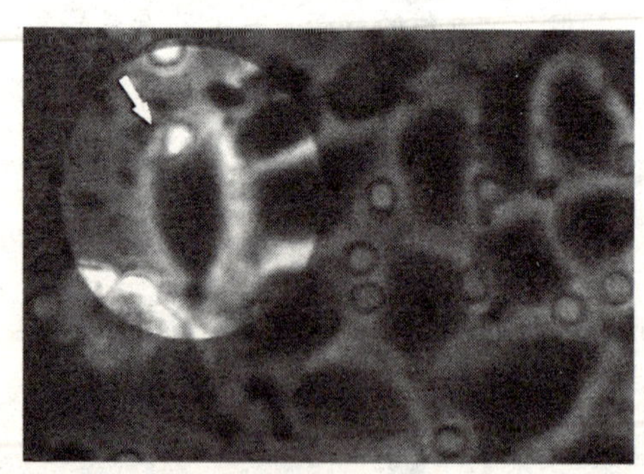
攻击肝细胞的 T 淋巴细胞

1964 年，美国的巴鲁克·布伦伯格博士在澳大利亚土著人的血液中首次发现了引发乙型肝炎的病毒。他的发现使人类准确地知道了乙型肝炎的病因，也使研究肝炎疫苗成为可能。基于这种贡献，1967年他获得了诺贝尔医学奖。乙型肝炎病毒进入人体后会在肝细胞内增殖。受感染的肝细胞会与我们体内的免疫系统发生相互作用。肝炎病毒侵入肝细胞时会产生病毒抗原，而这些抗原会诱导人体内的免疫系统引发炎症反应。这是肝细胞受到破坏的主要原因，也是肝功能下降的原因。

肝炎病毒本身并不破坏肝细胞。病毒进入人体后，体内的免疫系统就会攻击入侵者。因为病毒存在于肝细胞内，所以免疫系统在攻击病毒的同时难免会破坏肝细胞。肝细胞被破坏之后，会引发炎症反应。如果反复出现炎症反应，就会使肝组织硬化，进一步发展成肝硬化，甚至肝癌。所以布伦伯格博士强调肝癌重在预防。

“目前，肝炎疫苗是预防肝癌的唯一方法。这是WHO所认可的观点。肝炎疫苗项目就像戒烟项目一样是防止癌症项目中最有效的。”（巴鲁克·布伦伯格博士）

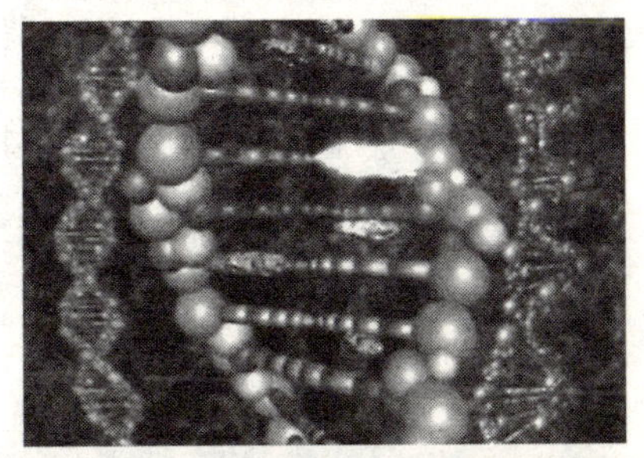

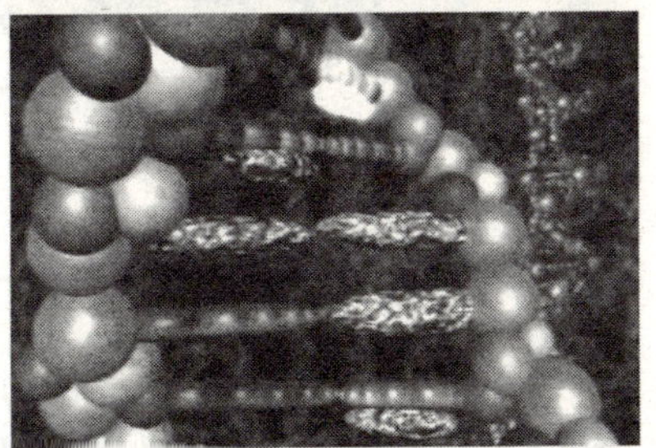

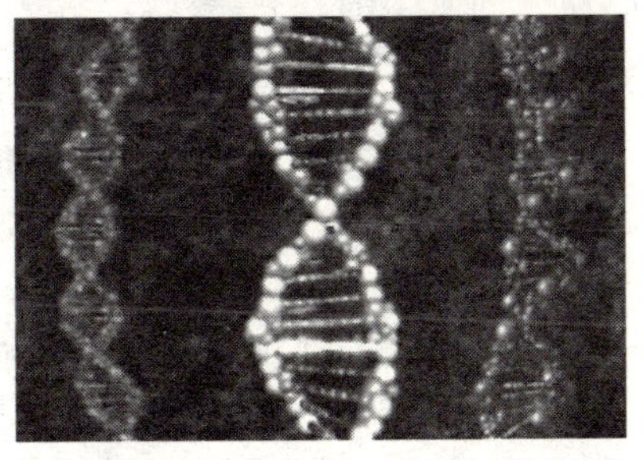

乙型肝炎病毒的一个X蛋白质可以阻碍人体的抑癌基因作用，同时活化癌基因，从而诱发肝癌。——电脑构象图

韩国生命科学研究院李荣益博士2003年9月在意大利召开的世界病毒学会上发表了与乙型肝炎病毒相关的最新研究成果。

根据他的研究结果，乙型肝炎病毒在人体内构建了削弱抑癌基因、并且活化癌基因的高智能的生存策略。

乙型肝炎病毒通常通过血液或体液进入人体。到达肝脏后，病毒脱去外壳，侵入肝细胞的细胞核中。在进行 DNA 的自我复制的同时，乙型肝炎病毒的基因表达的 X 蛋白质阻碍人体的抑癌基因，活化癌基因，从而诱发肝癌。李荣益博士这样解释。

“感染病毒后会发展为急性或慢性。慢性的情况下，病毒可以在人体内存在 10~20 年，或者更长 30 年。如果人体的免疫力下降，病毒就会导致肝硬化，甚至诱发肝癌。”（李荣益博士，韩国生命科学研究院）

韩国肝癌患者人数发生从 40 岁开始增多，50 多岁时人数最多，其原因就在于此时人体的免疫力开始下降。

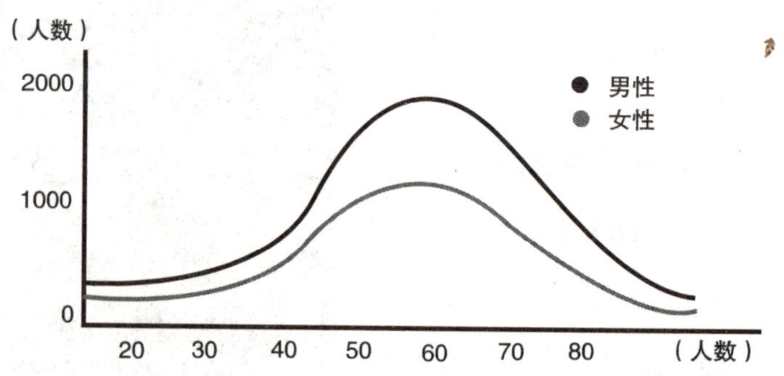

肝癌在不同年龄段的发病人数（引自：韩国国立癌症中心调查报告）

正常的肝	人体正常的肝表面非常光滑柔嫩，色彩鲜艳。	
慢性肝炎	30岁左右如果有慢性肝炎，肝表面就会出现可见的血管，并且出现褶皱。这是步入肝硬化的开始。	

肝硬化	40岁左右患有肝硬化，肝表面有非常明显的凹凸不平，如果继续发展50岁时就会转化成肝癌。	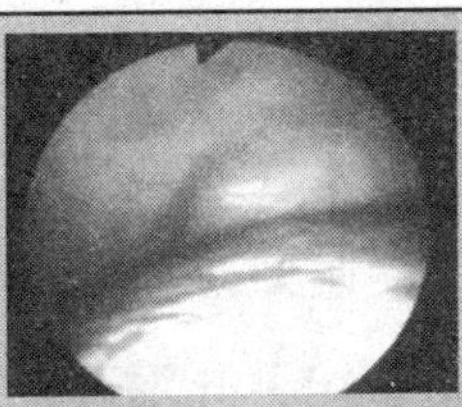
肝癌	这是乙型肝炎在人体内演变的最后阶段。	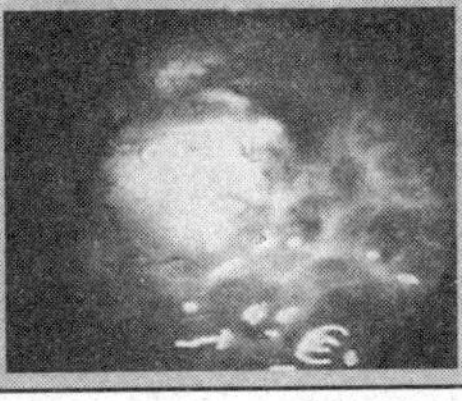

下面我们来具体了解乙型肝炎病毒是如何在人体内生存及发展的。

◆ 儿童期感染后 10~20 年免疫细胞和病毒和平共存。

如果儿童期肝炎病毒侵入人体，病毒会进行自我繁殖，但是不会引发肝炎。因为 10 ~ 20 岁期间人体内的主要免疫细胞——T 细胞会和病毒和睦相处，并且不会攻击病毒。但是过了这个时期，免疫细胞就会明白乙型肝炎病毒是入侵者，并且开始攻击。

◆ 10 岁以后免疫细胞和病毒进行全面交战！

乙型肝炎病毒与免疫细胞会全面交战。这时肝细胞会被破坏，并且产生炎症反应，这就是急性肝炎。急性肝炎的结果通常是经过激烈的战争，免疫细胞成功地镇压病毒，使肝恢复正常。但是问题是这时肝炎可能会演变成慢性肝炎。

◆ 如果免疫细胞不能一举消灭病毒，就会转变为慢性肝炎及肝硬化！

如果免疫细胞不能一举消灭病毒，肝脏就会成为它们持续的战场，并且最终成为被破坏的废墟，导致肝硬化。病情进一步恶化就会演变为肝癌。

乙型肝炎病毒具有传染性，所以我们常常会对乙型肝炎病毒携带者产生偏见。如果一个人患有乙型肝炎，找工作时会遇到很多麻烦。但是这些偏见并没有科学根据。感染途径中比例最高的是“垂直感染”，即携带乙型肝炎病毒的母亲分娩时，病毒会感染婴儿。除此之外，感染的注射针头或不当的性行为也是主要原因。日常生活中的一般接触是不会感染病毒的。

肝癌与其他癌症不同，其原因非常明了，所以只要进行合理的预防就会大大减轻治疗的压力。如果能有效治疗引发肝硬化及肝癌的源头肝炎，我们就能很好地控制肝癌的发生。

可惜目前还没有杀死肝炎病毒的成熟完美的治疗方法。针对韩国 300 例肝炎病毒携带者，基于病毒特性而进行的治疗肝炎的研究正在如火如荼地进行当中，希望不久的将来能有造福人类的好消息。

◆ 沉默的呻吟——肝病

您的肝疲劳吗？现在的健康状态如何？在感觉到明显不适之前，谁也不会想到自己已经患了很严重的疾病。但是就像在前面所说的一样，肝病是发出“沉默的呻吟”的可怕疾病。所以一定要经常关心肝的状态，特别是身处易于患肝病的环境时，更要提高警惕。

制作组决定采访的地方就是东大门综合市场，这是密集了 4000 多个店铺的韩国著名市场。这里的商人每天都要工作到凌晨，工作很繁忙。他们对自己的肝的关心程度有多少呢？我们与国立癌症中心一起对这里的商人们进行了肝功能检查。简单的抽血检查就可以确认是否携带肝炎病毒，以及肝功能状况。

对东大门市场 156 名商人进行精细的血液检查结果显示，40 人的肝功能出现了异常。

其中酒精性肝功能障碍为13.5%，位列第一。其次是非酒精性脂肪肝和乙型肝炎。让我们最为惊讶的是饮酒次数。接受检查的商人中有60%人每周喝1～2次酒，15%人每周喝5次以上，也就是说天天喝酒。

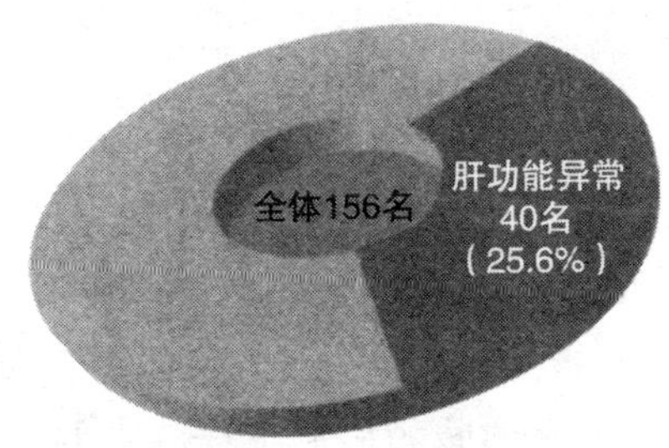

对东大门商人进行的肝功能检查（引自：国立癌症中心）

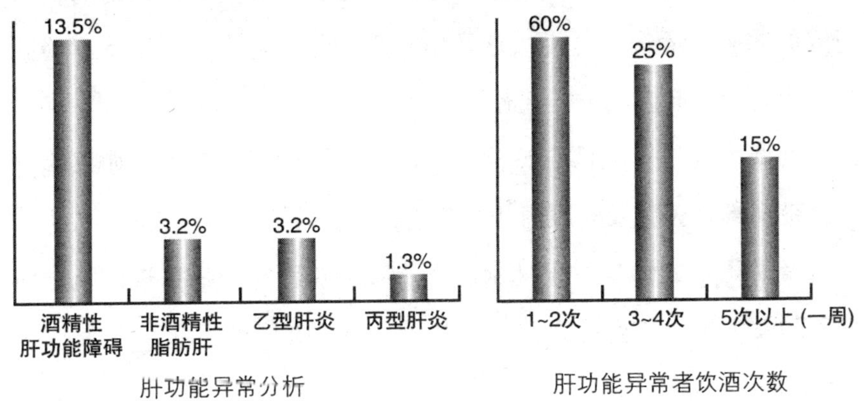

肝功能异常分析　　肝功能异常者饮酒次数

我们对在第一次抽血检查中怀疑有肝病的人进行了第二次检查。一共有6人接受了腹部超声波检查。处于40岁到50岁的他们对于需要接受第二次检查感到十分紧张。

其中，商人金丙俊（化名，43岁）先生知道自己是乙型肝炎病毒携带者后，虽仍经常喝很多酒，但是也注意吃了很多据说对肝有好处的保健食品。对像他这样的慢性肝病患者来说，接受肝癌早期检测是非常必要的。

国立癌症中心提议40岁以上的成年人、肝硬化患者还有乙型及丙型肝炎引起的慢性肝炎患者以6个月为周期进行定期的血液及超声波检查。肝癌早期检查也是很有必要的。

早期发现的癌症可以通过手术、高频热疗或者动脉栓塞疗法获得痊愈。但是如果病情被延误,肝功能衰退,治疗效果就会大大削弱。所以必须认识到早期诊断的重要性。

◆ 怎样进行肝炎治疗呢?

美国费城托马斯・杰弗森医科大学医院肝癌预防中心负责人韩惠媛博士是乙型肝炎治疗领域的权威人士。韩博士的诊室中来看病的乙型肝炎患者络绎不绝。韩博士在进行各种肝炎治疗药物的临床研究的同时,还进行肝炎治疗及预防工作。韩博士强调说持续的肝炎治疗是预防肝癌的最佳途径。

韩博士说每个人都应该检查是否携带乙型肝炎病毒。如果检查出携带病毒,应该及时服用相关药物进行治疗。

及时正确的治疗对于抑制病毒,减少对肝的损伤,进而阻止向肝癌的发展是至关重要的。

◆ 肝炎遇到酒精时

从事建筑工作的40多岁的崔永洙先生已经与乙型肝炎奋战了18年。虽然工作很辛苦,但是他非常健康。他的秘诀是什么呢?就是定期的健康检查和彻底的自我管理。他戒掉了嗜好的烟酒。

“刚开始非常难受。看到烟和酒就在眼前,但是却不能抽、不能喝。我觉得抽过烟或喝过酒的人都会理解我当时的心情。但是随着时间的推移,

坚持几年以后就觉得无所谓了。”（崔永洙先生，47 岁）

延世大学医学院韩光峡教授研究小组的肝癌发生预测模型显示，肝炎遇到酒精时发生肝癌的几率会大大增高。乙型肝炎病毒携带者的肝癌发生几率与非携带者过量饮酒时的几率相当。但是如果乙型肝炎病毒携带者饮酒过多，因肝功能比普通人差，其患肝癌的几率就会增加 3 倍左右。

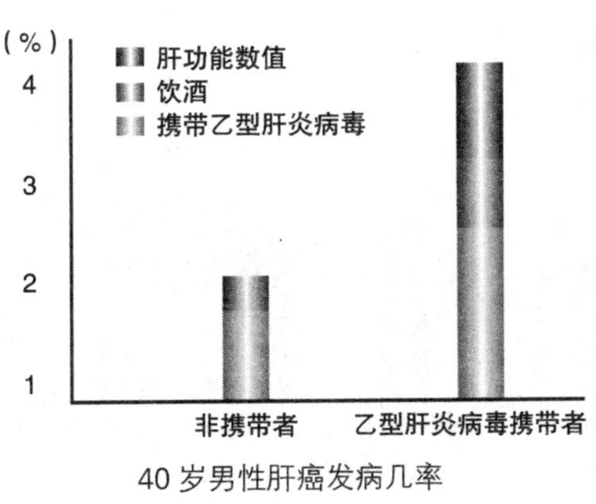

40 岁男性肝癌发病几率

◆ 美国“乙型肝炎诊断”推荐的生活守则

❶ 找肝专家接受肝炎检查，并且获得最新治疗信息！

❷ 每年至少接受 1 次以上肝检查，并且认真照顾肝！

❸ 建议戒酒，或者限制饮酒量！

❹ 铭记抽烟对健康有害！

❺ 如果产妇是乙型肝炎病毒携带者，必须给新生儿注射乙型肝炎病毒疫苗和免疫球蛋白，以保护新生儿不被肝炎病毒感染！

❻ 减少脂肪摄入，采用以蔬菜为主的营养均衡的食谱！

脂肪肝——用 3 大生活守则征服！

钟路消防署 119 办公室的消防队员经常去处理火灾等紧急事件，半数以上的人都有过受伤或者危及生命的经历。可想而知，工作给他们带来了多大的压力。对 140 名消防队员进行健康检查的结果是，过度的工作量和压力使他们患各种疾病的几率比普通人高很多。

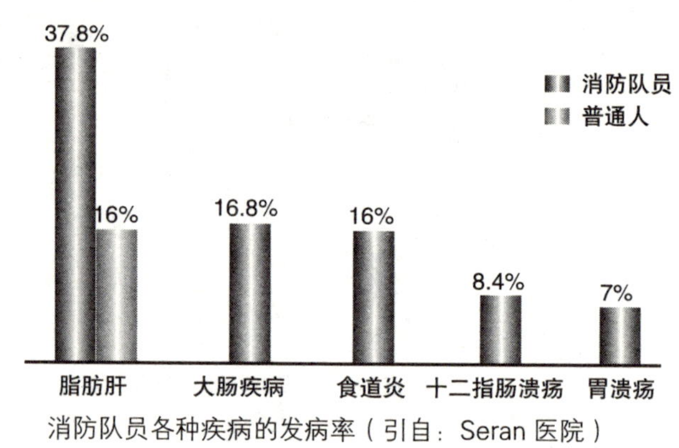

消防队员各种疾病的发病率（引自：Seran 医院）

消防队员们患的疾病有脂肪肝、大肠疾病、食道炎，甚至还有十二指肠溃疡、胃溃疡等。其中脂肪肝占 37.8%，分析其中主要原因就是因为为了消减压力经常饮酒的缘故。

那饮酒到底与脂肪肝有何种联系呢？我们来观察一下消防队员徐文植（化名）先生的肝的状态吧。他每周都会喝酒 3 次左右，每次 2 瓶白酒。超声波检查显示他的肝中分布了很多脂肪。

▶ **徐文植先生的脂肪肝数值**

	脂肪肝	正常
GOT	52	40 以下
GTP	296	10 ~ 75
总胆固醇含量	283	120 ~ 240

为了更准确地观察肝的状态，医院抽取了他的血液，检测了肝炎和脂肪堆积程度，结果显示出他得了脂肪肝。

表示肝细胞受损程度的 GOT 为 52，诊断脂肪肝最重要的 GTP 数值也比正常数值高出 4 倍左右，总胆固醇含量数值达到 283，超过了正常数值。

◆ 什么是脂肪肝?

肝脏受到损伤后第一个出现的疾病就是脂肪肝。经常饮酒的人中 75% 以上会得脂肪肝，所以说酒是导致脂肪肝的罪魁祸首。但是国立癌症中心的朴中远博士指出并不是所有脂肪肝都是由饮酒引起的。

“第一种情况是肝上已经有过量的脂肪酸堆积，在这种情况下喝酒就会产生脂肪肝。第二种情况是身体的新陈代谢环节出了问题从而导致脂肪肝。代谢异常最主要的原因是肥胖，其次是糖尿病和高血脂。”（朴中远博士，国立癌症中心）

在上述条件下，大量脂肪会流入肝，并且堆积起来，这种病症被称为脂肪肝。一般肝细胞的 5% 以上为脂肪，就会被确诊为脂肪肝。根据其发病原因可以分为酒精性和非酒精性。最近肥胖和糖尿病患者增多，所以非酒精性脂肪肝也有所增加。

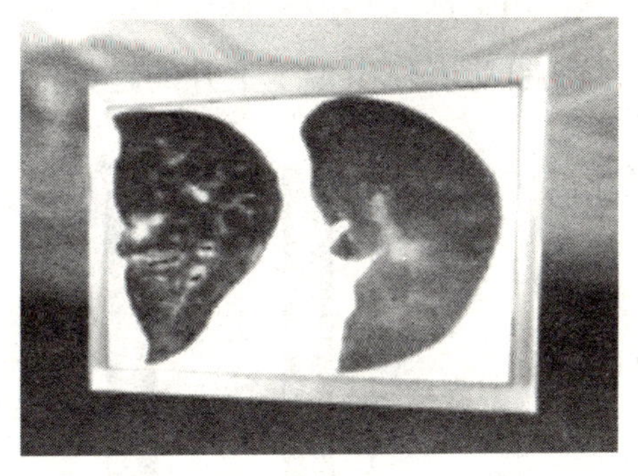

脂肪肝和正常肝的比较照片

脂肪肝经常出现在糖尿病患者身上。食物进入体内转换成能量源葡萄糖后，胰腺分泌的胰岛素会把其中的一部分贮藏在肝中。如果胰岛素分泌出现问题，葡萄糖就不能被正常利用，从而就以脂肪的形式堆积在肝中。如果血液中的胰岛素数值高，脂肪组织就会分解脂肪，流动的脂肪酸含量就会增加，流入肝细胞的脂肪酸含量也会随之增加。在正常情况下，肝细胞内的脂肪酸会以中性脂肪的形式排出到细胞外，但是高数值的胰岛素会阻碍脂肪的排出过程，所以肝细胞中会堆积过量的脂肪。

▶脂肪肝产生的原因

酒精性：习惯性饮酒
非酒精性：肥胖、糖尿、高血脂引起的代谢异常（血液中胰岛素数值高的糖尿病患者，会产生过量的脂肪酸，从而导致肝细胞中的脂肪酸含量增高。普通的糖尿病患者的肝产生的脂肪酸会有所增加，胰岛素水平高时会阻碍脂肪酸的排出）

与糖尿病一起成为非酒精性脂肪肝的另一主要原因是肥胖。最近，由于西方化的饮食习惯以及缺乏运动，肥胖人群数量急剧上升，脂肪肝患者也出现了上升的趋势。

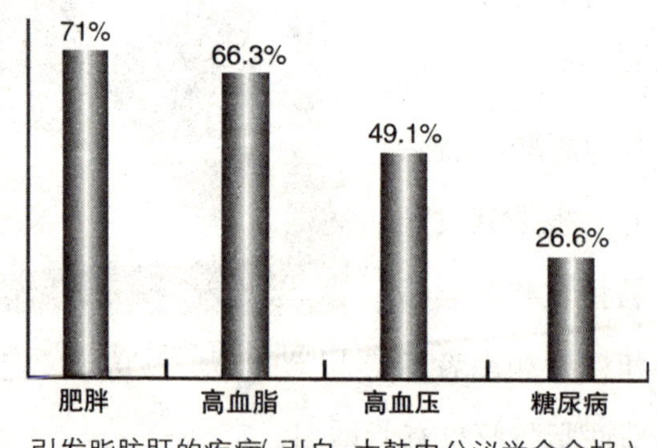

引发脂肪肝的疾病（引自：大韩内分泌学会会报）

肥胖程度可以通过身高和体重计算，这个指标又叫做体质量指数。体质量指数是指体重除以身高的平方。身高为170cm即1.7，体重为84kg即84，那我们就可以用84除以1.7的平方，除的结果29就是体质量指数。

体质量指数在25以上就属于肥胖。如果已经患有高血脂、糖尿病等病，体质量指数在23以上就属于脂肪肝危险人群。观察实际生活中肥胖度与脂肪肝的发病率，正常体重患有脂肪肝的几率是15%，而肥胖者患有脂肪肝的比率急增到80%。

体质量指数 （肥胖指数）	=体重 ÷（身高 × 身高）（单位：kg/m^2）

例子：身高170cm，体重84kg。84÷（1.7×1.7）=29

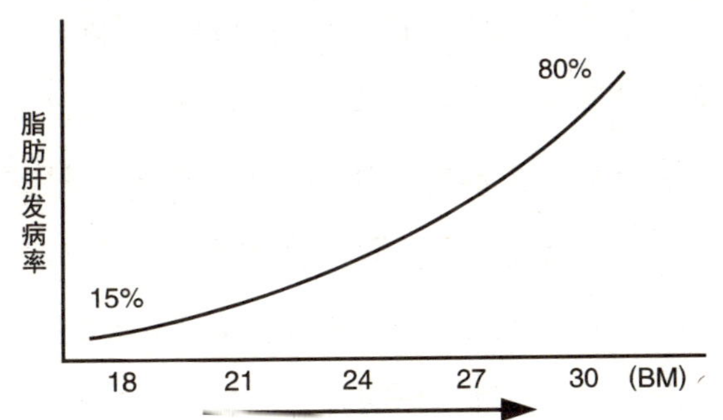

脂肪肝与肥胖之间的关系（引自：国立癌症中心肝癌中心）

◆ 脂肪肝有何危害?

· 脂肪肝炎——脂肪肝演变为肝炎的瞬间问题就会很严重。

· 肝硬化——脂肪肝发生炎症后，肝细胞死亡形成纤维质，引发肝硬化。受损的肝细胞是无法再恢复正常的。

在美国非酒精性脂肪肝占全体人口的 20% ~ 30%。其中有 33% 左右的脂肪肝患者会发展成肝纤维化或肝硬化。肝在我们人体内的主要功能就是解毒。从外部进入体内的各种有毒物质都需要通过肝来解毒，但是脂肪肝的解毒能力有大幅度的降低。所以专家指出，如果患有脂肪肝，有毒物质进入体内后对肝的损伤程度会大大提高。

"脂肪肝本身会降低肝功能，所以外部进入的有毒物质更容易破坏不能行使正常功能的肝脏。"（朴中远博士，国立癌症中心）

◆ **怎样治疗脂肪肝？**

从脂肪肝到肝硬化，甚至可以发展为肝癌。那脂肪肝应该怎样治疗呢？

80% ~ 90% 的酒精都需要通过肝脏处理，所以饮酒的次数和量与堆积在肝上的脂肪量是成正比例的。如果您已经被确诊为酒精性脂肪肝，那戒酒是最为关键的。如果在酒精性脂肪肝的状态下继续饮酒，就会发展成酒精性肝炎、酒精性肝硬化，最终演变成肝癌。

如果在酒精性脂肪肝阶段戒酒就可能 100% 恢复健康。

很多患者都问喝一点酒可以吗？这就像往燃烧的火中浇油一样，会继续加重病情，所以酒精性脂肪肝一定要戒酒。

如果是肥胖引起的脂肪肝，减轻体重是最为关键的。但是要避免过度地减肥。有报道表明，短时间内过量地减少体重会加重肝脏的炎症以及纤维化，所以按部就班地减少体重是很重要的。专家建议每周减少 0.5 ~ 1kg 体重比较合适。减轻体重的目标定在自身体重的 10% 左右最为理想。

必须戒酒戒烟，同时积极治疗糖尿病、高血脂等引发脂肪肝的疾病。同时每天要做消耗 2000kcal 热量以上的运动，并且限制脂肪和糖分的摄入。

韩医经常把肝比作将军。在人体中肝起到的作用非常重要，可谓是各脏器中的首领。如果肝脏老化生病了，那我们的身体自然就会失去生活的动力。我们需要多关心肝脏，定期接受检查，培养健康的生活习惯。迈出这一步才能带来充满活力与自信的人生。

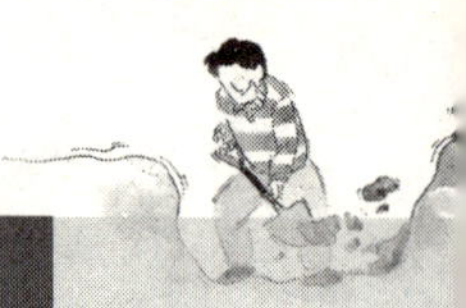

深入了解

Q1 乙型肝炎病毒携带者与肝炎患者有什么区别？

A 健康的乙型肝炎病毒携带者与肝炎患者不同，因为病毒处于休眠状态，所以不发生肝细胞遭损害的症状。但是如果病毒携带者饮酒过多或身体过于疲劳，就会恶化成肝炎。重要的一点是，无论是肝炎患者还是乙型肝炎病毒携带者都必须每 6 个月接受一次腹部超声波及血液检查。

Q2 我接种过疫苗，但是为什么不产生抗体呢？

A 如果接种过疫苗，但是未产生抗体，那最好重新接种疫苗。一般建议接种 3 次，如果这种情况下还不产生抗体，也就不用再进行接种疫苗了。这一部分人即使感染了病毒，体质上由于不会引发激烈的免疫反应，所以不会引起肝细胞的破坏，得肝炎、肝硬化或者肝癌的可能性很小。

Q3 丙型肝炎有治疗药物吗？

A 与乙型肝炎不同，丙型肝炎没有预防疫苗，但是有治疗药物。抗病毒制剂干扰素和利巴韦林共同疗法最近在韩国比较流行，最近疗效不错的聚乙二醇干扰素也会于近期引入韩国。幸运的是丙型肝炎引发肝硬化或肝癌的速率比乙型肝炎缓慢，所以不用太担心。

Q4 市场上销售的肝病药物效果如何？

A 我们知道的大部分并不是治疗药物而是保健品。特别是喜欢喝酒的很多朋友出于保护肝的目的会使用这些保健品，但这是不对的。目前还没有能直接分解酒精的酶制剂，所以认为吃了几片肝保护剂就可以喝大量酒的想法是非常危险的。

第2章 胃好才能长命百岁

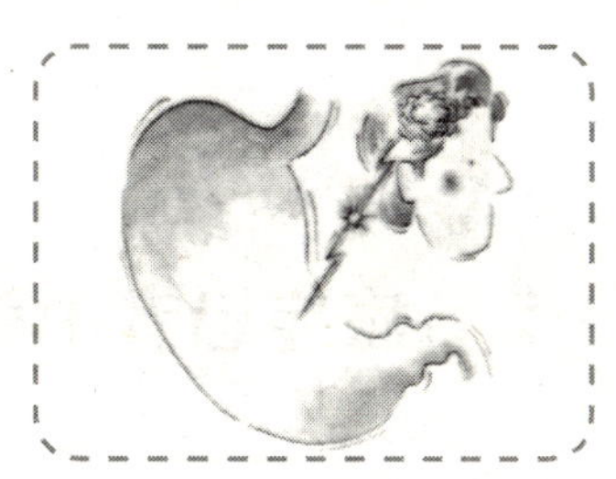

胃是我们身体的“饭桶”。我们经常叫那些头脑不开窍的人为饭桶，但胃其实并不是一个愚笨的脏器。很多人经历过因压力过大引起的肠胃不适。胃就是这样直接受情绪影响的敏感脏器。

5名癌症患者中就有1名患有胃癌!

电影“八月圣诞节”中韩石奎扮演的男主角正元只能将炽热的爱情深埋心中，年纪轻轻就永别人世了。正元所得的病在电影里通过朋友的一句话“胃上有癌细胞，还是什么”提到过一次。但是看过电影的观众估计没有太注意他到底得了什么病，因为喝酒后呕吐、难受等场面在我们周围实在是太常见了。但是这就是可怕的胃癌。

我们经常见到的熟悉的症状其实有可能是胃癌或者胃癌前期的表现，但是大部分人并没有意识到这一点。

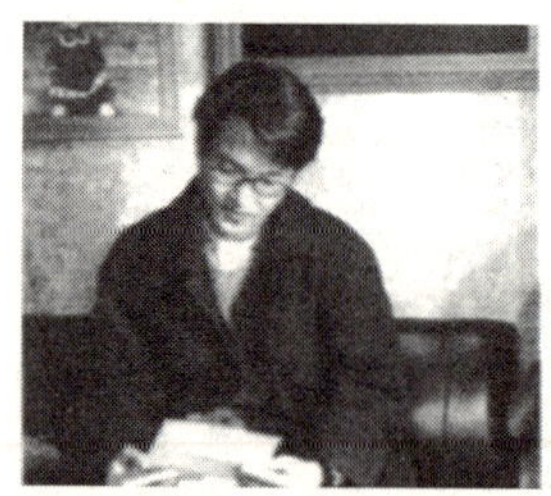

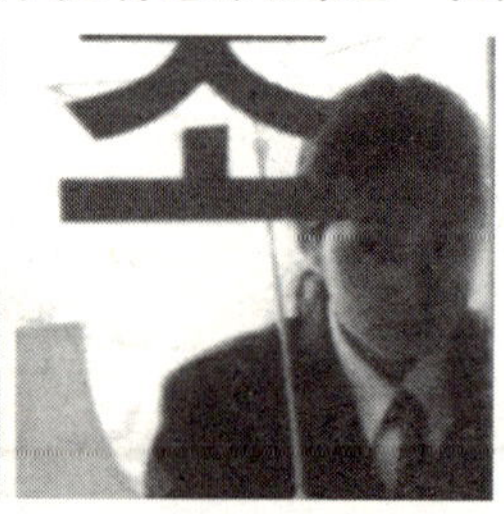

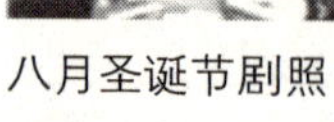

八月圣诞节剧照

胃是我们身体的“饭桶”。我们经常叫那些头脑不开窍的人为饭桶，但是胃其实并不是一个愚笨的脏器。很多人经历过因压力过大引起的肠胃不适。胃就是这样直接受情绪影响的敏感脏器。

胃溃疡是韩国 10 大慢性疾病中的一种。胃癌发病率也很高，占所有癌症中的 20%。换句话说，每 5 个癌症患者中就有 1 人得胃癌。胃癌发病率很高，但是人们却经常忽视它。

没有预告的疾病，胃癌！

◆ 无声无息的胃癌

35 岁的金明哲（化名）是未婚男性，他被诊断为胃癌。两个月前他开始消化不良，服用过肠胃药，但是因为没有其他明显的症状，所以金明哲先生得知自己患了胃癌时，简直无法相信。祸根就在于虽然消化不良，胃不舒服，但是觉得没有什么大不了的，没能及时治疗。一个月里他的体重减少了 7kg，怎么努力吃饭体重都没有反弹的迹象。

在国立癌症中心对他的胃做了精密检查后发现，10cm 左右的溃疡堵住了胃的入口，胃壁损伤很严重，到处都在流血，胃里简直是血肉模糊。更让人心痛的是，他被诊断为胃癌晚期，连接受手术的机会都没有了。穿透胃壁的癌细胞已经扩散到了肝脏、胰腺、脾脏等其他器官，所以没有办法做手术。

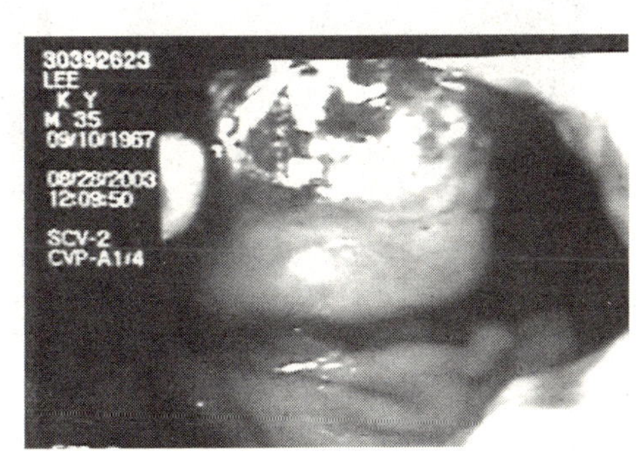

金明哲先生的胃组织

“每天都不按时吃饭，经常喝酒。我老劝他不要喝酒，要按时吃饭，但是他都不听……”金明哲的母亲话都说不出来了。金先生也说没想到自己的情况这么糟糕，一直坐在原地发呆。今年才35岁，应该健康快乐地生活的他，怎么会在短短的四五个月的时间里就成为胃癌患者了呢？

国立癌症中心胃癌中心的裴在文博士说越年轻癌细胞增长的速度越快。年轻人的新陈代谢很旺盛，所以癌细胞的活力也非常高，会快速增长和转移。但是年轻人都会说“我还年轻呢，不会的……”，所以不及时接受检查，对身体的症状根本置之不理。

◆ 一时的疏忽会危及生命！

胃癌的扩散程度决定其危险性。胃癌刚开始是从不到1cm的小肿瘤引发的。胃癌一般发生在胃最里层的黏膜层，慢慢渗透到肌肉层和肠膜层。如果癌细胞穿透胃壁，生命就有危险。因为癌细胞很容易通过淋巴管或血管转移到其他脏器甚至全身。

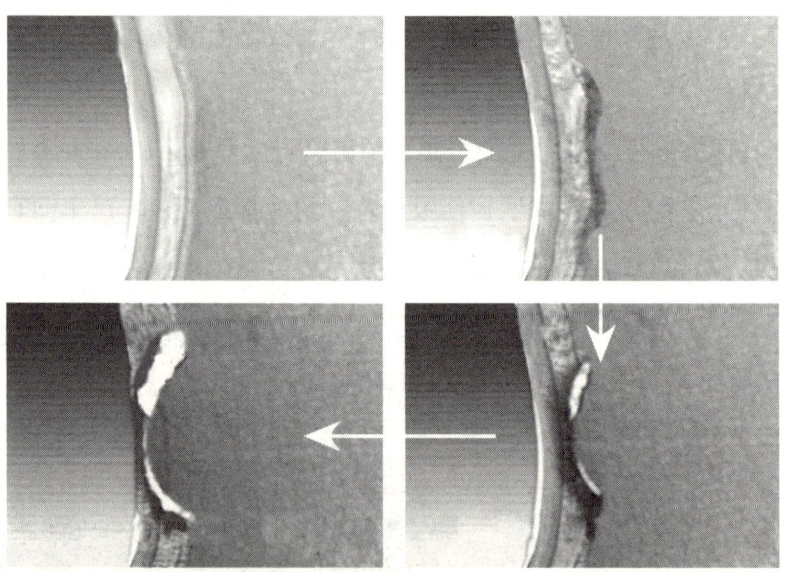

胃癌的发展过程电脑示意图（胃黏膜层→胃肌肉层→胃肠膜层→胃壁）：胃癌发生在胃最里层的黏膜层，慢慢渗透到肌肉层和肠膜层。如果癌细胞穿透胃壁，生命就有危险。

如果癌细胞已经扩散，什么治疗方式都效果甚微，生存期一般也就在6个月到1年。一时疏忽就会危及生命，这就是胃癌。更让人担心的是像金明哲先生一样，完全没有特殊症状的情况。

被诊断患有胃癌的患者中有多少人预期到自己会得这种病呢?首尔大学医院对600名接受胃癌手术的患者进行了胃癌症状自我感知调查问卷。因为胃癌的症状与胃溃疡很相似，很多人都没有想到自己会得胃癌,因而放松了警惕。结果发现的时候已经是胃癌晚期了。虽然不是所有的胃癌都没有症状，但是如果已经出现明显的症状了，就说明胃癌已经发展到了一定程度。

2003年5月，36岁的主妇李慧珍（化名）女士被确诊为胃癌，切除了整个胃。

“像我这种情况，因为没有胃，所以食物经常倒流。我的愿望是能趴着睡，不知道能不能实现。”

手术前4个月，李女士一直对自己的身体状况非常有信心，体力也非常好，周围的人都称她为女中豪杰。她想不通像她这样健康的人怎么会得胃癌。突然降临到她身上的异常信号是贫血和呼吸困难。

送到急诊室时，她已经开始吐血了，情况很危急。但是主治医生却说，这种症状的出现对她是一种非常幸运的信号，帮她保住了生命。

“这位患者非常幸运。如果没有吐血症状，她可能不会太在意，也不会到医院检查。因为出现了这种症状,她才能到医院接受治疗,并且及时发现癌症,使手术切除癌组织成为了可能。”（崔明奎教授，江南圣母医院消化内科）

李慧珍女士得到胃癌诊断的同时就接受了切除全部胃的手术。虽然及时发现保住了生命，但是她还是很后悔没有定期做检查提早发现病症。

大部分胃癌患者无法发觉自己得了胃癌的原因就在于胃癌的症状不明显。消化不良、上腹疼痛等症状在胃癌和胃溃疡中都会出现。所以专家忠告一定要重视即使看起来微不足道的症状。

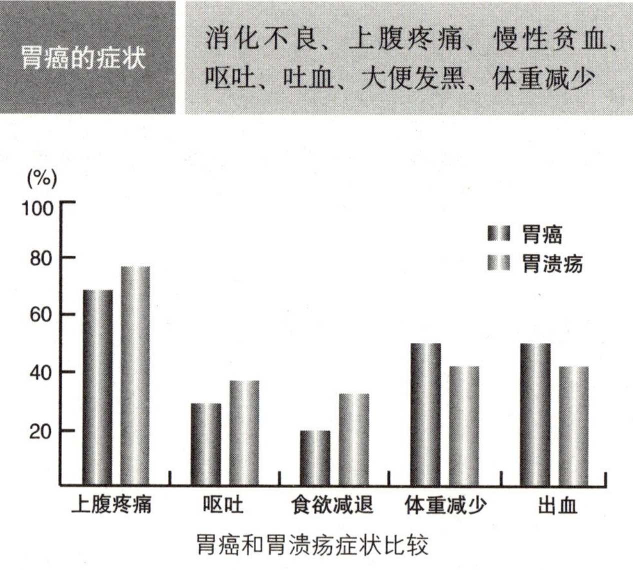

胃癌和胃溃疡症状比较

在医院经常能碰到看起来身体非常健康，可能从来没有打过针、从来没有来过医院的患者被告知癌细胞已经扩散到肝脏，连手术都无法做。

“走在马路上，看周围的行人，外表上看不出任何症状。但是不知不觉中癌细胞可能已经在某个人体内开始增长扩散了。”（杨汉光教授，首尔大学医院消化内科）

预防胃癌！

◆ 韩国是胃癌高发国

美国的胃癌发病率是十万分之七，加拿大和澳大利亚也是十万分之七，但是在韩国胃癌患者是其他国家的十倍多，达到了十万分之七十三，是世界上的胃癌大国。

更值得注意的是韩国人与胃癌的关联很大一部分是由于周围的环境。下面的统计资料显示的是生活在首尔的韩国人和生活在美国洛杉矶的韩国人胃癌的发病率。居住在首尔的韩国人中每 10 万人就有 63 人是胃癌患者，在洛杉矶这个数据只有 43 人。明明都是韩国人，为什么不同地区的发病率会不一样呢？专家称韩国人容易患胃癌的原因是包括饮食习惯在内的环境因素。

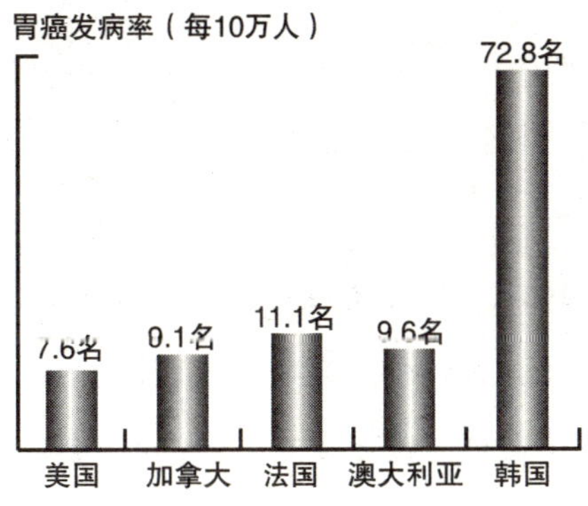

不同国家胃癌发病率比较

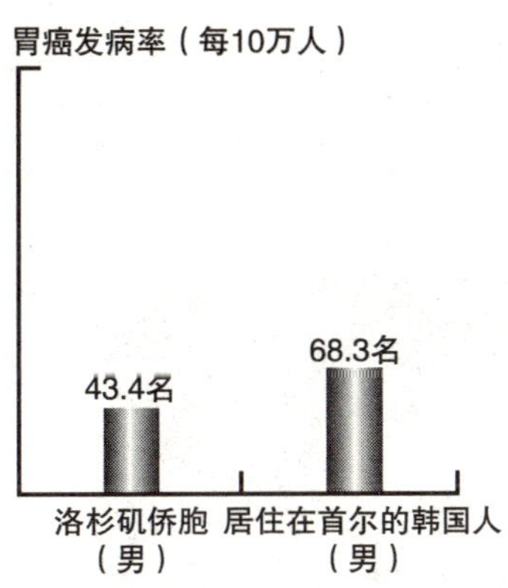

居住在首尔和洛杉矶的韩国人胃癌发病率比较

居住在洛杉矶的韩国人的饮食习惯

洛杉矶是美国城市中韩国人人口最多的城市，那里居住着将近18万韩国人。胃癌发病率比首尔的韩国人低的他们的饮食习惯有什么不同呢？韩国移民最多的上世纪七八十年代，美国已经普及了冷藏设备，新鲜的蔬菜和水果已经相当丰富。当时移民去美国的人都说看到冷藏的新鲜蔬菜非常吃惊。

1975年移民到美国的李丙学先生也是这样的。

“来到美国之后看到这么多种类的新鲜蔬菜和水果真是很吃惊，所以吃得也比较多。”（李丙学先生，56岁）

在美国生活了30多年的李丙学先生的饮食习惯与在韩国相比发生了很大的变化。新鲜的蔬菜沙拉是他最喜爱的食物。现在他已经不喜欢原来在韩国经常吃的腌制食品和泡菜了。

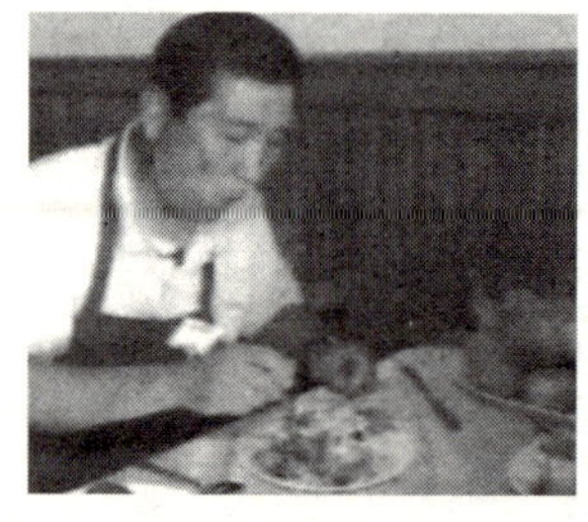

“在韩国吃烤海鲜是要沾着酱油的。海鲜来自大海，本来就有咸味，还要沾着酱油吃，这该多咸呀。现在用烤箱烤熟了直接吃比原来好多了。”

但是一直习惯吃咸的食物的人想改变口味并不是一件容易的事情。所以平时注意控制食用咸的食物，做菜的时候尽量少放盐和酱油对健康是非常重要的。

◆ 盐会破坏你的胃

喜欢吃咸味食物的饮食习惯与胃癌有什么关系呢？我们来看一下40岁的普通公司职员李尚振先生的每日食谱，计算一下他每天摄入多少盐吧。

他的早餐一般是一碗明太鱼汤和几种小菜，看上去没有什么特别咸的食物。那这些食物中含有多少盐分呢？我们将样品送到培花女子大学食品营养科实验室测定了盐度。

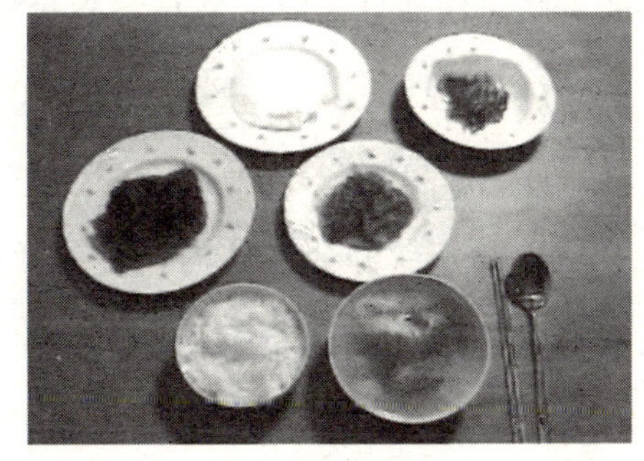

早餐▶ 总盐分摄取量为6.7g，其中3.5g来自汤

测定盐度的方法是先将食物粉碎，溶为液体后，用盐度计测量其中的盐分含量。实验结果显示，他一顿早餐摄取的盐分总量为6.7g，其中从明太鱼汤摄取的盐分为3.5g，量最多。比起其他菜肴，汤中含有的盐分最多。

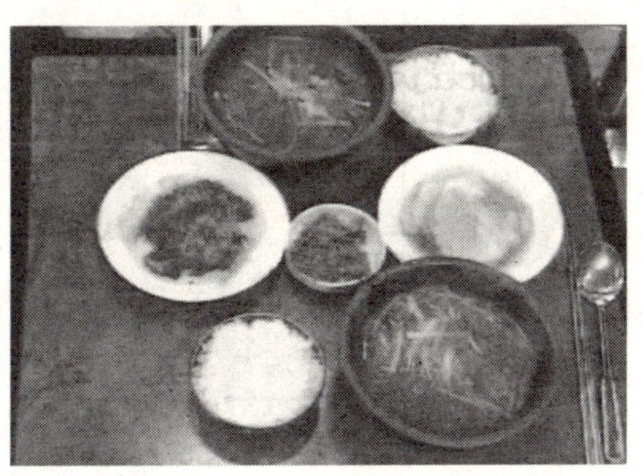

午餐▶ 总盐分摄取量为7.2g，其中4g来自汤

包括汤和泡菜的午餐又是什么情况呢？泡菜、炒银鱼、水泡菜等菜肴中含有3.2g盐分，单是白菜海鲜汤中就已经有了4g盐分。

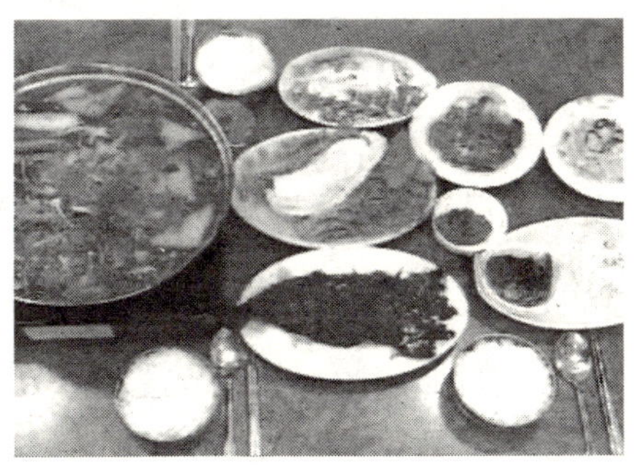

晚餐▶ 总盐分摄取量为10.2g，其中4.4g来自汤

包括汤和烤鱼的丰盛的晚餐中含的盐分是炒蘑菇0.8g、

包饭酱 1g、烤明太鱼 2.5g，豆腐火锅含有的盐分最多，是 4.4g。盐分总摄取量是 10.2g，菜肴种类越多摄取的盐分也越多。

一天下来，早中晚三餐共摄取了 24.1g 盐分。世界卫生组织建议的人均每日盐分摄取量是 6g。这就说明我们每天吃了标准量的 4 倍以上，1 年就会摄入 7 ~ 8kg 的盐分，真是惊人。人体摄入过量盐分会导致什么后果呢？

一部分盐分会在体内转变为亚硝酸盐，损伤胃壁。这时亚硝酸盐与食物中的蛋白质相互作用产生诱发癌症的高致癌物质亚硝胺。

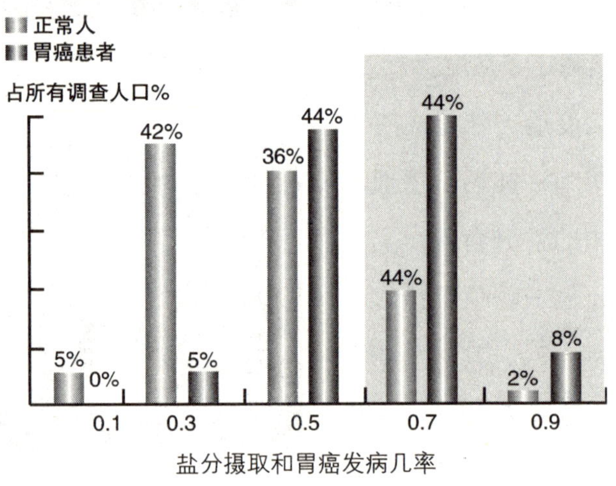

盐分摄取和胃癌发病几率

但是其实硝酸盐进入胃转变成致癌物质需要很多条件。首先胃的酸度明显下降，即需要产生很多碱性物质。如果患有肌肉性萎缩性胃炎，在胃里的细菌与蛋白质共同作用的情况下，就能生成致癌物质亚硝胺。可以说盐为诱发胃癌提供了合适的环境，所以吃淡一点的食物对预防胃癌起着至关重要的作用。

我们来比较一下胃癌患者和正常人对盐分的偏爱程度吧。大部分正常人喜欢 0.1% ~ 0.3% 盐浓度的食物，但是胃癌患者一般喜欢 0.7% ~ 0.9% 盐浓度的食物，这个数值相当于正常人的 3 倍以上。

越喜欢吃咸的食物，胃癌发病率就越高。

◆ 预防幽门螺杆菌感染！

与盐分同样重要的另一种诱发胃癌的危险因素是幽门螺杆菌。

感染了幽门螺杆菌的人如果喜欢吃咸的食物，胃癌的发病率就会大幅度提高。最新研究结果显示喜欢 0.3% 盐浓度食物的幽门螺杆菌感染者比吃清淡食物的幽门螺杆菌感染者胃癌发病率高出 10 倍以上。

	幽门螺杆菌非感染者	幽门螺杆菌感染者
低盐食物（0.3%NaCl）	1.0	1.7
高盐食物（>0.3%NaCl）	1.4	10.1

（引自：JournalofEpidemiology）

观察胃癌患者的胃切片，肿瘤周围的黏膜出现病症。虽然胃癌的发病原因众多，但是由幽门螺杆菌引起的情况非常多。观察胃癌组织就可以发现细胞中间有很多黑色炎症细胞聚集，癌组织中间集中分布着幽门螺杆菌。能在胃中存活的唯一的细菌——幽门螺杆菌到底是如何引发胃癌的呢？

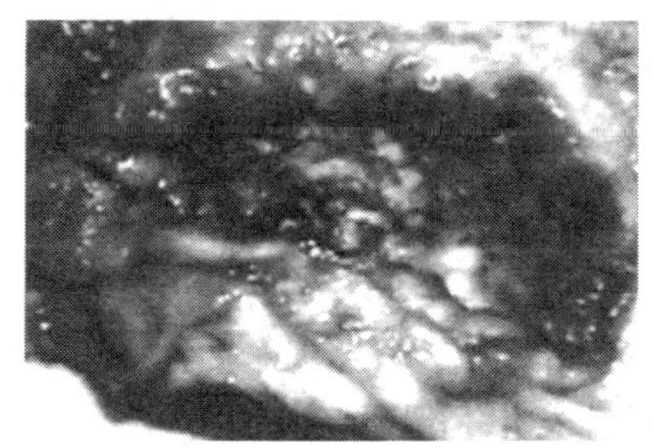

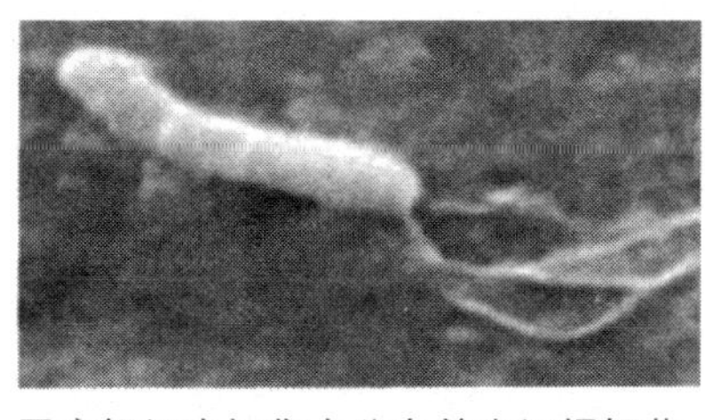

胃癌组织中间集中分布着幽门螺杆菌。

胃壁表面覆盖着一层强酸性胃黏液，幽门螺杆菌可以穿过胃黏液在胃壁上制造伤口。炎症细胞就会随之聚集到伤口周围，引起胃炎。如果没有及时治疗，就会演变成慢性萎缩性胃炎。

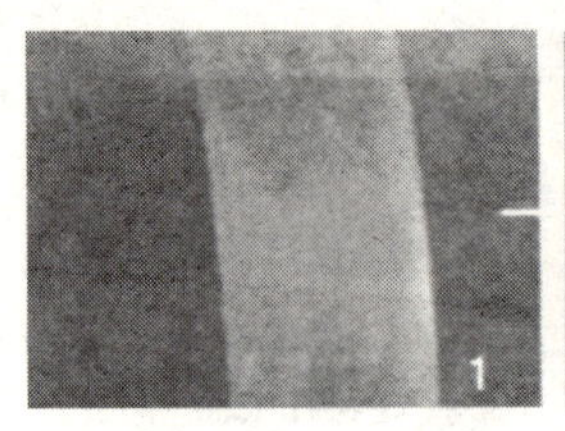

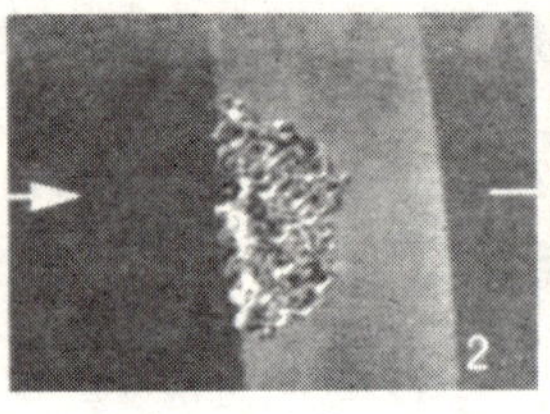

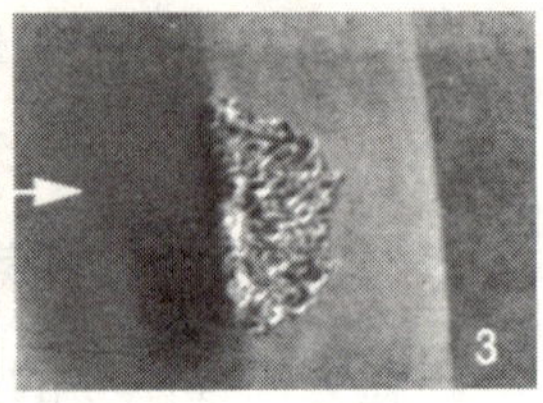

幽门螺杆菌可以穿过胃黏液在胃壁上制造伤口。
炎症细胞就会随之聚集到伤口周围，引起胃炎。——电脑示意图

由幽门螺杆菌引起的萎缩性胃炎经过胃溃疡发展成胃癌的前阶段胃腺癌，进一步就是胃癌了。如果一个人有胃癌的家族史，那感染幽门螺杆菌后就会非常危险。

生活习惯容易引发胃癌的人群，如喜欢喝酒抽烟的人感染了幽门螺杆菌，胃癌的发病率会急剧上升。换句话说，幽门螺杆菌不仅是诱发胃癌的直接原因，同时也是促进剂。

当然，并非所有感染幽门螺杆菌的人都会得胃癌。感染幽门螺杆菌的人会比非感染者患有胃癌的可能性高 2 倍。专家建议如果家里有胃癌、胃溃疡或者胃炎等患者，最好进行治疗清除这些病菌。但是还有一些反对论点说幽门螺杆菌并不是引发胃癌的直接原因，如果没有明显症状，有些观点反对消除幽门螺杆菌。所以应该经过准确的胃状况检查，根据专家医师给出的提议实施具体措施是最好的。

◆ **注意烤焦食品!**

烤焦的食品与胃癌也有着密切的关系。韩国人特别喜欢吃烤肉，所以这方面需要特别关注。直接用木炭烤肉跟胃癌有什么关系呢?

我们将烤肉中烧焦的部分送去检测其中的成分，结果显示含有非常多的致癌物质 PAH。烤之前的肉中的 PAH 只有 3.4，但是在烤之后的肉中升高到 496，是烤前的 145 倍。这是为什么呢?

用木炭烤肉时，肉里的油会滴到燃烧的炭火中冒烟，这些烟重新吸附在肉上就会产生致癌物质。烤焦的食品中含有的致癌物质PAH与汽车尾气或吸烟时产生的烟中含有的致癌物质很相似。

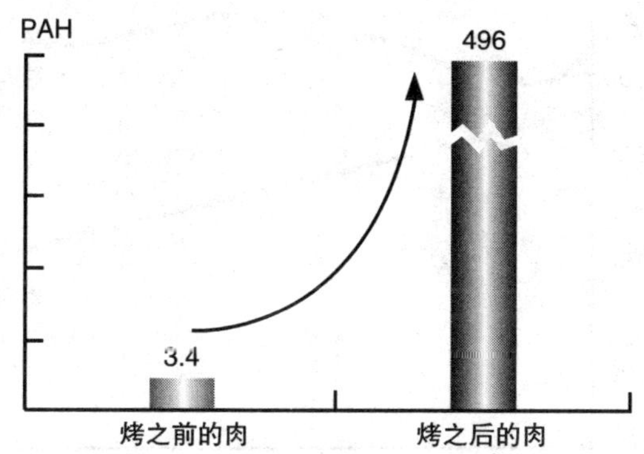

PAH中含有10多种致癌物质，其中最致命的是苯并芘。经过50周喂混有烤焦食品成分饲料的动物的实验结果显示，苯并芘对引发胃癌有很大的关系。长期食用烤焦的食物会提高胃癌的发病率是不争的事实。

如果已经感染了幽门螺杆菌，情况又会是怎样的呢？同时饲喂苯并芘和幽门螺杆菌动物实验结果显示，癌细胞的生长速率明显加快。由苯并芘引起的胃癌发病率为10%，如果同时感染了幽门螺杆菌发病率就提高到了68.8%，高出6倍以上。所以我们应该铭记，如果有人感染了幽门螺杆菌，还继续食用咸的食品或烤焦的食品，那他得胃癌的危险就会非常大。

多做胃癌内窥镜检查！

在韩国，每年新增加的胃癌患者有1万8千人，因胃癌死亡的人数达到了1万2千人。但是幸运的是只要能在早期发现胃癌，治好的可能性比其他癌症要高。如果能在胃癌早期，即胃癌组织大小小于 2cm 的时候发现病情，彻底治好的可能性在 95% 以上。那怎样才能在胃癌早期发现病情呢？

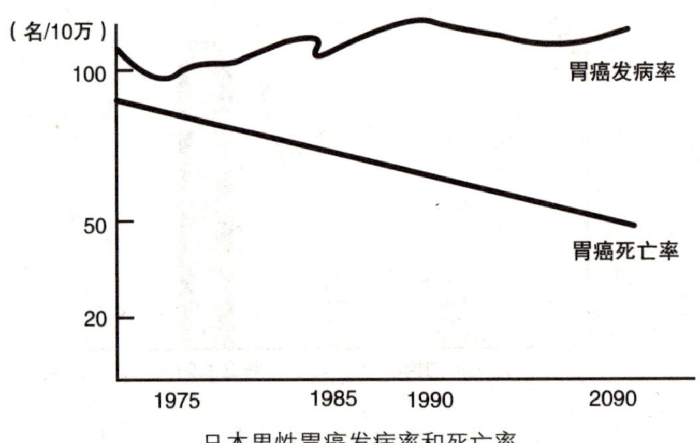

日本男性胃癌发病率和死亡率

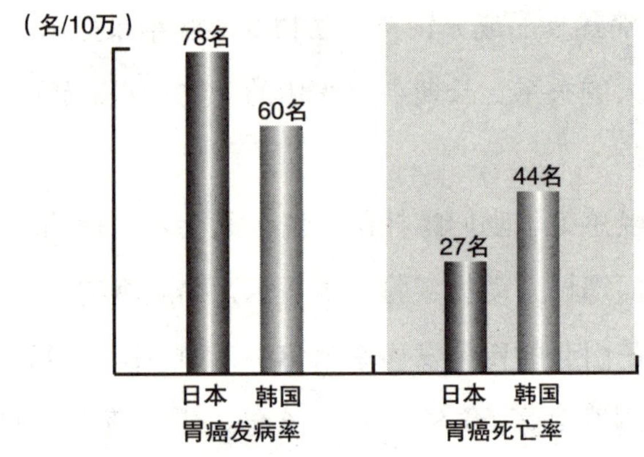

韩国和日本胃癌发病率和死亡率

日本的胃癌发生率也很高，所以有着特殊的医疗体系。1968 年宫城县实行了每年一次对 40 岁以上居民进行定期检查的政策，目前这个政策已经扩大到了全日本。检查是通过流动式集团检查车辆进行的，其中配备了检查胃的所有医疗设备，能在短短的 5 分钟内完成所有的检查。胃 X 射线检查结果当场就能出来，所以检查有异常的人可以马上进入下一项精细检查。这种检查方式的目的就是提高早期胃癌的发现率。如果在早期发现胃癌，治愈率能达到95%以上，但是如果已经到3期，治愈率就只有15%了。尽早发现是非常重要的。目前日本从1968年进行集团检查以来，胃癌发病率没有明显变化，但是胃癌死亡率却降低了一半。

那韩国的现状又如何呢？胃癌的发病率日本比韩国高，但是死亡率韩国却比日本高。长期的集团检查降低了日本的胃癌死亡率。

制作组召集了具有胃内窥镜检查经历的40岁以上的人们，并且选出40名具有消化不良，腹部疼痛的网络申请者。经过同样的程序还选出了60名出租车司机。

总共100人的胃内窥镜检查结果令人震撼。其中没有一个人的胃是正常的。其中比例最大的是胃炎占78%，更让人担忧的是4%被怀疑是早期胃癌，其中很多人觉得平时身体没有任何异常。国立癌症中心和韩国癌症协会强调定期的胃内窥镜检查是在早期发现胃癌的最有效途径。只要过了40岁就必须进行胃内窥镜检查，最少也要两年进行一次检查。

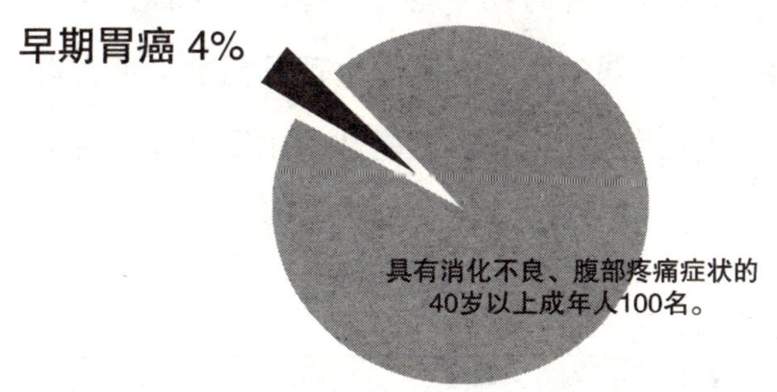

参加检查的实验者中没有一个人的胃是正常的。

不论年龄多少，如果消化不良、胃炎、胃溃疡的症状持续3个月以上，必须进行胃内窥镜检查。有胃病家族史的朋友一定也要定期做检查，因为这种情况下得胃癌的可能性比普通人高出4倍。

现代人的疾病，机能性消化不良症

吃饭都要发愁，这就是机能性消化不良症。去医院做胃部检查的人当中有一半是由于机能性消化不良，所以我们称它为现代人的疾病。机能性指的是检查未发现胃癌、胃溃疡的疾病，胃很正常，但是同样的症状反复出现。机能性消化不良症指的就是检查结果虽然正常，但是反复出现上腹部不适症状的疾病。

机能性消化不良症的主要特征是腹部胀满，吃一点饭就觉得肚子胀、饱满，有时还伴有恶心或呕吐等现象。

机能性消化不良症症状繁多，根据其发病原因可分为四类。第一类是由于胃的异常运动引起食物消化不良，长期滞留在胃中；第二类是使内脏器官变得敏感，这属于感觉异常型；第三类是由于某种原因进食时胃不能伸展膨胀；第四类是压力或忧郁症引起的神经性原因。

与正常人相比机能性消化不良症患者消化食物的时间差异很大。这说明他们的胃功能非常低下。

其中一个原因是胃的收缩能力下降。专家称，这种情况主要的原因是神经性的，偶尔也会有肌肉出现异常的。那么胃的收缩和伸展能力下降的原因是什么呢？机能性消化不良症患者中心理压力是首要原因。

▶ **机能性消化不良症**

定义：	不患有癌症、溃疡等疾病，但是每年有 3 个月以上持续地感到上腹疼痛或不适
症状：	腹部胀满、吃一点就觉得饱、恶心、呕吐、打嗝
原因：	胃运动异常、内脏敏感、胃伸展障碍、精神因素（压力、忧郁症）

◆ 压力与机能性消化不良症

压力对胃有什么影响呢？我们观察了在经受压力的情况下胃的运动情况。首先在负责胃运动的5个主要肌肉上安放了电极，测定了受压力前肌肉的运动状况。然后让测试者看了一部恐怖电影，再测试肌肉运动的情况。当测试者看到鬼怪出现的恐怖场景时，血管收缩，全身收紧，这是受到压力的典型反应。

受到这种压力刺激后，胃运动变缓，消化能力下降。实验结果显示，受压力前在正常情况下，胃部肌肉每60秒蠕动3次，非常有规律。但是在受到压力刺激后，肌肉运动变得没有规则，而且运动次数也有所增加。

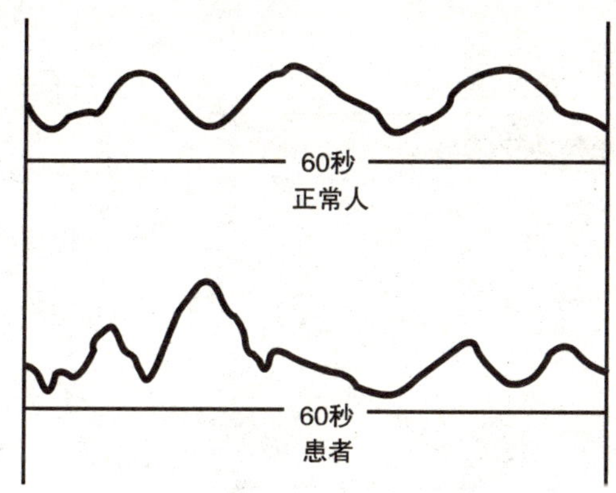

机能性消化不良症患者胃传导检查结果

胃的运动机能是胃的定期活动，如果经过胃的神经电流发生变化，肌肉的收缩力也会随之改变，胃的机能也就不再正常了。

比较机能性消化不良症患者和正常人所受的压力，从家人和朋友外受到的压力分别是0.3和0.25，相差不多，但是夫妻关系或健康给病人带来的压力却远远高于正常人。同时机能性消化不良症患者对压力的反应也与正常人不同。机能性消化不良症患者在受到压力时，对人际关系更加敏感，敏感度比正常人高出 2 倍，犹豫、不安以及敌对的情绪也会比正常人严重。

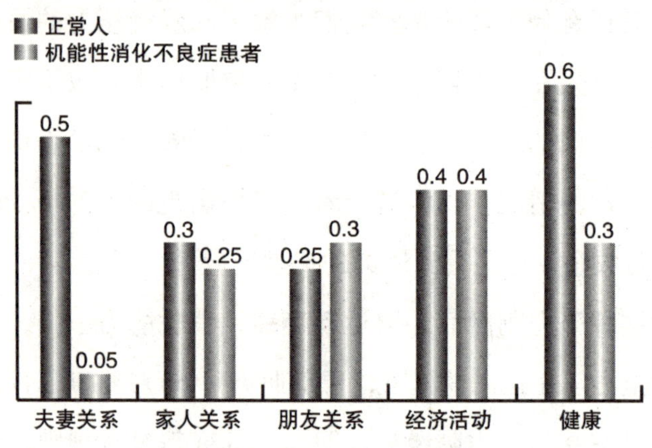

机能性消化不良症患者的受压力情况

（引自：大韩消化运动学会报）

▶ 对待不同压力的反应比较

	机能性消化不良症	正常
待人敏感	0.72	0.29
忧郁情绪	0.57	0.41
不安情绪	0.44	0.40
敌对情绪	0.51	0.38

（引自：江北三星医院）

顺天乡大学医院消化病中心李俊成教授指出，机能性消化不良症与压力有密切的关系。

研究表明，最近发现症状或症状恶化的机能性消化不良症患者中，大部分人都在过去的 1 年中经受了很大的慢性压力。这种压力跟不健康的饮食一样会导致很多疾病，因为长期受到压力会导致大脑或神经的生理机能紊乱。

◆ 机能性消化不良症和大脑反应

最近研究发现，机能性消化不良症与大脑活动存在着很有趣的联系。将气球放入机能性消化不良症患者的胃中膨胀的同步记录实验中，疼痛引起的大脑反应与正常情况不同。

正常人的大脑变化主要发生在大脑皮质区和侧头叶，但是机能性消化不良症患者只出现在侧头叶。正常人感受到胃的疼痛就会把刺激传送到大脑皮质内侧，受到信号的大脑会将阻断疼痛的信号传送到胃中，使之能正常运动。机能性消化不良症患者同样也会把信号传送到大脑皮质内侧。但是不知道什么原因，阻断疼痛的信号却不能发送到胃中，所以机能性消化不良症患者感到的胃痛会比正常人强烈。

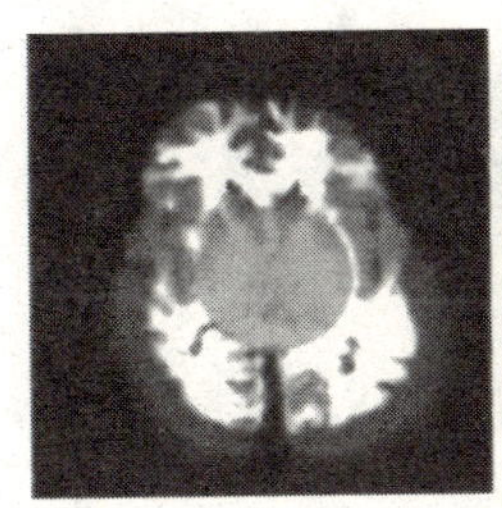

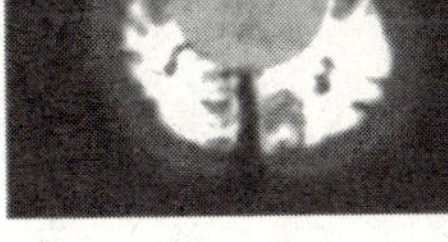

正常　　机能性消化不良症

正常人和机能性消化不良症患者的同步记录实验检查结果

正常人的大脑变化主要发生在大脑皮质区和侧头叶，但是机能性消化不良症患者只出现在侧头叶。

机能性消化不良症只能暂时缓解症状，还没有有效的治疗方法，所以找出引发病症的原因是至关重要的。

▶ 机能性消化不良症患者生活守则

❶ 制作饮食日记
❷ 避免吃撑，按时吃饭
❸ 禁止吃油炸食品以及脂肪含量高的快餐
❹ 多吃蔬菜、粗粮、杂粮等富含纤维素的食品
❺ 睡觉前 2 小时不能进食

压力和食物都会引发或恶化疾病，所以首先制作饮食日记，分析饮食中是否含有可能导致疾病的食物，并进行限制。避免吃撑，一日三餐一定要按时吃。不要吃油炸食品以及脂肪含量高的快餐类食品，多吃蔬菜、粗粮、杂粮等富含纤维素的食品对胃健康是大有好处的。最后提醒大家睡觉前不要进食。

人有三欲，性欲、睡眠欲和食欲。这说明饮食对人来说是一种享受，但是如果胃出现不适，健康受损不说，同时会失去饮食带来的快乐。为了享受美味，为了自身的健康，从现在开始让我们一起实践健康的生活习惯，让我们的胃轻松起来吧!

第3章 让肺活跃起来吧

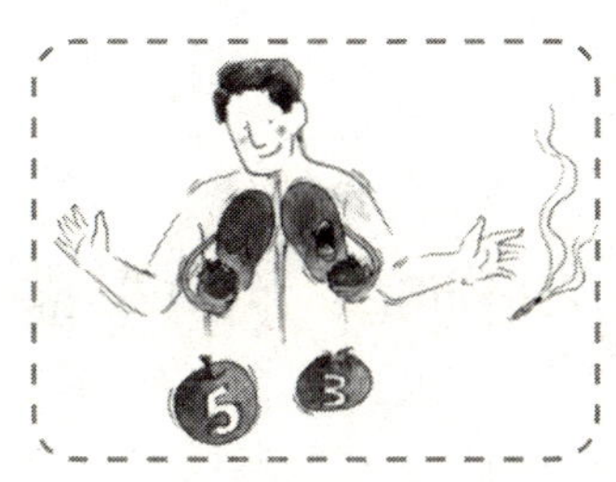

前不久韩国统计局发布的数据显示，去年癌症是韩国国民死亡的首因。其中由肺癌引起的死亡人数最多。在过去的十年中肺癌正在成为韩国最多发的癌症。因为胃癌或肝癌死亡的人数在逐年降低，但是肺癌死亡的人数却一直保持着上升趋势。与十年前相比，肺癌死亡人数增加了近两倍。

吸烟夺去的生命

英国的甲壳虫乐队至今还受到大家的喜爱，其中一位乐队成员的性格非常温和，被称为“安静的甲壳虫”，他就是吉他手乔治·哈里森。他在58岁时就因为肺癌离开了人世，让全世界的歌迷陷入了惋惜和哀痛之中。

还有著名光头电影明星尤·伯连纳、韩国喜剧明星李周逸先生以及被称为“城市贫民之父”的诸廷丘议员都是因为肺癌离开了人世。

前不久韩国统计局发布的数据显示，去年癌症是韩国国民死亡的首因。其中肺癌引起的死亡人数最多。在过去的十年中肺癌正在成为韩国最多发的癌症。因为胃癌或

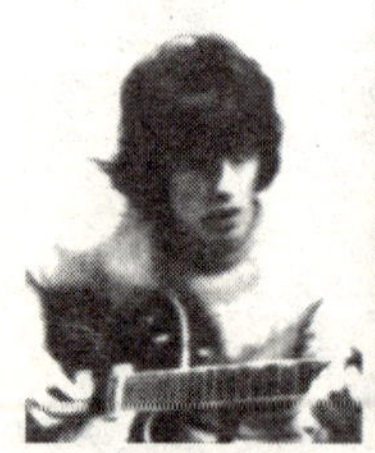
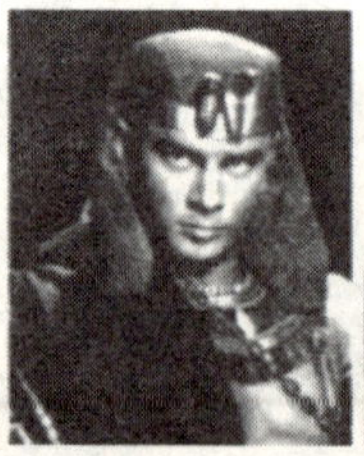
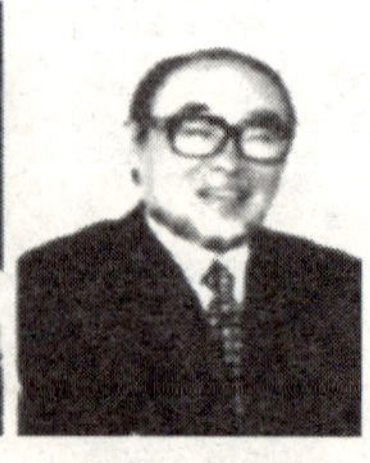
从左开始依次为乔治·哈里森、尤·伯连纳、李周逸

肝癌死亡的人数在逐年降低，但是肺癌死亡的人数却一直保持着上升趋势。与十年前相比，肺癌死亡人数增加了近两倍。

根据韩国保监会的调查，去年韩国成年男女吸烟率首次下降到50% 以下。大众的戒烟意识在不断提高，吸烟率在持续下降，但是肺癌死亡率怎么就居高不下呢?

肺癌，我做梦也没想到会得这个病!

◆ 长期吸烟引发的肺癌

一个充满活力的星期天早晨，足球俱乐部会员们正在运动场上愉快地奔跑着。运动场的一个小角落里站着的一位中年男子羡慕地看着这一切。他叫尹振焕（化名），40 多岁，也是足球俱乐部的会员，但是现在他已经无法与其他会员一样奔跑在运动场上了，因为他被诊断为肺癌。真想能跑上场一起踢球，但是现在连简单的踢毽子都会让他喘不过气来，更不用说踢足球了。

尹先生的肺癌属于癌细胞体积非常小的小细胞癌症，是典型的吸烟引起的肺癌。20 年来他每天抽两包烟，但是平时他从来没有怀疑过自己有肺癌症状。

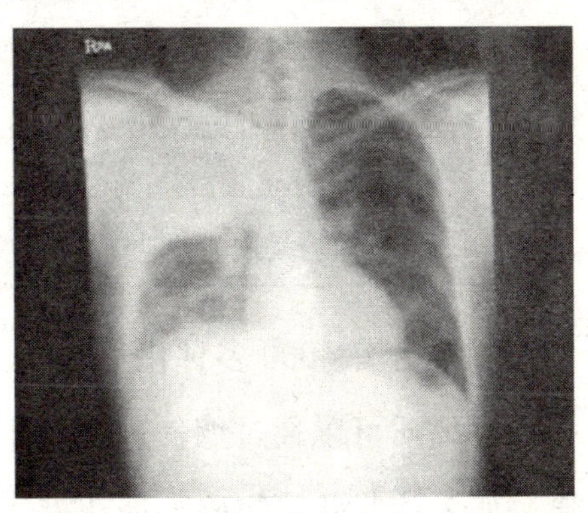

闭塞性细支气管炎伴机化性肺炎是癌细胞堵塞气管使非末端无法获得氧气供应所引起的。

目前他的气管上有一块癌组织使他经常咳嗽，这与肺炎症状很相似。下图中发白的部分就是有问题的部位。如果气管被癌组织堵住了，肺末端就不能获得氧气的供应。

就像积水容易腐烂一样，这种部位很容易发生炎症，这种病医学上称为闭塞性细支气管炎伴机化性肺炎。小细胞癌症的特征是肉眼无法看见的小细胞能快速转移到身体各部位，所以无法用手术治疗，只能结合放射性疗法和化学疗法。亚洲大学血液内科崔振赫教授说最近肺癌的生存率已经有所提高。

“小细胞癌症在过去只能通过放射性疗法治疗，大概能维持 3 ～ 4 个月左右的生命，情况好一点的可以延长到 7 ～ 8 个月。但是最近的临床数据表明维持生命时间最多可以达到 2 年。”（崔振赫教授，亚洲大学血液内科）

◆ 哈里森内科学

世界性内科经典教科书《哈里森内科学》中提到 90% 的肺癌患者正在吸烟或者曾经吸过烟。这本书还指出大部分肺癌是由吸烟吸入的致癌物质或促癌物质引发的，吸烟是引发肺癌的主犯。

Ninety percent of patients with lung cancer of all histologic types are current or former cigarette smokers. 90% 肺癌患者正在吸烟或者曾经吸过烟。
Most lung cancers are caused by carcinogens and tumor promoters ingested via cigaretter smoking. 大部分肺癌是由吸烟吸入的致癌物质或促癌物质引发的。

烟中含有 4000 多种化学物质，其中就有 40 多种致癌物质。这些致癌物质可以通过烟气进入人体，刺激并损害气管等各部位的细胞。如果这些致癌物质长期在人体积累，就会引发基因突变，导致肺癌等各种癌症。可以说吸烟的行为是明知道危险还要走下去。

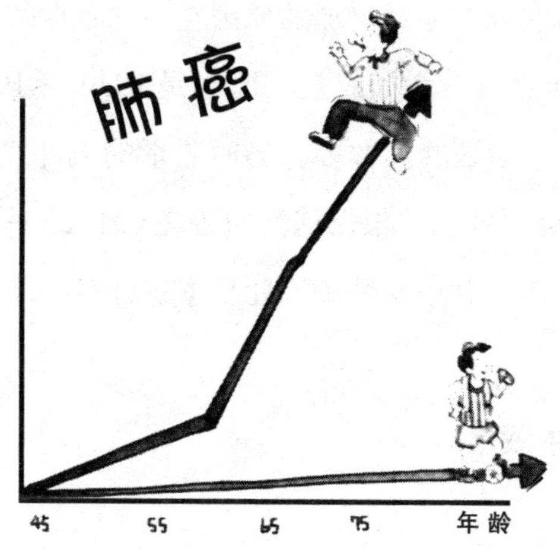

◆ 明知的危险——吸烟

假设一个人的寿命有 80 年，那这个人如果抽烟 25 年以上，则他患肺癌的几率是 30% 左右，也就是说每 3 位长期吸烟者就会有 1 人得肺癌。在 20 世纪初还很少见的肺癌现在成为了人类健康的主要杀手，其中的原因是什么呢？

这与烟的消费是有着直接关系的。在烟上的消费越多，那么患肺癌而死亡的人数就越多。一般情况下，吸烟 25 年后就会引发肺癌。

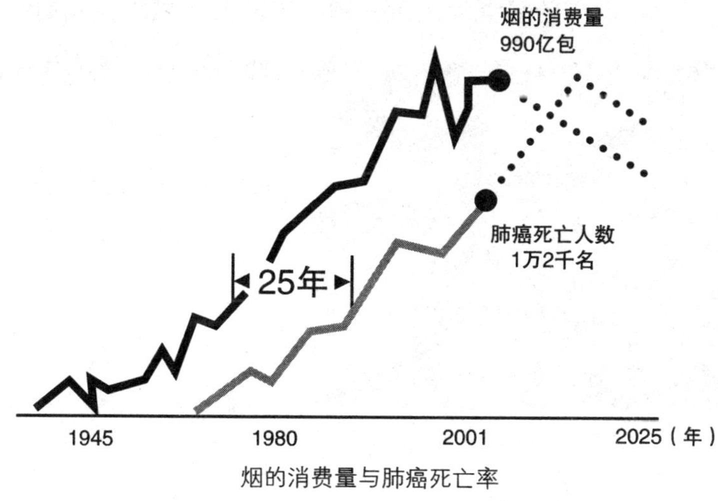

烟的消费量与肺癌死亡率

吸烟率降低，但是死亡率却增加的原因在于“吸烟的累计效果”。

目前韩国肺癌患者增加的最大原因是 1930 ~ 1940 年中，以及 1960 ~ 1970 年中抽烟的人数多。当时吸烟的人并没能意识到过 25 年或 30 年以后会得肺癌。根据这种趋势在未来 25 ~ 30 年里肺癌死亡率还会持续升高，其中女性肺癌死亡率也会有所增加。

肺为什么重要？

◆ 肺的构成

肺大致分为气管、支气管以及肺泡。如果把肺比做一座大楼，那么气管是主通道，支气管是副通道，肺泡就是房间了。这三种组织就像一家三口一样生活在一起。

通过口腔和鼻腔进入体内的空气首先经过气管以及支气管进入两个肺中。如下图所示，像树枝一样向四周展开的小管道就是毛细支气管。毛细支气管的末端连着像葡萄串似的肺泡。我们也可以称肺泡为“空气袋”，在肺泡中进行氧气和二氧化碳的交换。即我们吸进的空气中新鲜的氧气通过融入肺泡中的血管供给到我们身体各处，同时由新陈代谢产生的体内的二氧化碳会在肺泡释放出来，排到体外。

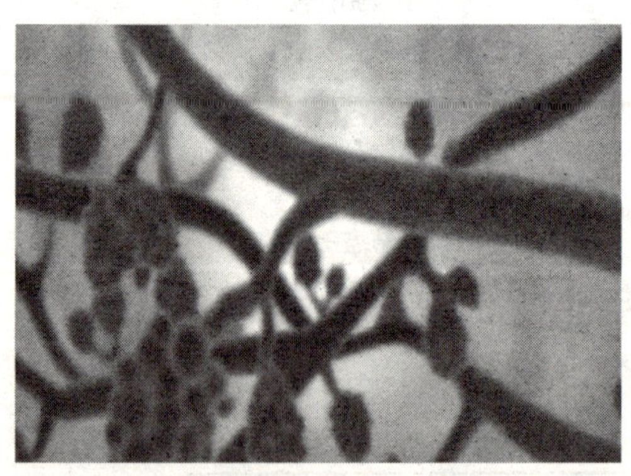

像树枝一样向四周展开的毛细支气管以及连在其末端的像葡萄串似的肺泡

以这种方式进行的空气交换量能达到每分钟 5 升，每小时 300 升，一天 7200 升，即可以装 4800 个 1.5 升的 PET 瓶。睡眠过程中呼吸也是必须的，所以肺一分钟也不能休息，一直在为人体工作。

大部分人到 25 岁以后，因为老化肺活量每年平均降低 30cc，抽烟者的肺功能退化过程会更迅速，其速度达到了非吸烟者的 5 倍左右。严重的时候肺活量会弱到连眼前的蜡烛都无法吹灭，这是因为吸烟过程中吸入了过多的有毒物质。

肺泡：	肺中交换氧气和二氧化碳的空气袋
肺的换气量：	每天 7200 升 （4800 个 1.5 升的 PET 瓶）
肺功能退化：	25 岁后每年减少 30cc 肺活量 吸烟者退化速度是非吸烟者的 5 倍

“呼吸才能生存（You are what you breathe）。”正如英国著名科学期刊《自然》上刊登的论文题目一样，大脑暂时停止活动人能活下去，但是肺一旦停止了活动人就会死亡。

呼吸需要自然的呼吸法。最自然的呼吸法就是用鼻子吸气，用嘴呼气。空气进入鼻腔时形成漩涡，受体温加热，并与水蒸气混合。鼻孔内表面的黏液可以过滤空气中的灰尘，但是还达不到能过滤污染空气的程度。所以在空气不好的地方最好少呼吸。在烟尘比较大的地方运动会对人体形成负面影响。

还有研究表明，抽烟时深吸气的人患上癌症的几率比浅吸气的人高，所以如果你是吸烟族的话，吸烟时尽量不要深吸气。

您的肺健康吗？

您会不会认为只要不吸烟肺就肯定会很健康呢？吸烟者患肺病的几率确实比非吸烟者高，但是不吸烟并不能说明您的肺就绝对“安全”。您应该听说过间接吸烟比直接吸烟更严重的话吧？

因为肺癌接受住院治疗的尹善美（化名，59岁）女士从来没有吸过烟。当她被确诊为肺癌晚期时，她觉得非常冤枉。制作组去采访她时，她流着泪说：“我从来没做过害人的事情，我怎么会得这种病呢？……”那让她患上肺癌的原因是什么呢？

尹女士长期从事保洁工作，经常会与灰尘和烟雾打交道。无论是谁在这种环境下健康都会受到影响。空气通过鼻腔和口腔进入肺中，氧气被吸收、二氧化碳被排出的同时与烟雾一起进入体内的有毒物质会经过毛细支气管渗透到肺泡的血液中，再传遍全身。不仅直接吸烟，间接吸烟也会导致同样结果，所以经常置身于烟雾环境对肺的健康是很致命的。

制作组通过网络选拔了肺功能检测志愿者。很多志愿者都反映家中有吸烟者，而且目前身体出现众多不适。一位有40多年烟龄的金尚勇（化名，70岁）先生，即使身旁有小孙子在也照抽不误。家人怎么说他都没有用。

具有30多年烟龄的权虎真（化名，54岁）先生也有同样的情况。虽然他知道吸烟对身体不好，但是却没有意识到戒烟的必要性。他的理论是戒烟后身体机能恢复正常需要20年的时间，但是自己已经50多岁了，所以没有这个必要。

但是吸烟者应该铭记，像前面提到过的尹女士，您抽烟不仅对自身不好还会给周围人的健康带来不良影响。

◆ **肺功能的警报——肺气肿**

通过《生老病死的秘密》网页申请成为接受肺功能检查的志愿者的人群中，20 名 40 岁以上的男性吸烟者接受了肺活量检查以及胸透（X-ray）检查。肺活量检查是通过测定一次吸气后吐出的最大空气量，来判断肺功能的完整情况。胸透检查可以发现肺气肿、肺炎等肺部疾病。两种检查结果显示，20 名中有 3 名志愿者的肺功能出现异常，需要接受进一步检查。与接受第一次检查不同，当他们得知需要做进一步检查时，都显得很紧张。

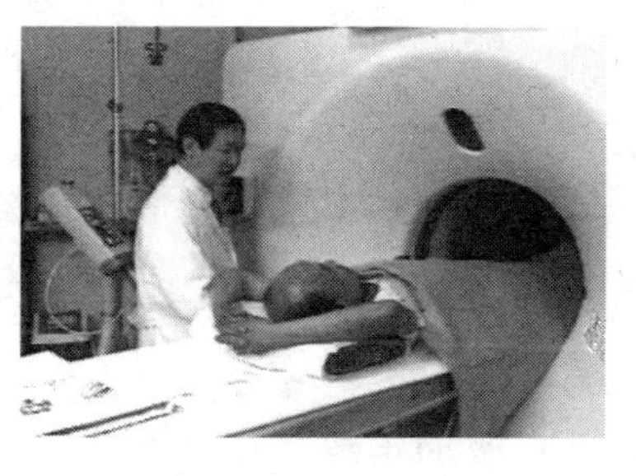

“听到还需要做进一步检查的时候，我非常吃惊。我担心在不知不觉中患上了什么严重的疾病。”（李光申先生，化名，61 岁）

“我父亲是因肺炎去世的，我表弟是因为肺癌，我亲弟弟是因为血癌。所以通知我进行进一步检查时，我们家里非常担心。”（黄恩中先生，化名，58 岁）

进一步检查结果显示三分之二的吸烟者为最普遍的慢性闭塞性肺病初期。检查结果最糟糕的黄恩中先生为典型的肺气肿。肺气肿是指肺里进入过多的空气引起肺部膨胀的疾病。

肺里的肺泡形成很多“小空气袋”，如果肺泡壁被破坏就会形成“大空气袋”。这种形成过多大空气袋的疾病就叫做肺气肿。引发肺气肿最主要的原因就是吸烟，所以戒烟对于这些患者是至关重要的。

肺气肿并没有咳嗽、吐痰等症状，只是偶尔会觉得喘不过气来。这种病很难进行药物治疗。专家医生提醒说，只要患了肺气肿，其恶化速度会非常快，又没有有效的治疗药物，所以戒烟是唯一的解决途径。

需要接受进一步检查的 3 名志愿者全然没有进行第一次检查时的自信，都在为没有预料到的检查结果忐忑不安。他们都说："没想到吸烟是这么可怕的事情。"

◆ 现在马上戒烟！

戒烟会使肺功能慢慢获得恢复，同时也能抑制肺癌的发生。英国医学会学报进行的跟踪调查显示，戒烟人群的肺癌发病率比吸烟人群降低一半左右。

> By 1990 cessation bad almost halved the number of lung cancers that would have been expected if the former smokers had continued.
> 到 1990 年为止，戒烟人群的肺癌发病率比吸烟人群降低一半左右。

（引自：英国医学会学报）

戒烟年龄越小，效果越显著。如果在 60 岁戒烟，到 75 岁患肺癌的几率为 10%，50 岁戒烟为 6%，40 岁戒烟为 3%，30 岁戒烟就会降低到 2%。

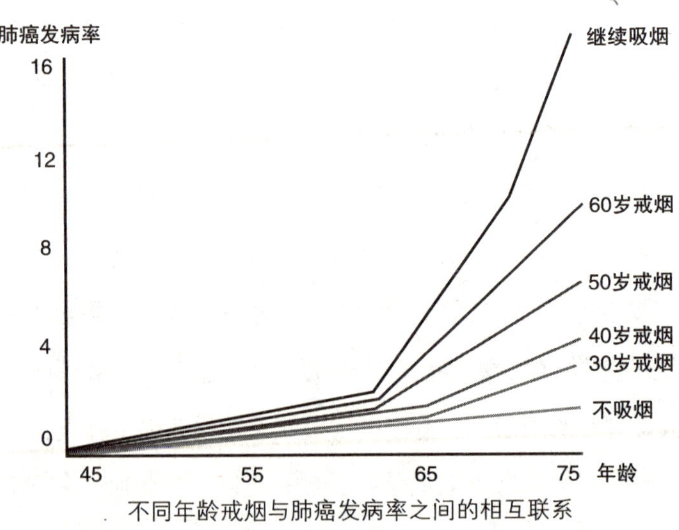

不同年龄戒烟与肺癌发病率之间的相互联系

就是说戒烟越早，远离肺癌等肺疾病的几率就越高。这与肺功能的完整状态有着密切关系。

随着年龄的增长肺功能会缓慢衰弱，但是如果吸烟，衰弱速度就会显著加快，所以专家医生建议从感觉显著开始，吸烟者就一定要戒烟。

“即使七八十岁的老人戒烟，也会使肺功能衰退速度恢复到与非吸烟者同等的水平，所以无论多大年纪一定要戒烟。”（韩仁奎教授，翰林大学呼吸内科）

如果马上戒烟我们的身体会发生什么变化呢?

从戒烟的那一刻起，我们的身体就会发生缓慢的变化。

戒烟 20 分钟血液和脉搏就会恢复正常，手脚的温度也会恢复正常。8 小时后体内血液中的一氧化碳浓度会降低到正常数值，身体所需的氧气也会上升到正常。经过一天后,体内一氧化碳会清除干净，肺的活力会重新恢复，心脏麻痹的危险也会显著下降。挺过戒烟第一天的难关，到第二天的时候，体内的尼古丁会被清除，变得迟钝的味觉和嗅觉会有显著恢复。

戒烟 20 分钟后	血压、脉搏、体温恢复正常
戒烟 8 小时后	血液中一氧化碳浓度减少，氧气浓度增加
戒烟 24 小时后	一氧化碳被清除，心脏麻痹危险降低
戒烟 48 小时后	尼古丁被清除，味觉、嗅觉功能好转

2 周到 3 个月的时候会遇到第二个难关。咳嗽和痰会增多。这

其实是好现象。因为长期吸烟而麻痹的支气管纤毛正在复活，并以咳嗽和痰的形式清理堆积在肺里的废物。戒烟 3 个月后，因为吸烟收缩的血管会重新恢复功能，血液循环显著好转，肺功能恢复 30% 以上。同时咳嗽、鼻塞、呼吸困难等症状慢慢减少，身体活力全面上升。戒烟到 12 个月时患心脏病的几率已经降到吸烟者的一半，患口腔癌、喉癌、食道癌的危险也比吸烟者降低一半。

继续戒烟坚持 10 年左右，肺癌死亡率就会与非吸烟者相同，有可能转变为癌细胞的病态细胞也有可能恢复成正常细胞，患各种癌症的几率显著下降。

肺癌即使在早期发现，手术治疗的可能性也只有 15% 左右，所以戒烟是守护肺健康最重要的途径。

戒烟 2 周 ~ 3 个月	支气管纤毛复活 以咳嗽和痰的形式清理堆积在肺里的废物
戒烟 1 年后	患心脏病几率降低 50%
戒烟 5 年后	肺癌发病率降低 50% 口腔癌、喉癌、食道癌危险降低 50%
戒烟 10 年后	肺癌发病率与非吸烟者相同 潜在的癌细胞恢复成正常细胞

◆ 如何成功戒烟呢？

70 多岁的老人李宗寿（化名）先生因患肺癌接受了切除整个一侧肺的大手术。但是他最近瞒着家人又开始抽烟了。

“太闷了，所以才开始抽的。刚开始只想抽一口，到后来每天就会抽三包到四包。”（李宗寿先生，化名，75 岁，1997 年接受肺癌手术）

李先生好不容易从肺癌中捡回一条命，怎么还是无法摆脱吸烟的诱惑呢？这是因为烟中的主要成分尼古丁。我们的大脑是由数亿个神经细胞组成的，尼古丁可以促进叫做“多巴胺”的神经物质分泌，该物质可以让神经细胞末梢感觉到兴奋和喜悦。也就是说吸烟可以增加“多巴胺”，使人兴奋快乐。如果想维持这种状态就要持续吸烟，这就会使吸烟者上瘾。所以戒烟的成功与否取决于如何控制吸烟欲。美国癌症协会建议以下 4 条：①坚持多喝水。②想吸烟就吸桂皮卷。③锻炼身体。④练习深呼吸法。

▶ **戒烟者的行动指南**

❶ 坚持多喝水。
喝水会让你有饱满感，降低吸烟欲望。频繁的喝水动作会让你的嘴很忙碌，而且有助于清除体内积累的尼古丁。

❷ 想吸烟就吸桂皮卷。
桂皮卷与烟卷外表相似，可以让戒烟者有一点心理安慰，新鲜的桂皮香味有助于戒烟者淡忘烟味。

❸ 锻炼身体。
如果突然感觉到对尼古丁的强烈欲望，立即抚摸鼻子 10 下，或者站起来跑 30 秒。

❹ 练习深呼吸法。
如果不能吸烟让你产生畏惧的感觉，坐下来什么都不想，保持深呼吸 2 ~ 3 分钟。

有利于肺健康的食物

包括吸烟者在内的很多朋友都关心有没有通过摄取食物中的养分让肺健康的食疗法。世界上已经进行了很多相关研究。美国胸部学会发表的研究结果显示水果和蔬菜有利于肺功能。他们对 266 名具有 10 年以上吸烟经历的对象进行实验。每天摄取一定量水果和蔬菜的实验对象患普遍的慢性闭塞性肺病的几率显著降低。其中苹果和西红柿效果最好。

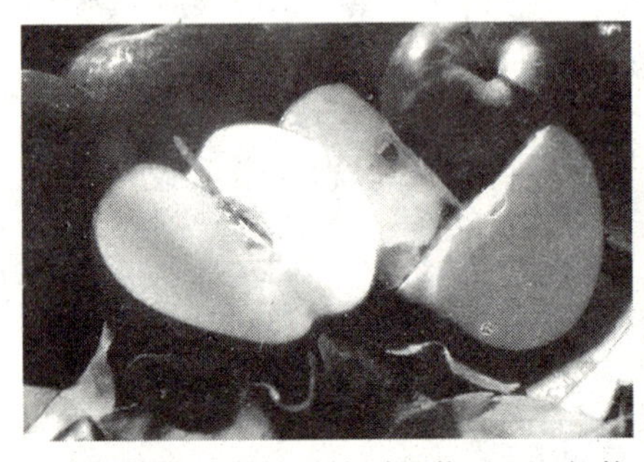
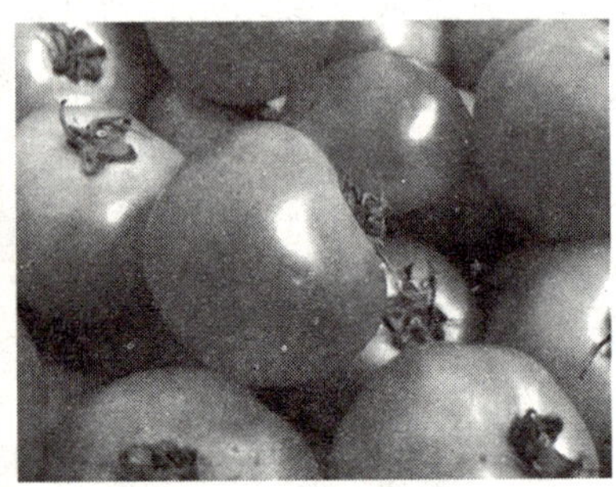

水果对吸烟者有益，特别是苹果和西红柿

英国诺丁汉大学研究小组对 2600 名对象进行研究的结果显示，1 周食用 5 个苹果或 3 个西红柿的人肺功能有明显的好转，患上哮喘的几率也降低了。西红柿和苹果皮中富含抗氧化剂，可以有效地预防烟和空气污染对肺引起的损害。

但是许多专家忠告，摄取任何营养物质都没有比戒烟更重要。

想戒掉多年形成的吸烟习惯确实不是一件容易的事情，即使暂时失败也要不断重新尝试戒烟。记住吸烟对你的健康是多么有害！记住早一天戒烟，早一天重获健康！

第4章

您的脏器健康吗

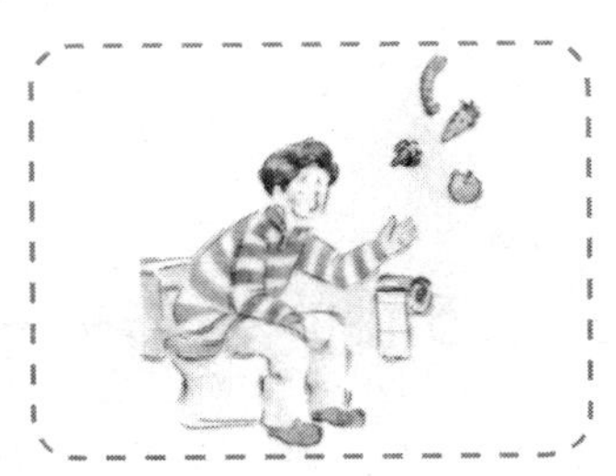

大肠——大肠疾病发生的主要原因在于饮食习惯不当。只是更换一顿饭的食谱，不如尝试培养长期良好的饮食习惯。餐桌健康了，大肠才能安心工作。

肾脏——患肾病后出现身体不适症状的时间比其他疾病都要晚。幸好有一种信号可以判断肾脏状态，那就是小便。通过观察小便可以大致判断肾脏是否健康。

心脏——心脏是为全身提供血液的泵。心脏每天都要跳动 10 万次以上，大概流出 7000 吨左右的血液。这种跳动直到死前一直持续不断地进行着。

1.5m 的警告——大肠

◆ 1.5m 的警告

大肠负责消化的最后一个阶段——排便，但是大肠的功能不仅仅局限在排便一项。我们通过食物的消化、吸收过程来了解大肠的作用。

食物经过食道进入胃后会滞留 4 ~ 5 小时，期间会被粉碎成细小颗粒。然后通过分泌各种消化液的十二指肠进入小肠，在这里食物中的大部分营养和水分被人体吸收。最后食物到达的地方就是消化的最后阶段大肠。

大肠长 1.5m，分为盲肠、结肠和直肠三部分，其末端与肛门相连。大肠不分泌消化酶，所以没有消化食物的功能，但是具有吸收食物中剩余营养物质和水分的功能。

大肠就像毛毛虫爬行一样通过伸缩运动将排泄物通过肛门排到体外。如果大肠出现异常就无法正常吸收水分，就会发生腹泻。

大便的颜色可以很好地体现大肠的健康状况。通常，健康大肠排出的大便颜色为黄棕色，如果大便呈暗红色，就要怀疑是否患上大肠癌。有一种被成为“珊瑚虫”的大肠肿瘤，这种肿瘤经过 2 ～ 5 年可以长到 1cm。大于 1cm 的大肠肿瘤有可能恶化为癌。所以通过大肠内视镜提早发现并去除它很关键。

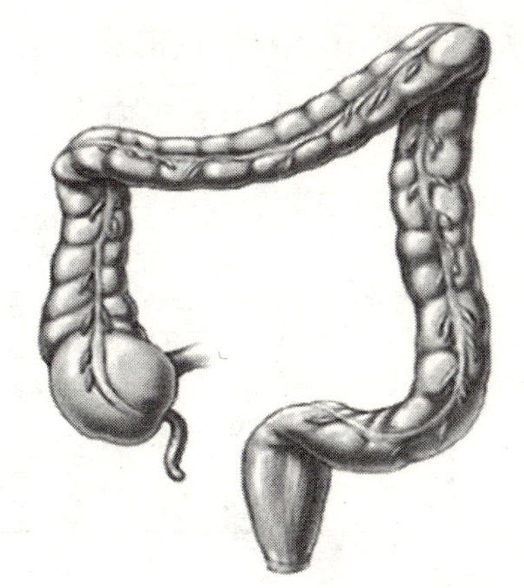

大肠长 1.5m，分为盲肠、结肠以及直肠三部分，其末端与肛门相连。

最近同样是消化器官癌症，胃癌的发病率在缓慢降低，而大肠癌却急剧上升。其中的原因是什么呢？

大肠癌在增加！

◆ 越年轻越危险

比较韩国 1983 年和 1999 年的癌症发病率，胃癌发病率下降了 11.5%，肝癌和肺癌稍微有所增高。但是大肠癌增加了 115.2%，其上升趋势非常惊人。

癌症死亡率也是如此。包括胃癌、肝癌、子宫癌的死亡率都呈下降趋势，但是大肠癌的死亡率却大幅度提高。根据韩国某大肠专科医院的调查，接受大肠内视镜的人群中约 42% 患有大肠疾病。特别是 30 岁左右的患者占 10% 以上。

患癌症的年纪越小，恶化的速度越快，所以大肠癌的危险性对于年轻人来说更为严重。美国每年因大肠癌死亡的人数超过 5 万名，美国每年新患大肠癌的患者有 15 万之多，就是说美国每 16 名癌症患者中就有 1 人患大肠癌。为什么美国大肠癌死亡率高呢？

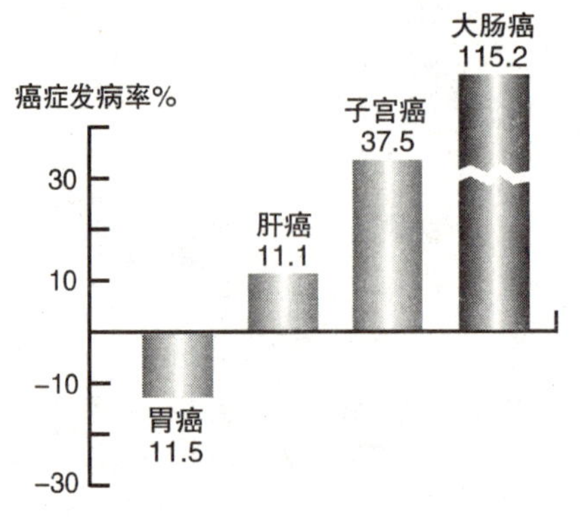

1983 ~ 1999 年癌症发病率变化
（引自：韩国中央癌症登记事业）

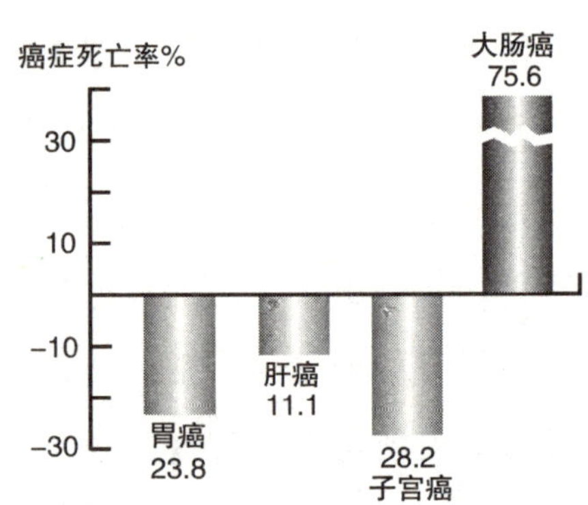

1983 ~ 1999 年癌症死亡率变化
（引自：国立癌症中心）

◆ **多摄取膳食纤维！**

美国人的传统饮食习惯是以肉类为主，所以摄入的脂肪含量高，膳食纤维少。高脂肪低膳食纤维的饮食会引起便秘。排泄物在大肠停留的时间越长，其中的有害物质在大肠停留的时间就越长，这些有害物质刺激大肠壁的时间也就越长。

所以美国的专家呼吁国人摒弃原有的美国式饮食习惯，以此来降低大肠癌的发病率。

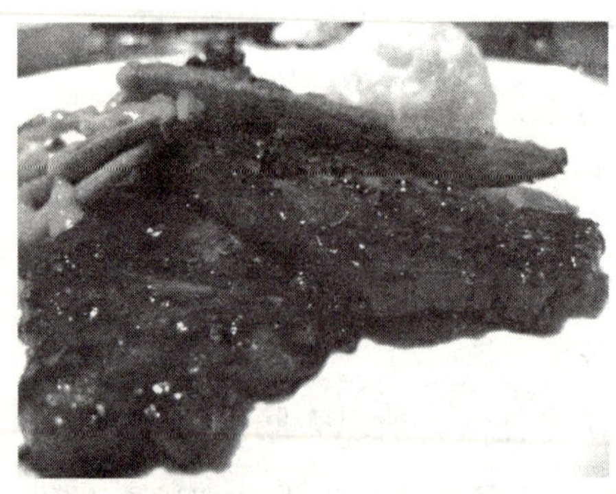
高脂肪低膳食纤维的美国人的饮食

世界保健机构“国际癌症研究中心”发表了膳食纤维在预防大肠癌中发挥作用的相关研究结果。

提高膳食纤维的摄取量可以将大肠癌的发病率降低到

40% 左右。该研究结果已经在最近的英国医学专刊《柳叶刀》中发表。15 年来，跟踪观察 52 万名研究对象的结果显示，摄取 2 倍膳食纤维的人患大肠癌的可能性是其他人的 40% 左右。即膳食纤维摄取量为日均 31.9g 的小组的大肠癌发病率是摄取 12.6g 膳食纤维的小组的 40%。

非洲以及南亚地区大肠癌发病率很低也与此有关。这些地区的人摄取相当多的动物来源和淀粉来源的膳食纤维。那膳食纤维到底对大肠产生何种影响呢？

纤维素是 6 大营养元素之一。纤维素对大肠的作用是非常重要的。纤维素吸附可以被大肠吸收的水分和致癌物质，同时体积膨胀变大。这样大便体积增大，对大肠壁的压迫增加，有利于大肠的排便反应，缩短大便停留在大肠内的时间。

多种纤维素中木质素的作用尤为明显。但是并非所有水果都富含木质素，能带皮一起吃的水果、海带、紫菜、豆芽以及小白菜中含量较高。

▶ **预防及改善便秘守则**

□ 起床后马上饮水，吃饭前后饮水，每天喝 2 升以上。
□ 按时吃早餐
□ 少吃肉类食物
□ 尽量多吃蔬菜和水果
□ 需要长期坐时，每 1 ~ 2 小时做 10 分钟左右的伸展运动
□ 做仰卧卷腹等锻炼腹肌的运动

为了预防便秘，一定要培养每天摄取 25g 以上膳食纤维的饮食习惯。大肠疾病主要源于饮食习惯不当。只是更换一顿饭的食谱，不如尝试培养长期良好的饮食习惯。餐桌健康了，大肠才能安心工作。

生命的净化器——肾脏

◆ 过滤废物的滤网

肾脏与大肠、肝、胃一样是我们体内非常重要的脏器之一，其大小与成人的拳头差不多。形状像蚕豆，颜色为红褐色。我们为了维持生命不断进食，食物经过代谢活动被消化吸收，剩余的废弃物及水分会通过肾脏过滤后以小便的形式排出体外。

肾脏中有一个器官非常重要，那就是覆盖肾脏表面的肾小球。肾小球可以起到过滤血液中废物的作用。左右两侧肾脏中各分布有约百万个肾小球，加起来就有 200 万个。肾小球突然发生的炎症被称为“急性肾小球肾炎”。该病的症状是小便量变少，颜色呈咖啡色或可乐色，胳膊和腿浮肿。如果能及时治疗，一般可以治愈。

如果没能及时治疗，病情恶化为“慢性肾小球肾炎”，情况就会变得严重。该病早期出现肉眼无法看到的血尿和蛋白尿，并伴有浮肿和高血压等症状。但问题是这种症状不太会影响日常生活，所以很多人会忽视肾脏发出的警告信号。

肾脏每天可以过滤体内约 180 升的水分。一个月就是 5400 升，即肾脏过滤了 5.4 吨的水分。一般的净水器每 3 个月就要换一次过滤芯，但是我们的肾脏却终生为人体在劳动，一次都没有更换过。

肾脏在被破坏 70% 以上之前是不会发出明显信号的，而且一旦身体出现问题了那就会急剧恶化。如果肾脏的70%受损，就会引起贫血、呼吸困难以及食欲不振等明显症状，但是这时已经到了不可能完全治愈的慢性肾功能衰竭阶段。

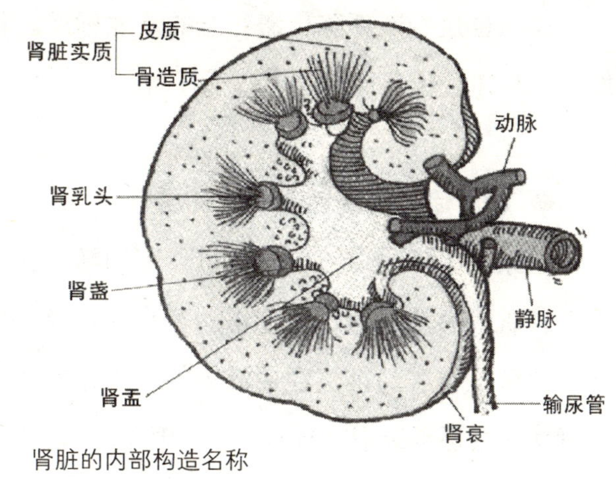

肾脏的内部构造名称

患肾病出现身体不适症状的时间比其他疾病都晚。幸好有一种信号可以判断肾脏状态，那就是小便。通过观察小便可以大致判断肾脏是否健康。

肾病发出的信号

◆ 警示肾健康的黄色信号——蛋白尿

肉眼是看不出是否是蛋白尿的，但是如果加入特殊试剂就可以让蛋白质凝聚沉淀下来。尿液中的蛋白成分是解读肾脏健康状态的最重要的数据。

我们摄取食物后，消化器官消化吸收的营养物质和水分会通过肾动脉流入肾脏。这时蛋白质等身体所需的成分不会被肾脏过滤掉，而是重新被身体吸收成为人体活动所需的能源，其他身体不需要的废物会以小便的形式排出体外。

如果肾功能出现异常，人体需要的蛋白质也会被过滤掉，从而导致排出的小便中含有异常的蛋白质成分。

血压也是判断新陈代谢状态的重要标准。肾脏不能行使正常功能时，身体会超负荷，导致血压升高。

◆ **糖尿病引起慢性肾功能衰竭**

糖尿病患者的血液中含有过量葡萄糖，这些葡萄糖通过肾动脉流入肾脏后会攻击起过滤作用的肾小球。肾小球由很多毛细血管围绕着，所以很容易被流经血液中的葡萄糖所伤害。所以糖尿病患者的肾功能会逐渐衰退，导致慢性肾功能衰竭。

韩国有很多糖尿病患者，所以引发肾病的危险指数非常高。更让人着急的是很多患者都不清楚正确的治疗方式，而且即使知道，很多情况下也很难治愈，所以糖尿病患者需要特别关注肾健康。

此外肾病还会导致其他并发症。肾脏还有调节我们身体的水分、血压以及电解质的功能，所以如果肾脏出现问题很容易引发高血压。同时形成骨组织的重要元素——维生素 D 也需要在肾脏活化，所以肾病还会引发骨质疏松症。

肾脏分泌使红血球成熟的激素，所以肾病还会引发贫血。由于会出现众多并发症，所以处于晚期的肾功能衰竭患者只有一条路，那就是移植健康的肾脏。

肾脏异常的 6 种危险信号

❶ **血压**

需要定期测量血压，如果近期血压突然升高，那就有可能是肾功能出现异常。

❷ 眼袋，四肢浮肿

由肾病引起的浮肿一般用手指头按压后，持续很长一段时间后皮肤上的指痕才会消失。

❸ 疼痛

肾脏位于背部肋骨下缘附近。如果这个部位疼痛或浮肿，就有可能是肾病发出的信号。

❹ 排尿时疼痛

❺ 尿频、尿失禁

❻ 红色或可乐色小便

④，⑤，⑥都是由小便发出的信号。如果排小便时有火辣辣的疼痛感，或者晚上经常醒来上厕所，或者小便带血等症状出现，一定要立即上医院检查。出现这种症状时接受肾功能检查是必须的。如果能在早期发现，就可能不用通过透析、移植等治疗方法就能恢复健康。

▶ 肾病患者管理妙诀

- ☐ 减少摄取给肾脏增加负担的盐分，并控制蛋白质的摄取量。
- ☐ 为了除去引发尿毒症的钾成分，吃蔬菜前一定先烫一下。
- ☐ 减少水分的摄取也是非常重要的，因为摄取的水分越多肾脏的负担就越重。
- ☐ 不要过度劳累，维持比正常数值偏低的血压。

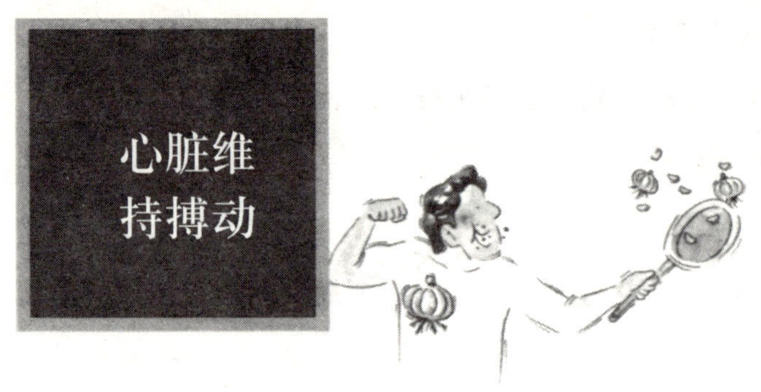

保护好心脏就不会猝死！

◆ 瞬间停止跳动的心脏

爵士乐小号演奏家兼歌手路易·阿姆斯特朗、歌手兼作曲家兼电影演员的多才多艺的弗兰克·西纳特拉、世界纪录保持者田径运动员格里菲斯·乔伊娜、前乐天职业棒球主教练金明成，还有日本王子隆元都是曾经风光一时的人物，但是他们都是在某一天猝死。导致心脏瞬间停止跳动的原因就是“心肌梗塞”。

韩国循环器官学会最近开展了名为“守护大韩民国心脏计划”的活动，其目的就是要预防心脏病，以控制越来越多的心脏病患者数量。据统计，韩国每年因心脏病猝死的人数达到了 5 万人。1991 年排在男性死亡率第五位的心脏病在不到 10 年时间里超过了交通事故以及肝病死亡率上升到了第三位。特别是该病在四五十岁的男性中急剧增加，成为了严重的社会问题。

◆ “猝死”的前兆

根据 2001 年全南大医院的调查，因心肌梗塞猝死的人群中一般是四五十岁的中年人。其中 60% 平时并没有感觉到身体异常。

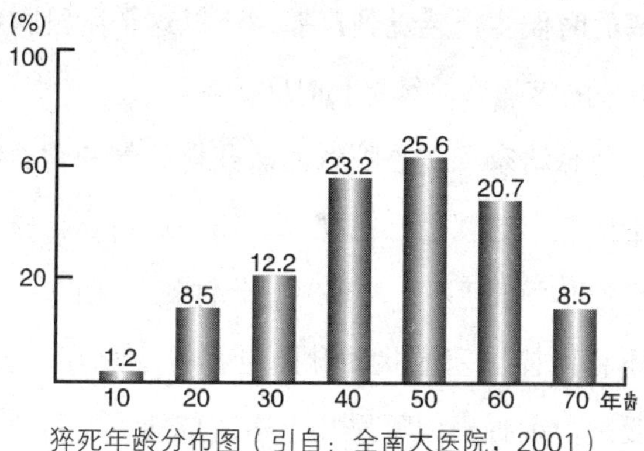

猝死年龄分布图（引自：全南大医院，2001）

但是大部分由心脏病引发的猝死都会事先发出预警信号。从发出预警信号到心脏停止跳动的时间根据个人情况而异。

▶ **猝死的预警信号**

□ 持续几分钟的胸闷
□ 胳膊或颈部等上肢其他部位也感到疼痛
□ 气喘
□ 流虚汗、头晕、恶心

心脏是为全身提供血液的泵。猝死一般是由心脏病引发的。心脏每天都要跳动 10 万次以上，大概压出 7000 吨左右的血液。这种跳动直到死前一直持续不断地进行着。

心脏能维持如此活跃的工作状态都要靠冠状动脉给心脏提供必须的氧气和营养物质。冠状动脉的称呼来源于它像皇冠似的围绕着心脏。80% 的猝死与冠状动脉异常有关。

冠状动脉中最重要的部分就是连接向全身提供血液的左心室的动脉血管。如果在冠状动脉里积累了胆固醇等杂质，血液就无法顺畅地流动，从而引发疼痛。出现心口像被拧着似的疼痛症状的疾病叫做心绞痛。心绞痛会引发血栓堵塞冠状动脉。一般 70% 以上的血管通路被堵塞的时候才会感觉到疼痛，所以这个阶段胸口的疼痛感会比心绞痛带来的疼痛感持续更长时间。

如果冠状动脉堵塞了，心脏就无法获得氧气和营养物质，部分心肌就会开始坏死，这就是心肌梗塞。如果病情恶化就会发展成心脏麻痹。一旦发生心肌梗塞，严重时几分钟就会死亡。

但是杂质和血栓堵塞冠状动脉的过程并不是在一瞬间发生的。这种结果一般是由多种原因积累几十年造成的。所以猝死虽然发生在一瞬间，但是该病的病因是经过漫长时间的积累的。

◆ 心肌梗塞的主犯——吸烟

韩国成年男性吸烟率几年来都位于世界第一位。与美国的 28%、日本的 59% 相比，韩国为 65.1%，远远超过其他国家。更让人忧虑的是，韩国青少年吸烟率也是世界第一位，其形势非常严峻。这就直接导致了韩国 40 多岁的中年人猝死率的升高。吸烟和猝死危险性是成正比的。通过对心肌梗塞患者进行的调查就可以知道以下事实。

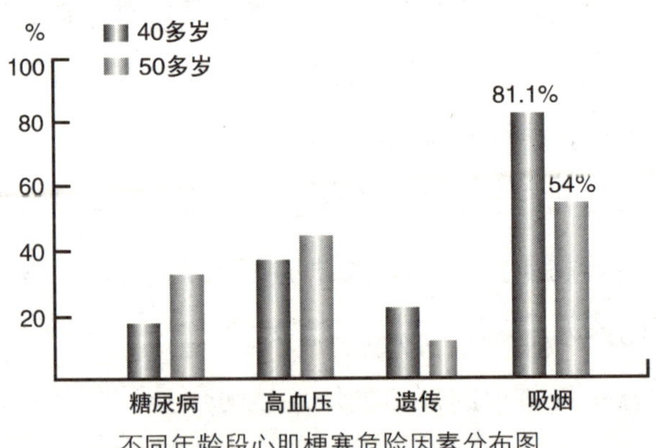

不同年龄段心肌梗塞危险因素分布图

心肌梗塞患者的危险因素中吸烟超过糖尿病、高血压以及遗传因素，位居第一。40 多岁患者的吸烟率是 81.1%，50 多岁患者的吸烟率为 54%，吸烟是引发心肌梗塞的主要原因。

那吸烟为什么会引发猝死呢？2002 年美国心脏协会提出即使吸一根烟也会减少有利于血管功能的抗氧化剂物质，这是引起血管萎缩的重要原因。

"抽一根烟就会大幅度减少血清中抗氧化剂的浓度和硝酸盐的结合浓度，这种变化会引起心血管萎缩。吸烟后普遍都能观察到心血管萎缩现象。"（美国心脏协会，2002）

一般大家都认为吸烟只会对肺造成不良影响。但事实是吸烟对心脏也是非常致命的。吸入烟气后，尼古丁和一氧化碳就会渗透到血液中，这时运送氧气的血红素就会卸下氧气而改与一氧化碳结合。这样血液中的氧气含量就会减少，同时受尼古丁刺激冠状动脉也会收缩。血管收缩越严重，心脏的运动就会越艰难。

如果戒烟，血管功能会发生何种变化呢？我们对 1 名每天吸一包烟有 6 年烟龄的大学生以及具有 20 年烟龄的两名成年人进行了实验。让他们戒烟 6 天后比较了戒烟前后一氧化碳、血压以及脉搏数值。

▶ **戒烟 6 天后的变化**

	牛哲勋（25 岁）	金英灿（47 岁）	宋敏秀（41 岁）
一氧化碳排出量	15 → 1	8 → 2	18 → 2
血压	140/76 → 128/79	182/100 → 138/90	162/106 → 157/96
脉搏	104 → 58	105 → 88	66 → 65

检查结果显示，他们的健康状况都有了显著的好转。戒烟时血压和脉搏降低说明，心脏获得放松，血液供给加强，末梢组织充分获得氧气，各部位组织运转良好。

这就说明了戒烟对心脏健康的重要性。只要吸烟，发生猝死的可能性就会增加。请记住，吸烟某一天会突然夺走您的生命。

◆ 保护心脏 7 大守则

韩国循环器官学会发表了预防心脏病的“保护心脏 7 大守则”。

第一是“必须戒烟，每天喝酒不超过 3 杯”。吸烟是损害心脏功能的首要因素。酒也不能多喝，白酒不能超过半瓶，啤酒也应控制在 350cc。

第二是“每天吃 5 杯以上水果和蔬菜”。这里的一杯是指 300 ~ 400mL。吃水果蔬菜，生吃比榨汁好。同时多吃粗粮、杂粮。

第三是“摄取的盐分每天少于 6g，多吃豆制品和海鲜”。韩国人每天盐分摄取量是 20g，所以要减少 2/3 的盐分摄取量才能达到要求。通过大豆和海鲜摄取的蛋白质优于肉类。

第四是“每天坚持 30 分钟以上的有氧运动”。散步、游泳都可以。下午运动比早晨运动更好，因为下午运动可以减轻心脏的负担。

此外还有“定期检查血压、血糖以及胆固醇数值”“减少压力”“出现气喘、心口疼等预警症状立即去医院”等。

▶ **保护心脏 7 大守则**

保护心脏 7 大守则
❶ 必须戒烟，每天喝酒不超过 3 杯
❷ 每天吃 5 杯以上水果和蔬菜
❸ 摄取的盐分每天少于 6g，多吃豆制品和海鲜
❹ 每天坚持 30 分钟以上的有氧运动
❺ 定期检查血压、血糖以及胆固醇数值
❻ 减少压力
❼ 出现气喘、心口疼等预警症状立即去医院

韩国人心脏脆弱的原因

◆ 西方化的饮食习惯

作为年轻的总统，克林顿一向以很健康的形象出现在公众面前。但是突然有一天，他感到胸口疼痛以及呼吸困难接受了心脏手术。当时通向心脏的重要血管有 90% 堵塞。很多专家指出病情恶化到这种程度的最大原因是不良的饮食习惯。克林顿非常喜欢吃汉堡，在当总统期间也会偷偷溜出白宫去光顾快餐店。

快餐等高脂肪食物是导致心脏疾病的重要因素。所以很久以前西方国家得心肌梗塞的患者就比亚洲国家要多很多，但是随着西方快餐店迅速蔓延到亚洲国家，这种局面正在发生巨大的改变。

前不久《泰晤士报》头条报道因心脏疾病死亡的人数在亚洲快速增长。四五十年前韩国人还为吃不饱饭而发愁，更不用提肉类食物了。小麦饭加泡菜和酱汤是最普遍的食谱。进入 80 年代后韩国人的饭桌发生了很大的变化。高脂肪肉类成为了主要食物，主食米饭的摄取量越来越少，饮食习惯越来越西洋化。

随着饮食习惯的变化，心脏疾病患者数量也随之增加。与 1996 年比较已经增加到 3 倍以上。这是因为心血管疾病正在以惊人的速度增加。最近，著名心脏专家詹姆斯·夏普德在访韩时就预测韩国人心血管疾病患者数会以几何倍数增加。

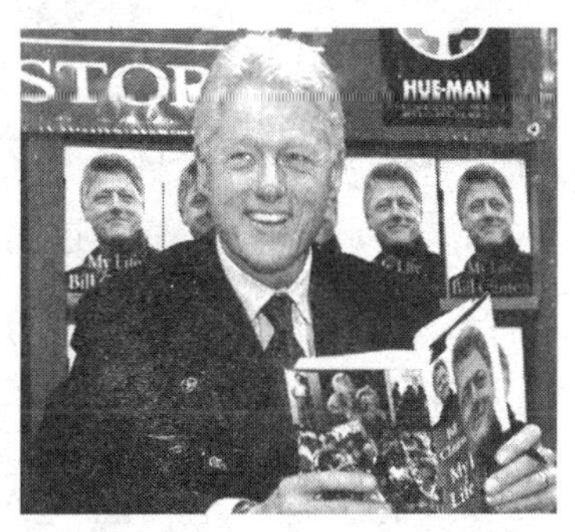

以年轻健康形象著称的美国前总统克林顿某一天突然收到心脏发出的警报。

◆ 基因突变

最近香港发表了一个非常有意思的研究结果。坎吾博士研究小组以喜欢肉类的82名肥胖儿童为对象，进行了抽血检查。结果显示肥胖儿童的血管厚很多，患心脏疾病的几率也升高了5倍左右。那儿童的饮食习惯对他们的心血管带来了何种影响呢？

韩国循环器官学会对平均体重在60kg的30名韩国肥胖儿童和30名正常体重儿童进行检查的结果显示，肥胖儿童比正常儿童中性脂肪含量高47%，对人体不好的低密度胆固醇（LDL）含量高7%，对人体好的高密度胆固醇低6%。就是说肥胖儿童血管中脂质浓度高，而且他们颈部动脉厚度为平均0.5mm，已经达到成人男性的血管老化程度。

基于此，为研究高脂肪食物对血管究竟带来何种影响，我们对20名20多岁的男性进行了摄取高脂肪食物实验。血液检查结果显示，吃高脂肪食物后，血管功能急剧下降，恢复到正常水平需要约6个小时。虽然摄入了同样多的热量，吃了低脂肪食物的实验者血管功能一直保持良好。

延世大学老化科学研究所和心血管遗传中心共同研究出韩国人在遗传上就对高脂肪食物比较脆弱，因为韩国人Apo A5基因发生突变的现象非常多。

Apo A5基因发生突变会加剧心血管疾病的发生。进入我们人体的脂肪由脂肪酶分解，这时Apo A5基因表达的蛋白质会与脂肪酶结合，促进脂肪更有效地分解。如果Apo A5基因发生突变，脂肪分解效率下降，会导致积累在人体内的脂肪增多。

我们了解一下韩国人Apo A5基因突变发生率到底有多少。对10名韩国男性进行Apo A5基因突变检查的结果显示，一半人的Apo A5基因发生了突变。而且即使Apo A5基因正常，西方人分解脂肪的效率也远高于韩国人。

但是韩国人分解脂肪能力差并不止是Apo A5基因一个问题。因为摄入同等脂肪时，持有正常Apo A5基因的韩国人分解脂肪的能力也不如西方人，所以除了Apo A5基因，很有可能还有其他与脂肪分解相关的基因发生了突变。

心脏的守护者——洋葱

中国因其丰富博大的菜系被称为饮食王国。“天上飞的除了飞机不吃，什么都吃；四条腿的除了桌子不吃，什么都吃”，所有东西都可以做成菜。

但是中国料理大部分油性比较大。那么中国人的健康状况又是怎样的呢？世界保健机构对世界37个国家做了近10年来的心脏发病率的调查。其中中国人的心脏发病率最低，仅仅是美国的1/5，芬兰的1/10。那么是什么在保护食用世界上最油腻食物的中国人的心脏呢？一些专家分析说，食用洋葱是原因之一。

中国山东省临沂医科大学孙卫周教授对洋葱是否真的可以预防心脏病进行了调查。结果显示，洋葱摄取量高的地区明显比摄取量低的地区心脏发病率低。每天吃200g以上洋葱的村庄心脏发病率是不吃洋葱村庄发病率的1/5。吃洋葱的地区胆固醇含量高的人群比例也比不吃洋葱的地区

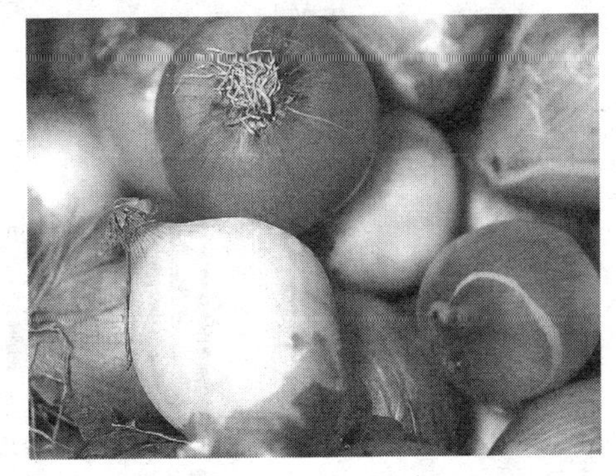
含有抗氧化物质的洋葱可以预防心脏病等多种成人病。

低。不仅是洋葱产地临沂，其他经常摄取洋葱的中国北部地区，心脏病发病率也显著低于其他地区。

那么洋葱中的哪些成分可以预防心脏病呢？洋葱中富含抗氧化物质，其中最有代表性的是栎精。还有中国人喜欢喝的茶中有不同种类的多元酚成分。专家指出这种抗氧化剂可以预防心脏病和脑溢血等成人病。洋葱中富含的栎精与绿茶中的儿茶酸、西红柿中的番茄红素具有相似的分子结构。经常吃高脂肪食物或吸烟会使胆固醇吸附在血管壁上，而栎精通过抗氧化作用分解血管中的胆固醇，清洁血管保护心脏。

那洋葱也会对饮食习惯与中国人完全不同的韩国人起作用吗？首尔大学保健院对30名高血脂患者进行了4周的洋葱效果实验。将患者分为两组，一组每天喝500mg洋葱汁，另一组不喝。一个月后检查患者体内发生的变化。结果显示，摄取洋葱和没有摄取洋葱的两个组情况截然不同。摄取洋葱的组在4周的时间里引发心脏病的主要危险物质总胆固醇含量降低到13mg/dL，中性脂肪降低到20mg/dL。所以说洋葱确实能抑制中性脂肪的形成及促进中性脂肪的分解。洋葱进入体内后效果很明显。

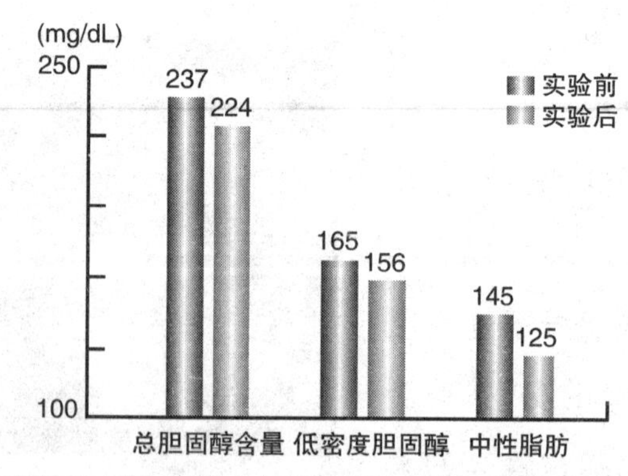

摄取4周洋葱前后结果（引自：首尔大学保健院）

根据韩国食品开发院分析50多种蔬菜的结果显示，洋葱本身的抗氧化力比蒜低很多，但是一旦被人体吸收，洋葱的抗氧化力为48%，居第一位。所以保护心脏的作用也得到了加强。

◆ 洋葱的抗癌效果

美国做了关于洋葱的抗癌效果研究。儿童喜爱吃的火腿、香肠等肉类加工食品中含有大量的亚硝酸盐。该物质进入人体后，其中一部分会转变成致癌物质亚硝胺。美国国立癌症研究所前所长约翰·米勒博士研究发现，洋葱中的含硫化合物可以抑制致癌物质亚硝胺的形成。您肯定有过被洋葱皮的辣味辣得流眼泪的经历吧。洋葱的这种独特的辣味主要是因为含有含硫化合物。摄取含硫化合物量越多，致癌物质亚硝胺就越少。这与蒜起到的抗癌效果大致相同。

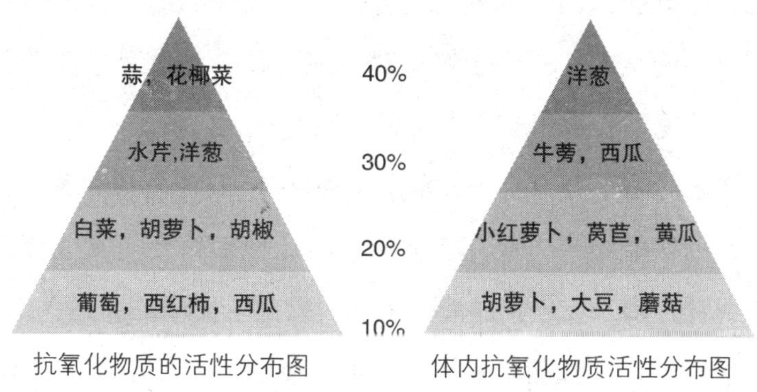

抗氧化物质的活性分布图　　体内抗氧化物质活性分布图

如何正确食用洋葱

◆ 吃洋葱的外皮

一般洋葱分为外皮和可食用部分。可食用部分共有8层。分析外皮和可食用部分的抗氧化物质——栎精含量的结果显示，栎精最多的部位是外皮，越往里走其含量越少。所以食用洋葱的外皮是有利于健康的。

◆ 不一定要生吃洋葱

洋葱因为辣，所以很多人不喜欢生吃。炒着吃或者炸着吃的情况比较多。煮、煎、炸等不同处理方式对洋葱中栎精含量有何种影响呢？

实验结果非常意外。不同处理方式对栎精含量影响很小，基本上都能保持在95%以上。这说明怎么吃洋葱，进入人体内的成分都是相同的。

◆ 摄取脂肪时一定要一起吃

吃五花肉等高脂肪食物时，如果一起吃洋葱，其效果会如何呢？我们把只吃五花肉的组和同时吃洋葱和五花肉的组进行了比较。让他们在隔离的空间，互相不知道对方在吃什么的情况下做了上述实验，所以避免了心理因素带来的影响。

吃洋葱的组不分男女每人食用了400g的五花肉和洋葱。为了获得更精确的实验结果，做完实验后没有让他们再食用其他食物，一直保持空腹。第二天采集血液分析了实验前后血脂浓度的变化。

结果显示，中性脂肪的含量有明显变化。只吃五花肉的组中性脂肪含量是同时吃洋葱组的两倍。中性脂肪是引发心血管疾病的主要危险因子。所以食用洋葱可以抑制中性脂肪含量的升高，对心血管疾病的预防具有一定的作用。

但是通过食用洋葱保护心脏只具有一定的预防效果，只能算是辅助手段，不是根本性治疗方法。维持心脏健康最重要的还是要长期自我管理，坚持锻炼身体以及培养均衡的饮食习惯等。

第5章

脑海里的橡皮擦——老年痴呆症

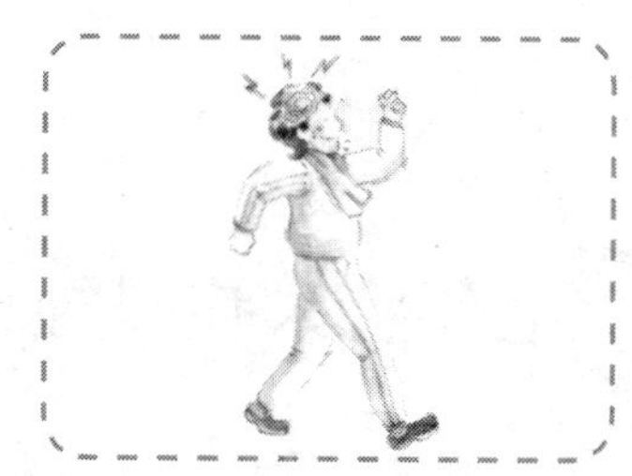

目前，全世界65岁以上的老人中有10%患有老年痴呆症，85岁以上的老人中每5人就有1人受着老年痴呆症的折磨。在韩国，8.5%的老人即30万人患有老年痴呆症。以前大家对老年痴呆症的认识不过是人老了迷糊了，或者认为是不方便说出的疾病。但是步入老年化社会之后，老年痴呆症与癌症、艾滋病一同成为了现代社会三大疾病，是老年人最大的疾病威胁。

老年痴呆症侵蚀记忆

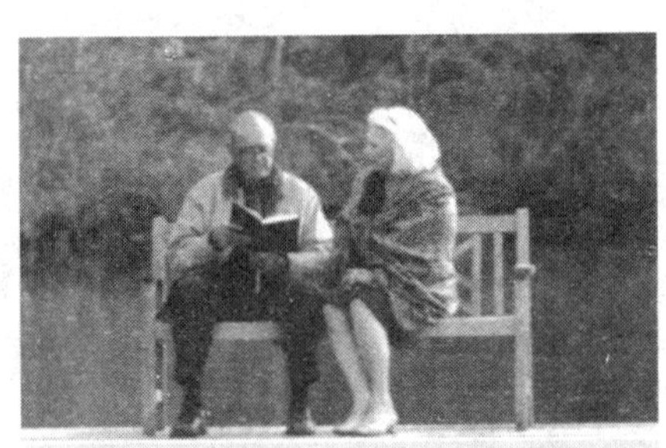

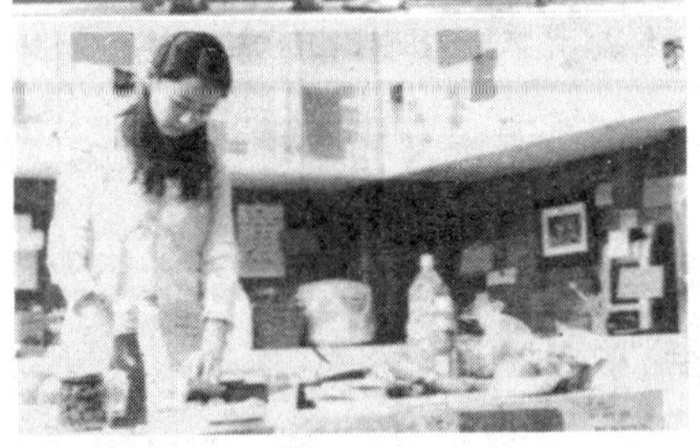

上图为电影《笔记本》的画面，下图为电影《我大脑里的橡皮擦》中的截图。这两部电影都讲述了患老年痴呆症丧失记忆的主人公的故事。

电影《笔记本》的最后场景是培养子女、孙子长大成人的老夫妇诺亚和艾丽一起躺在床上等待死亡的一幕。为了让患老年痴呆症而失去记忆的艾丽找回过去他们恩爱时光的记忆，诺亚将写在笔记本上的内容像讲故事一样读给艾丽听，表现出了一个男人深沉的爱，让人感动不已。

在类似主题的电影《我大脑里的橡皮擦》中，女主角连回家的路都记不住，男主角为了让她找回记忆做了各种努力。作为电影拍摄，对该病有一些美化的地方，而且其中也存在着一些医学谬误，但是也确实体现出这个不治之症的特点。

有时人们会说健忘对身体健康有好处，是神赐的礼物。能快些忘记痛苦、伤心的事情当然是一种解脱。但是如果一个人的所有记忆都被抹掉，那性质就完全不同了。有些老人被人叫做“老糊涂”，就连自己是谁都不清楚，只能糊里糊涂地等待死神的降临。这就是可怕的“老年痴呆症”。

目前，全世界65岁以上的老人中有10%患有老年痴呆症，85岁以上的老人中每5人就有1人受着老年痴呆症的折磨。假设我们也能活到80岁，那我们能避免“老年痴呆症”吗？

老年痴呆症是什么病？

在韩国，有8.5%的老人即30万老人患有老年痴呆症。以前大家对老年痴呆症的认识不过是人老了迷糊了，或者认为是不方便说出的疾病。

但是步入老年化社会之后，老年痴呆症与癌症、艾滋病一同成为了现代社会三大疾病，成为了对老年人最大的威胁。

◆ 造成老年痴呆症的原因是什么呢？

老年痴呆症是老年斑（脑细胞外积累的毒性蛋白质）和神经纤维团导致神经细胞死亡，使脑组织逐渐减少的疾病。我们的大脑想维持正常活动，首先神经细胞的功能要正常。如果不正常，就会导致老年痴呆症。那么神经细胞为什么会失去正常功能或死掉呢？

首先，从外部进入的毒性物质可以间接杀灭神经细胞。其次是神经细胞内积累过多的有毒蛋白质，阻碍细胞内物质的顺畅流动，使细胞枯死。

老年痴呆症中阿尔茨海默引发的约占 40%，其比例最多，血管疾病占 35%，其他原因占 25%。

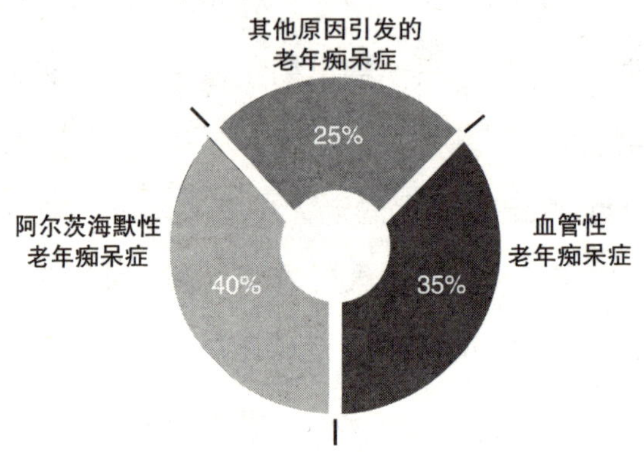

引发老年痴呆症的原因中阿尔茨海默所占比例最大

◆ 阿尔茨海默病（Alzheimer's disease）

阿尔茨海默性老年痴呆症因为美国前总统里根成为众所周知的病症，该病是由自然死亡的脑细胞引发的。这种情况下，即使得了老年痴呆症也不一定只能等待死亡。患老年痴呆症的人平均能活 8 ~ 10 年。但是血管性老年痴呆症是由于动脉硬化引起血管堵塞或破裂，使部分脑组织丧失功能，可以说脑溢血的后遗症就是老年痴呆症。

阿尔茨海默病是用德国医生阿罗伊斯·阿尔茨海默（Alois Alzheimer）的名字命名的。1906 年阿尔茨海默博士观察了因患脑神经疾病而死亡的女性的脑组织病理学变化，并发现有异常现象。在当时来说这种病还是非常罕见的。他发现该病人的脑组织中过量积累了两种毒性蛋白——“β 淀粉样蛋白”和“C 端蛋白”。C 端蛋白蛋白质在神经细胞内形成神经纤维团，β 淀粉样蛋白在神经细胞外积累形成老年斑。由于这些毒性蛋白质，脑细胞逐渐死亡。

安正植（化名，58 岁）先生从 5 年前就患上了阿尔茨海默性老年痴呆症。他连妻子患上了糖尿病，以及妻子的名字都记不清了。安正植先生的妻子金秀英（化名，53 岁）女士到现在还无法从丈夫患了老年痴呆症的打击中摆脱出来。

“我们结婚 30 年了。不记得其他人也就算了，但是连我都记不起来了。忘记其他事情我还能接受，但是连我都认不出来，我真是无法接受呀。”（妻子金秀英女士，化名，53 岁）

如果妻子不在，安正植先生连穿脱衣服等日常生活都不能自理。那他的老年痴呆症恶化到什么程度了呢？问了他几个简单问题，他连一个动物名字都回答不出来，简单的图形也画不出来。MRI（核磁共振成像）检查结果显示他的病情在 5 年中严重恶化。

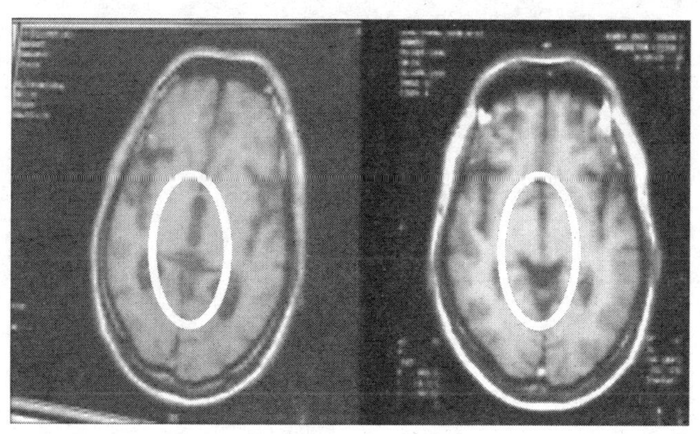

5 年的时间侵蚀了很多脑细胞。

下面的照片中左边的是 1999 年的，右边的是 2004 年的。5 年中大脑的状态发生了显著的变化。右边照片中的脑细胞与左边照片相比死了很多。所以大脑功能也急剧下降。

此外，阿尔茨海默病患者重要的特点是与记忆力及其他智力相关重要部位的脑细胞死亡很多，传递脑神经细胞之间复杂信号必需的特定化学物质量急剧减少。

阿尔茨海默病的第一个症状是轻微的健忘症。之后发展成语言、理解力、读写能力产生障碍。患有阿尔茨海默病的患者会出现不安、容易激动、记忆力衰退等症状。

老年痴呆症患者由于记忆力衰退，很难意识到自身情况的变化。所以家人一定要细心观察患者情况。

▶ **老年痴呆症的10种预警症状**

老年痴呆症的10种预警症状
❶ 最近经常忘事，记忆力衰退。
❷ 忘记经常使用的物品怎么用。
❸ 记不起很简单的单词。
❹ 在家附近迷路，失去方向感。
❺ 判断力下降。
❻ 觉得计算钱等简单事情很难。
❼ 将物品放在莫名其妙的地方。
❽ 性格变得多疑、恐惧。
❾ 无缘无故哭或发脾气。
❿ 呆滞地看电视，睡眠时间增多。

（引自：美国阿尔茨海默协会）

◆ **血管性老年痴呆症（Vascular dementia）**

血管性老年痴呆症是第二种常见的类型。血管性老年痴呆症是由脑血管堵塞或变窄引起的，还有可能是反复的脑溢血引发的。血管性老年痴呆症患者的认知能力等精神力会有时恶化，有时好转，又会突然再次恶化,具有阶段性恶化趋势。患者普遍会出现四肢麻痹,语言、行动、视力产生障碍等症状。

去年7月开始,李勇哲(化名)先生举止很反常。经常怀疑妻子,并秘密跟踪出门上班的妻子。不仅如此,李先生对周围的一切都会产生疑心。

“我跟他说我们年纪都快70岁了,你太多心了。他嘴里说没有多心,但是实际上并不是。有一次,他还拿着刀威胁我,我只得逃到朋友家睡了一个晚上。”(妻子金恩子女士,化名,63岁)

金恩子女士的丈夫到底发生了什么事情呢?他为什么会产生这种想法呢?朝鲜大学医学院神经科金厚源教授通过MRI(核磁共振成像)检查诊断出他患上了由血管损伤引发的血管性老年痴呆症。

“很多部位都出现了脑梗塞症状,所以诊断为血管性老年痴呆症。反复的脑梗塞引起脑组织损伤,所以大脑功能下降,引发血管性老年痴呆症。”(金厚源教授,朝鲜大学医学院神经科)

老年痴呆症并不只发生在老年人身上。来医院接受治疗的老年痴呆症患者中50岁的占9%,60岁的占29.8%,70岁的占43.9%,80岁的占15.4%,过了65岁每10人中就会有1人患该病。

血管性老年痴呆症,可以通过调节脑中风危险因子,及时发现脑中风,持续服用药物等措施缓解症状。血管性老年痴呆症可以提前预防,从而抑制病情发展,但是如果发现时间太晚就没有有效的治疗方法了。

所以能在发病早期发现并接受合适的治疗是最为重要的。

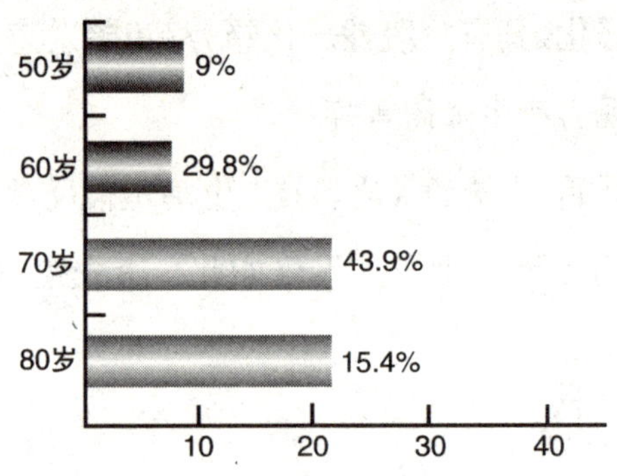

不同年龄阶段的老年痴呆症患者（引自：成钧馆大学三星首尔医院）

关于老年痴呆症的说法

◆ 老年痴呆症是无药可医的吗?

老年痴呆症确实是还未完全攻克的疑难病。阿尔茨海默病的情况，连病因都不明了，所以没有很好的治疗方法。但是并不是所有的老年痴呆症都是这样的。韩国老年痴呆症患者中每 4 人就有 1 人是血管性老年痴呆症。该病主要是由高血压、动脉硬化造成脑血管损伤引起的。比起阿尔茨海默病，血管性老年痴呆症较容易预防和治疗。通过调节血压、胆固醇含量，以及接受脑血管治疗可以预防和延缓病情的恶化。如果脑中风后出现记忆力衰退、麻痹或语言障碍等症状，很可能是患了血管性老年痴呆症。

阿尔茨海默性老年痴呆症虽然很难治愈，但是通过服用药物也可以缓解病情的恶化。服用药物可以延缓病情 1 ~ 2 年，每 4 人中有 1 人会出现记忆力转好。但是如果到了连家人都无法分辨的程度，那就没有什么效果了。药物治疗一般只对早期阿尔茨海默病患者有效。

◆ **老年痴呆症与酒**

酒和烟虽然不会直接导致老年痴呆症，但是也有着间接的关系。特别是酒能引发脑细胞损伤，所以经常喝酒的人患酒精性老年痴呆症的几率较高。

陈中亿（化名，68岁）先生在4个月前突然患上了老年痴呆症。他的病情迅速恶化，目前家人每天两班倒地看护着他。陈先生的脾气变得非常暴躁，经常离家出走，所以子女们只能辞职专门看护他。

他患老年痴呆症的原因就是酒。发病前他每天都要喝1瓶以上白酒。目前，他的状况开始有所好转。原因就是酒精性老年痴呆症可以进行药物治疗，而且他的发现时间比较及时。

大部分老年痴呆症患者会忘记很久以前的过去需要一段时间，但是陈先生的情况却是到医院检查时已经忘记了很多往事了。接受4个月的药物治疗后他的语言能力恢复了不少，病情获得了缓解。

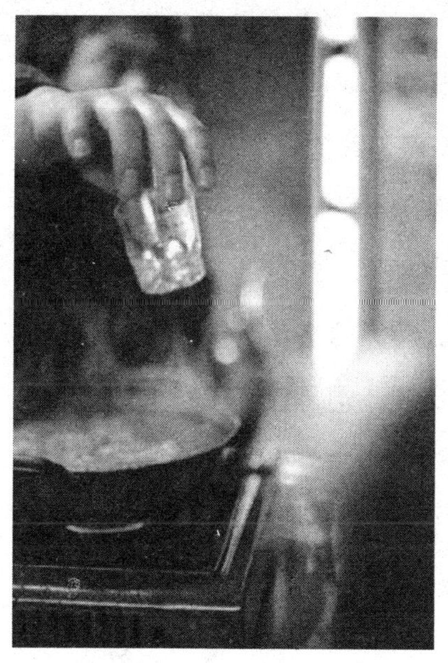

酒破坏脑细胞，提高患老年痴呆症的几率。

现在陈先生很后悔以前喝酒太多，在接受治疗的同时，他不时告诫周围人不要过度饮酒。

但是还有一些人主张酒对预防老年痴呆症有正面效果。荷兰鹿特丹市伊拉兹马斯医科大学布莱德博士在英国某医学杂志发表的研究报告称，适量的饮酒可以帮助预防老年痴呆症。每天喝1～3杯酒的人比一点都不喝酒的人患老年痴呆症的几率低一半左右。但是如果每天喝6杯或者更多就会引起脑组织损伤，患酒精性老年痴呆症的可能性变大。

◆ 健忘症是老年痴呆症吗？

记忆随着时间的流逝变为珍贵的回忆。一个人之所以能意识到自己的存在就是因为有记忆。如果过去的事情都不记得了，那还能确定自己是谁吗？老年痴呆症最让人心碎的原因就在这里。老年痴呆症让你失去了对以往事情的记忆。

刚过60岁的徐升子（化名）女士平时的生活离不开笔记本。去买东西之前如果不先记下来，到时候肯定想不起来要买什么。即使都记好了，有时还会忘掉一部分呢。所以徐女士在买东西时需要不断地确认笔记本上的清单。

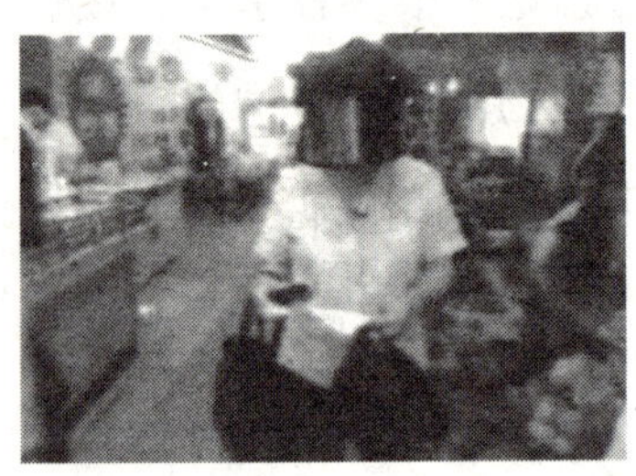

“我需要不断地确认，只有用笔在买好的东西上画勾才不会忘掉。但是有时回家再一看，还是漏掉了一些东西。”（徐升子女士，化名，61岁）

她由于健忘症还不时与丈夫发生口角。丈夫认为妻子是年纪大了以后产生的轻微的健忘症，所以不大重视。但是徐升子女士却不这么认为。这种症状让她越来越忧郁。虽然很努力，但是始终无法克服健忘症的徐女士非常伤心，她害怕继续下去会得老年痴呆症。

◆ 轻度认知障碍

从临床上来看，健忘症患者在某种程度上能感受到自己的记忆力在衰退。但是老年痴呆症患者却不会意识到这些。健忘症和老年痴呆症的早期症状很相似，不容易分辨。但是一般来说，老年痴呆症患者会全面彻底地忘记自己曾经经历过的一些事情，但是健忘症患者只是忘记其中的某些细节，不会一点印象都没有。

而且老年痴呆症患者对以时间、地点、人物为基础的记忆没有认知能力或判断能力，但是健忘症患者大部分情况下这种认知能力和判断能力是健全的。

制作组对患比较严重健忘症的五六十岁的男女共 7 人进行了老年痴呆症检查。能分析出脑功能状态的认知能力检查结果显示，属于正常的有 3 人，老年痴呆症 1 人，还有记忆力快速衰退的轻度认知障碍 3 人。

轻度认知障碍（MCI）是记忆力障碍和老年痴呆症的中间阶段，日常生活能力和运动能力等其他方面没有障碍。一般出现忘记东西放在哪里了，忘记约会地点或约会本身了，周围人都说记性太差了，看到事物但是想不起名字，见到某个熟人却不认识了等症状时，应该怀疑是否患了轻度认知障碍或早期老年痴呆症。

轻度认知障碍 60 岁时发病率在 3% 以上，过了 75 岁就上升到 15% 以上。患有轻度认知障碍的 65 岁以上老人中 15% 会在一年左右发展成老年痴呆症。最近医学界跟踪研究了轻度认知障碍发展成老年痴呆症的比例。在 6 年的时间中，80% 患有轻度认知障碍的患者发展成了老年痴呆症。

对患者进行组织检测结果也与阿尔茨海默病中出现的现象很相似。所以目前轻度认知障碍被认为是阿尔茨海默的前阶段。一旦被诊断为轻度认知障碍，必须定期接受检查，并注意预防老年痴呆症发生。记忆力强化训练有助于预防老年痴呆症。解答小学低年级语文或数学问题等大脑训练方法也是很不错的。

患上老年痴呆症神经细胞的侧枝会越来越少，这时动脑筋就像通过运动增强肌肉似的，促进神经细胞的再生，可以缓解症状。

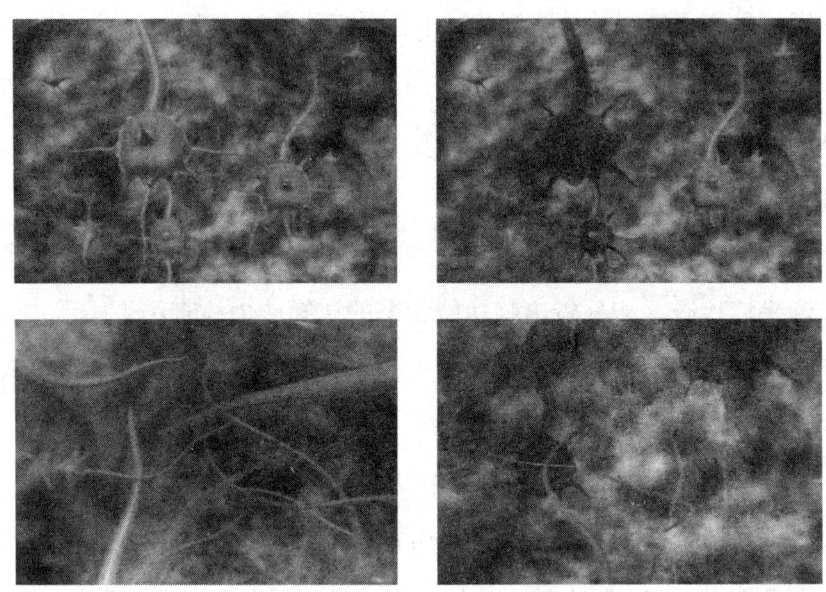

展示老年痴呆症与运动之间相互关系的电脑示意图：患上老年痴呆症神经细胞的侧枝会越来越少（1、2），这时动脑筋就像通过运动增强肌肉促进神经细胞的再生。

所以平时经常做记忆力强化训练，并定期检查记忆力衰退程度，有助于预防老年痴呆症。

▶ 简单的记忆力衰退检测要领

❶ 选择 3 个单词念 2 遍给实验对象。 ——选择“收音机、图纸、路灯”等毫无关联的单词。
❷ 进行 3 分钟游戏，或引到其他话题上，将实验对象的注意力引到其他地方。
❸ 过 3 分钟后让实验对象说出刚才的 3 个单词。
❹ 如果记不起单词最好去医院接受老年痴呆症检查。

老年痴呆症能治疗到什么程度？

◆ 老年痴呆症疫苗的前景

美国制药公司 Elan 研制的于 5 年前通过动物实验的老年痴呆症疫苗已经进入临床试验阶段。但是因为某些患者出现了脑炎症状，所以实验被迫终止。令人兴奋的结果是脑组织中阿尔茨海默病变消失了。所以 Elan 公司正在寻找消除引发脑炎的原因，期待在未来三四年中研制出成功的老年痴呆症疫苗。

Elan 的首席研究员戴尔·希恩克通过免疫治疗接近法减少了老年斑的形成。这说明该方法能医治导致阿尔茨海默病的根本原因。如果该方法获得成功，阿尔茨海默病患者将获得缓解和治疗病症的很好的方法。

◆ P38 蛋白酶阻断剂的开发

最近报道的另一有希望的研究是找到了与老年痴呆症等退化性神经疾病发生有关的基因。

该研究的主体是首尔大学兽医院的姜景善教授小组。基因异常可以导致小鼠患上与老年痴呆症相似的退化性疾病尼曼—匹克病。研究小组成功地消除了小鼠神经胚胎干细胞中的 NPC 基因，并观察了该基因对神经胚胎干细胞的影响。在正常情况下，神经胚胎干细胞分化活跃，形成链状侧枝，而消除 NPC 基因的小鼠中几乎不发生分化。

研究小组进一步研究发现，正常细胞没有 NPC 基因后会分泌叫做 P38 的蛋白酶，该酶会杀死神经细胞。同时他们还成功地从天然物中提取出了抑制 P38 蛋白酶作用，从而活跃神经胚胎干细胞分化的物质。该研究成果被胚胎干细胞领域中最有名的国际学术周刊《胚胎干细胞》出版为紧急发行论文，引起了全世界的瞩目。

姜景善教授说如果能适当地激活这类基因，找出能让神经胚胎干细胞活跃的方法，像阿尔茨海默病或尼曼—匹克等疑难病也能得到治疗。

“我们想开发的是P38蛋白酶阻断剂，以及激活NPC基因相关的物质。我们希望能从天然物质中找到这些东西。有几种物质已经确认了它的功效，它们的安全性也已经获得了验证。如果能将这些物质用于老年痴呆症的治疗，那克服该病的可能性将大大提高。”（姜景善教授，首尔大学兽医院）

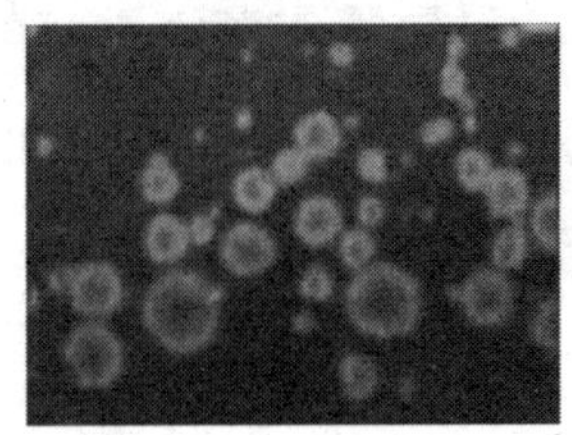

正常老鼠　　消除NPC基因的老鼠

正常老鼠和消除NPC基因的老鼠神经胚胎干细胞分化比较图

在没有特效药的情况下，让老年痴呆症治疗变得更为严重的原因是大家认为该病是不治之症，并放弃治疗。

但是如果能在早期使用新开发的相关药物，可以延缓老年痴呆症病情的恶化。美国公布的研究结果显示比较使用10mg、5mg药物的组和没有使用药物的组，使用10mg药物的组中，12周后老年痴呆症症状得到了改善，老年痴呆症恶化的速度也明显减缓。

所以一定要记住诊断为老年痴呆症的患者及时接受药物治疗可以延缓病情的恶化，积极接受治疗比什么都重要。

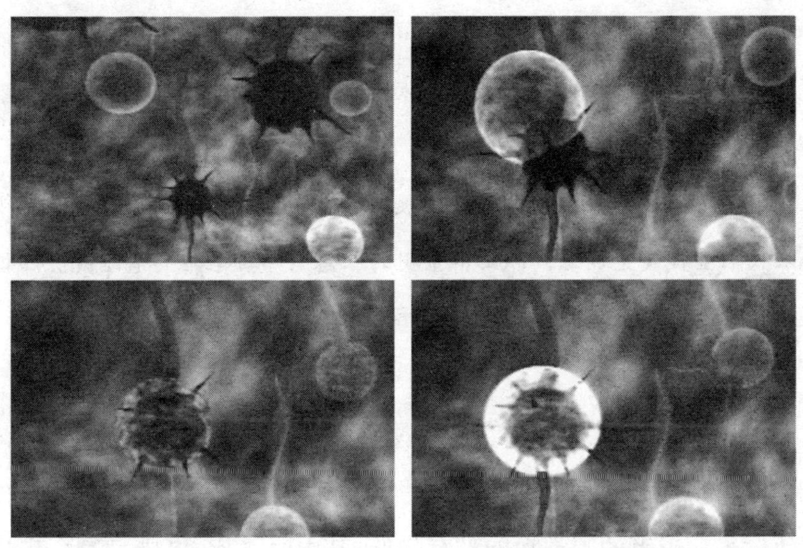

阿尔茨海默病发病前电脑示意图：消除 NPC 基因后会分泌 P38 蛋白酶，该酶能杀死神经细胞。

◆ 能通过嗅觉功能发现老年痴呆症吗？

首尔大学徐右贤教授小组正在研究通过嗅觉功能变化在早期发现并预防老年痴呆症的方法。

随着年龄的增长，嗅觉功能逐渐衰退，65 岁后嗅觉功能会降低到年轻人的 60%。但是关键是老年痴呆症会破坏大面积的大脑神经细胞，其中就包括负责支配嗅觉功能的部位。研究小组通过老鼠实验观察了老年痴呆症对嗅觉功能的影响。

老年痴呆症与嗅觉功能之间的关系实验：

1. 同时给正常老鼠和老年痴呆症老鼠饲喂可可饲料。
2. 老鼠对发出异味的食物警惕性很高，连续一天饲喂后方能适应新饲料。
3. 等熟悉可可味后，同时给它们掺杂有可可的饲料以及添加另一种产生异味的咖喱的饲料，观察老鼠的反应。

实验中正常的老鼠分辨出了可可的气味，选择了可可饲料。而老年痴呆症老鼠没有分辨出可可味，一直在饲料周围徘徊。

“我们的脑神经细胞受到合适刺激回路就会变得致密旺盛，所以死得少。如果我们重视嗅觉训练，那比不重视的人患老年痴呆症的危险就会降低，发病时间也会延缓。”（徐右贤教授，首尔大学医院）

美国哥伦比亚大学神经科德瓦南德博士发表了通过嗅觉功能检查诊断早期老年痴呆症的方法，引起了世人的注意。阿尔茨海默性老年痴呆症患者的嗅觉功能都有降低，其中对薄荷、皮味、丁香、草莓、紫丁香、菠萝、烟味、肥皂、天然气、柠檬 10 种气味特别不敏感。如果对这些特征气味分辨能力下降，就可以成为诊断早期老年痴呆症的指标。

◆ 美国家庭是这么照顾患老年痴呆症的老人的！

照顾患有老年痴呆症的老人都需要何种支援呢？美国阿尔茨海默协会根据不同需要提供多样化的服务。

第一是美国财政部支援运营的“安全回家服务”。9 万名老年痴呆症患者随身佩戴个人信息。如果家人电话报案，协会就立即通知政府机关和医院。如果患者已经有备案，则患者身上会佩戴写有个人信息的项链或手镯，容易被周围人发现。通过这种方法解决老年痴呆症患者迷路的成功率接近 100%，所以很受患者家属们的好评。

第二是“家庭教育节目”。该节目告诉人们什么叫老年痴呆症，并介绍了相应对策。护理者应学会不刺激患者的方法，并及时理解患者的行动说明什么问题。最重要的是一定要知道患者的行动虽然看起来很不正常，但是这也是他与外界进行沟通的一个手段。这样才能更好地照顾好患者。

每年9月，美国都会举办阿尔茨海默活动。不仅有老年痴呆症患者和家属，普通人也可以参与进来。该活动就像热闹的节日一样，让正常人和患者走到一起。所以大众对老年痴呆症患者的偏见少了，更多的是理解。

◆ **运动和饮食对预防老年痴呆症非常重要！**

根据现有的研究结果显示，合理调节血管疾病可以有效地降低阿尔茨海默病发生的危险性。专家为攻克老年痴呆症所做的努力正在结出果实，但是对该病还没有很完备的治疗药物。所以目前我们能做的就是尽量减少引发老年痴呆症的危险因素。预防和克服老年痴呆症最有效的方法就是运动和饮食疗法。

1. 运动可以恢复大脑功能！

神经精神科医生提倡的预防老年痴呆症最好的运动是“走路”。走路可以刺激大脑的集中力，抑制大脑萎缩，防止脑细胞老化。

安丙勇（化名）先生坚持让患老年痴呆症的老母亲运动达1年。安先生的母亲年过80，4年前就患了阿尔茨海默性老年痴呆症。目前病情已经好转，已经可以使用筷子了。她两年前病情非常严重。她刚开始只是经常迷路，到后来连大小便都不能自理，还经常无缘无故地呵斥家人。

坚持运动疗法后，目前她的症状得到了显著的好转。MRI（核磁共振成像）检查结果显示脑组织恢复了很多，脑实质大小基本上没有缩小，脑萎缩也没有发展，反而有了改善的症状。秘诀就是运动。从里屋到厨房往返需要50步，走20次就是1000步，而安先生每天都会花 3 个小时让母亲走 8000 步。母亲不喜欢动，所以经常躲避劝她运动的儿子，但是在安先生的精心照顾和坚持不懈的努力下母亲每天都保持了相当的运动量。开始运动 2 个月后，她能控制大小便了，到目前为止还没有出现过大小便失禁现象。而且以前她经常发脾气，说伤人的话，但是现在已经判若两人。

那运动是如何恢复脑功能的呢?

制作组找了 5 名 50 岁左右的中年人，观察了运动对大脑产生的影响。首先进行了判断是否患记忆力障碍的认知功能检查和大脑血流量检测。在 2 周的持续运动后，让他们再次接受检查。

2 周后的结果非常有趣。所有检查数值都向好的方向改变。语言记忆力检查、空间记忆力检查、语言功能检查和额叶功能检查都说明认知能力提高了。这说明运动可以提高神经细胞的功能。如果细胞状态活跃，血流量也会随之增加。不仅血流量增加，保护和活化神经细胞功能的生长因子数量也会增多。

2. 多摄取富含叶酸的食物!

引发老年痴呆症的众多原因中所占比例最多的是高血压和肥胖。被诊断为老年痴呆症的金恩植（化名）先生在血液检查中发现同型半胱氨酸浓度很高。

同型半胱氨酸与胆固醇一样会损害血管。同型半胱氨酸正常数值上限是 12，但是他已经达到了 12.77。该数值很重要的原因在于同型半胱氨酸浓度增加往往会引发老年痴呆症。能降低血管性老年痴呆症的重要危险因子同型半胱氨酸浓度的方法就是多摄取维他命 B 中的叶酸。

通过服用 20 天的叶酸，金恩植先生的同型半胱氨酸数值就恢复到了正常范围。从 12.77 下降到 9.71，减少了约 24%。如果您的血液检查显示同型半胱氨酸数值偏高，可以通过服用叶酸降低同型半胱氨酸的浓度，这有利于预防及治疗老年痴呆症。叶酸的每日摄取量建议是 0.2 ~ 0.25g，即使吃多了也会随小便排出体外，所以几乎没有副作用。但是问题是韩国人的叶酸摄取量偏低。

“高浓度的同型半胱氨酸是直接导致阿尔茨海默病的危险因子。”（医学专业周刊《柳叶刀》，2003 年 7 月）

我们可以通过食物摄取叶酸，深绿色的菠菜、蓬菜、芦笋中富含叶酸，豆类中菜豆和豌豆的含量也很丰富。牛和鸡的肝以及水果中的橘子、香蕉中含量也较高。

这些都不是很昂贵或者稀有的食物，所以只要在日常生活中多加注意就可以轻松提高叶酸摄取量。为了提高吸收效率，考虑到叶酸是水溶性维他命，所以最好不要油炸后食用。即使炒菜，加热时间也不要过长，只要熟了就可以吃。虽然运动和饮食习惯有助于预防老年痴呆症，但是请记住最重要的还是定期接受检查，坚持服用药物，以及进行积极的治疗。

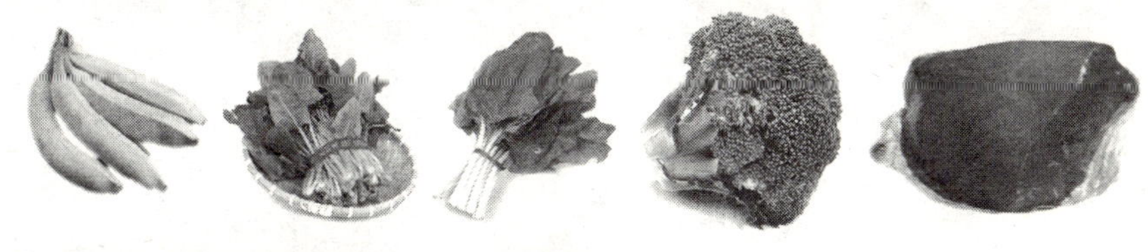

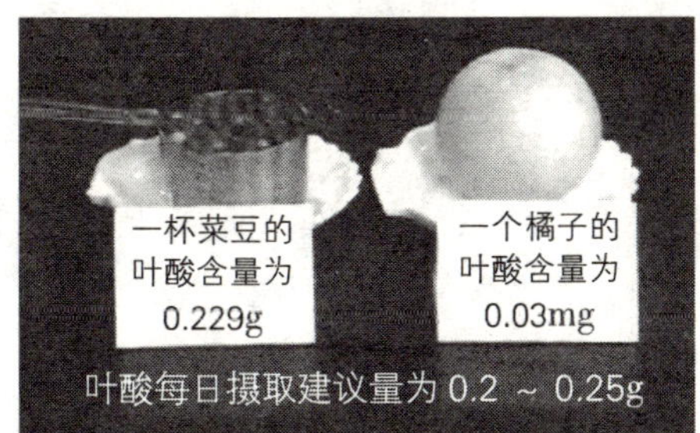

富含叶酸的食物

菜豆、橘子、香蕉、菠菜、蓬菜、花椰菜、肝等

专家对预防老年痴呆症的建议

"各种社会活动、读书、看电视等活动可以活化大脑功能，有利于预防老年痴呆症。"

邦特·温布拉德（Bengt Winblad）博士/瑞典阿尔茨海默研究所所长

"对话、读书、检索等智力活动有利于老年痴呆症。"

金成允教授/蔚山大学首尔牙山医院精神科

"55 岁以上的人定期接受记忆力检查是很有必要的。"

于欣博士/中国北京大学精神卫生研究所所长

"肉体和精神运动是最有效的预防老年痴呆症的方法。"

蒂莫西·夸克（Timothy Kwok）教授/香港中华大学精神科

"合适的体重可以减少患血管性老年痴呆症的危险。"

约尔·萨达维（Joel Sadavoy）博士/加拿大国际老人精神科协会长

"血压、糖尿、戒烟、禁酒可以预防老年痴呆症。"

乔治·格鲁斯伯格（George T.grossberg）博士/美国国际精神科协会长

第6章

21世纪的新灾难——糖尿病

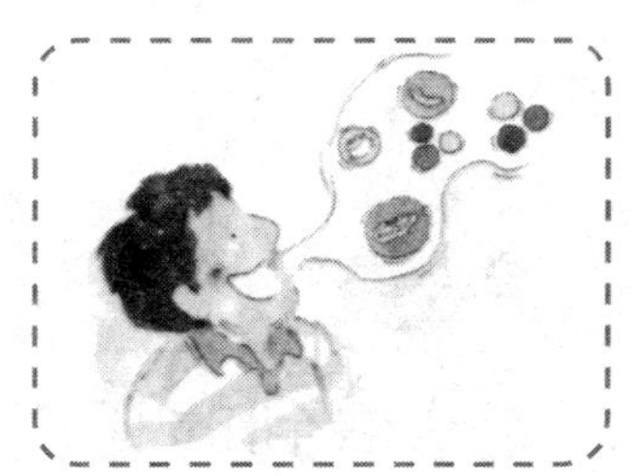

全世界有糖尿病患者约一亿七千万，但是更惊人的是该数字会在短期内增加到两倍。这差不多与日本和印度尼西亚人口的总和相当。世界糖尿病联盟预测未来20年全世界糖尿病患者将超过二亿六千万。韩国也不例外。韩国糖尿病患者有500万，每10人中就有1人是糖尿病患者，预测2030年该数值会增加到722万。如果这项预测成为事实，韩国每7人中就有1人患糖尿病，韩国会成为彻头彻尾的糖尿病大国，形势非常严峻。

无法看到的死亡阴影

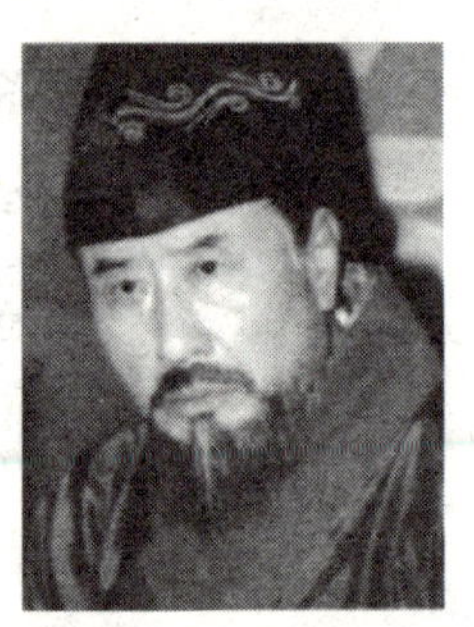
金振海先生拍摄《太祖王建》时的照片

2005年6月，著名演员金振海先生因糖尿病综合症去世。他在2001年拍摄KBS电视连续剧《太祖王建》时，因为糖尿病病症恶化而不得不终止拍摄。后来在江原道良襄疗养的金振海先生由于合并症不得不大腿截肢，再后来病情进一步恶化最终永别人世。接受截肢手术前，他在接受采访时说“拍摄《太祖王建》时第一次感到疼痛，不久脚趾就开始腐烂”。

金振海先生64岁去世，都说人生从60岁开始，事业正处于鼎盛时期的他却离开了这个世界。糖尿病刚开始并不容易被患者觉察，但是随后却会带来残酷的结果。

患糖尿病30多年的演员洪成敏先生5年前开始视力下降，去年不幸失明了。延世大学营东希伯兰氏医院眼科金圣秀教授说“80%糖尿病患者早期诊断时就会发现有网膜症”。如果已经感到视力异常再来医院检查，病情就已经很严重了。虽然失明，但是一直努力寻找新的生活方式的他上了KBS《人间剧场》之后，观众为他感到深深的惋惜，但是同时众多的糖尿病患者也因为他鼓起了生活的勇气。83岁去世的元老级演员黄海先生去世前几年每周都要接受2～3次血液透析。

为什么这么多人都要跟糖尿病进行斗争呢？为什么没能在早期发现病症，及时接受治疗呢？

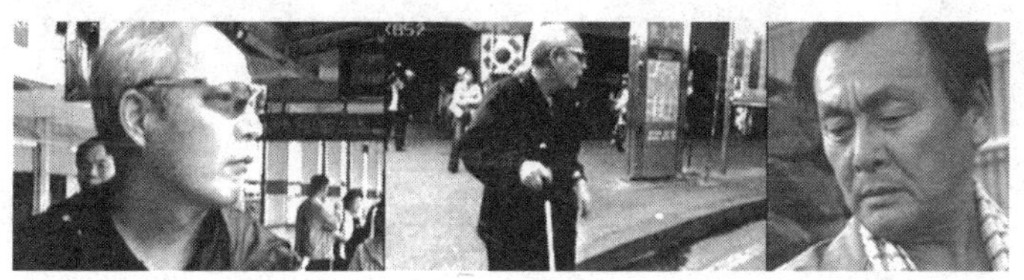

因糖尿病网膜症失明的洪成敏先生（左－中：在人间剧场放映的场景）以及元老级演员黄海先生生前照片

正在读这本书的读者中也可能存在不知道自己已经患了糖尿病的人。糖尿病不恶化到一定程度是不会被人察觉到的，所以一定要按时检查。

世界陷入糖尿病大混乱中

◆ 糖尿病正在危害地球村

全世界有糖尿病患者约一亿七千万，但是更惊人的是该数字会在短期内增加到两倍。这差不多与日本和印度尼西亚人口的总和相当。世界糖尿病联盟预测未来20年全世界糖尿病患者将超过

3亿6千万。

韩国也不例外。韩国糖尿病患者有500万，每10人中就有1人是糖尿病患者。预测2030年该数值会增加到722万。如果这项预测成为事实，韩国每7人中就有1人患糖尿病，韩国会成为彻头彻尾的糖尿病大国，形势非常严峻。制作组采访了与糖尿病做着殊死搏斗的世界各国。

◆ 儿童糖尿病世界第一位——芬兰

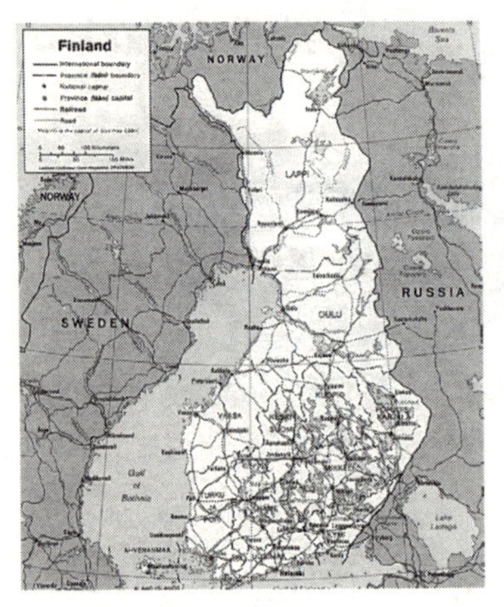

儿童糖尿病世界第一位——芬兰

北欧的先进国家芬兰的社会保障制度非常完善。但是一直保持在世界第一位的儿童糖尿病发病率很久以前就开始困扰着芬兰。

糖尿病可分为先天性的儿童时期就开始的Ⅰ型糖尿病（即儿童糖尿病）以及Ⅱ型糖尿病。Ⅱ型糖尿病只发生在成人身上，所以称为成人糖尿病。糖尿病患者中大部分都是成人糖尿病患者，儿童糖尿病患者只占到5%左右。

但是在芬兰，儿童糖尿病比例达到了20%。只有500万人口的芬兰2005年有18.7万名糖尿病患者，其中由于先天性胰岛素分泌低下引起的儿童糖尿病患者大概有3.5万人。所以芬兰很早就开始认识到糖尿病的危害性，并且作为一个国家难题努力地降低糖尿病的发病率。

幼小的3兄妹都患有糖尿病的一个芬兰家庭，父母在小女儿卡特琳娜出生后进行健康检查时得知了此事。因为是先天性糖尿病，

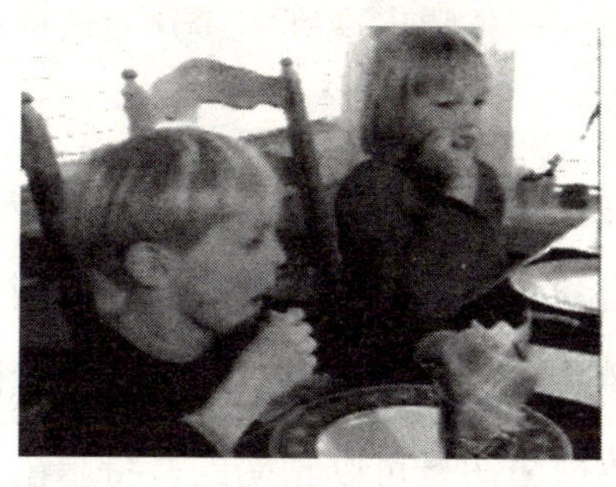
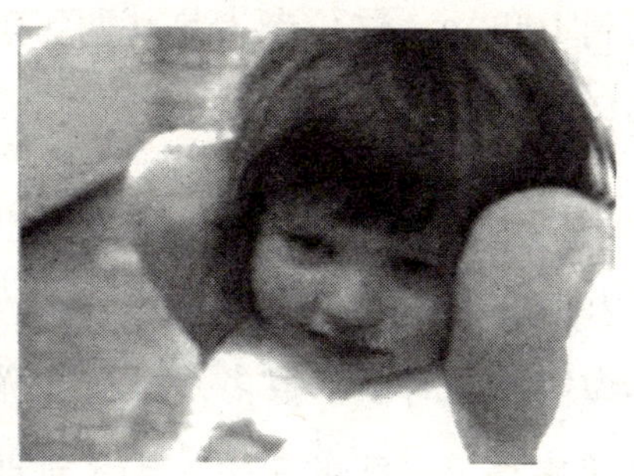

幼小的 3 兄妹都患有糖尿病的一个芬兰家庭

所以她的血糖数值比正常儿童高。卡特琳娜的母亲得知这一切后家庭食谱就改换成了糖尿病专用型。虽然控制孩子的食欲并不是一件容易的事情，但是食疗只是迈出的第一步。

随着时间的流逝，胰岛素分泌能力会越来越低，最终只能靠注射胰岛素维持生命。所以先天性糖尿病儿童从小就要学会怎么跟糖尿病打交道。因为上学时父母不在身边，应该自己学会管理血糖浓度。

芬兰到现在每年都会新出现 450 名儿童糖尿病患者，就是说每两天就会出现 3 名新患者。儿童糖尿病发病率为十万分之四十五，这个比例远高于其他先进国家。专家至今为止还未能找到明显的病因以及对策。同时芬兰成人糖尿病患者人数也在过去的 10 年间增加了 70%。

芬兰的一个小城市坦佩雷里很多人喜爱滑雪。法律规定芬兰地方政府有义务给当地居民提供运动设施，所以在市区附近建了一座滑雪场。冬天这里的居民也可以享受到运动带来的乐趣。坦佩雷的一位老人几乎每天都滑雪，一周滑行的距离

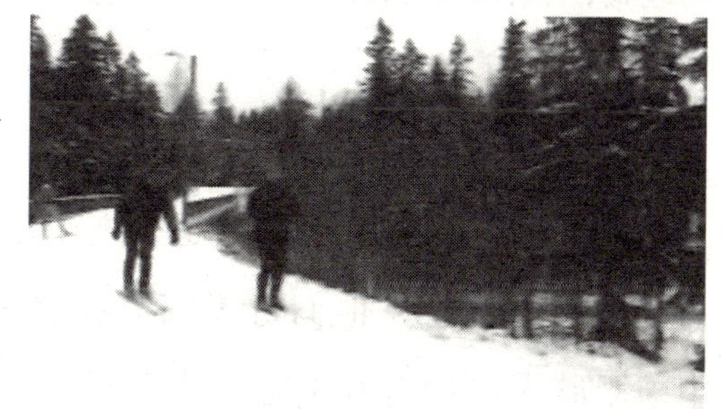

坦佩雷是只有 4 万人口的小城市，当地居民非常享受滑雪带来的乐趣。

达到 100km。这位老人是从两年前因一条腿出现麻木才开始这项运动的。

1955 年成立的芬兰糖尿病协会的雅克·特米雷托博士从 1993 年开始对 522 名成年男性进行了为期 6 年的糖尿病预防实验。刚开始做实验的时候，很多人都不了解他。在 90 年代初，大家认为预防糖尿病是不可能的事情。为了证明糖尿病是可以预防的，特米雷托博士还进行了临床试验。

结果显示，简单的饮食习惯和生活习惯就可以预防 60% 的糖尿病。特米雷托博士向糖尿病高发人群提出了几条预防守则，主要是饮食疗法和控制体重的运动疗法。

实验结果显示，实践一种以上预防守则的人患糖尿病的概率从 15% 逐渐降低到 4%，实践 4 种以上预防守则的人在实验期间没有患糖尿病。

就像特米雷托博士的研究结果显示的一样，饮食疗法和运动疗法是延缓或治疗糖尿病的重要方法。国家给人民建设简便易用的运动设施的同时，芬兰糖尿病协会还向政府提出鼓励食品业生产健康食品的方案。全社会共同努力预防糖尿病是芬兰与糖尿病进行斗争的经验，我们应该吸取这些宝贵经验。

◆ 新兴糖尿病大国——中国

位于中国北京市中心的超大规模健身中心中有从全国各地来的很多肥胖患者，他们每天都会在这里与体重展开斗争。目前，中国肥胖人口约有 6 千万，体重超标人口接近 2 亿。特别是在大城市，肥胖人口比例非常严重，以北京为例，每 10 名成人中就有 6 人超重或肥胖。中国人肥胖的特点是肥胖指数不太高但是腰围增加很醒目。这种腹部肥胖就很容易引发糖尿病。

池利农教授（北京大学人民医院）指出糖尿病发病率增加的最大原因是超重和肥胖。改革开放后，随着经济发展中国人的生活得到了很大改善，体重也随之猛增，结果导致糖尿病患者急剧增多。观察近 10 年来的趋势，超重人口上升 39%，肥胖人口上升 97%，糖尿病患者人口上升 72%。目前居住在大城市中的 20 岁以上的成人中有 6.4% 患有糖尿病。中国是仅次于印度的世界糖尿病大国，糖尿病已经成为威胁中国的主要疾病。最近，北京成立了专门治疗糖尿病患者的医院，并免费宣传和普及糖尿病相关知识。

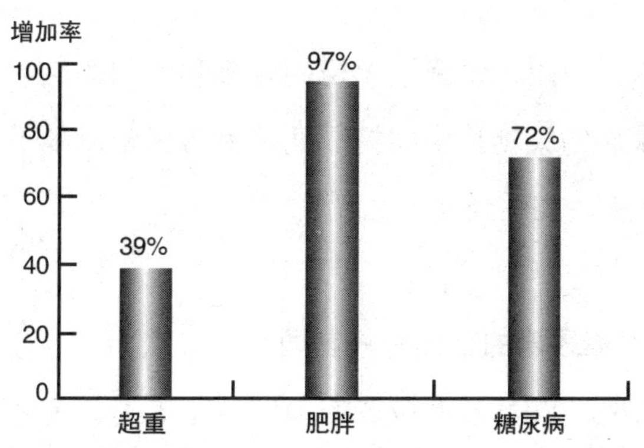

最近 10 年中国人超重、肥胖、糖尿病人口增加率

为了解糖尿病患者陷入糖尿病的泥潭有多深，能走出泥潭的可能性有多大，制作组来到了距北京城区 80km 的平谷医院。在这家医院的糖尿病中心接受治疗的患者大多是居住在平谷区的农民，他们对糖尿病的了解很少。大部分患者来医院时已经出现并发症症状。

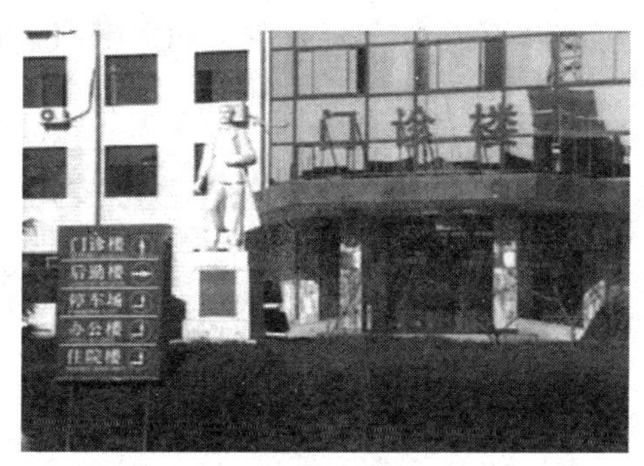
设立了糖尿病中心的平谷医院

“刚开始没有太注意。我就以为是肾脏不好，但是检查结果一出来才知道原来是糖尿病引起的。虽然也吃了一些药，但是去年开始肺部出现积水，还有水肿。”（张怡华奶奶，75 岁，足溃疡）

张怡华奶奶因为糖尿病并发症目前大腿皮肤和肌肉损伤严重，白骨都露出来了。住院时她虽然已经出现溃疡和炎症，但是并没有想到是糖尿病。平谷医院糖尿病中心王一平博士说，最大的问题是人们没有预防糖尿病的意识，较低的文化水平和不科学的生活方式会使问题更严重。

改革开放为中国人带来了丰饶的餐桌和便利的生活，但是同时也带来了糖尿病的灾难。中国糖尿病患者每天都以 3 千人的速度增长，光治疗费用就能达到几千亿元。

◆ 肥胖和糖尿病的帝国——美国

城市、大厦、汽车最大最多的国家就是美国，其肥胖问题也是居于世界最高水准，有将近 1/3 的国民属于肥胖。肥胖是万病之本，也是美国最大的苦恼，其代表性疾病就是糖尿病。美国每年都有 100 万人被诊断为糖尿病。糖尿病患者总数为 1600 万名左右，在过去的 10 年里增加了 40%。

今年 56 岁的罗伯特 · 米苏拉先生走路虽然不会摔倒，但是行走姿势却与其他人不同。这是因为 1994 年因糖尿病综合症他被截去了两条腿，目前他只能靠假肢艰难地行走。美国每年都有 9 万名糖尿病综合症患者需要接受截肢手术。

但是罗伯特 · 米苏拉先生的综合症并不仅仅是这些。他的双眼因为糖尿病性网膜症接受了两次白内障手术，幸好没有失明。目前他还在担心患肾功能衰竭症，所以平时特别小心。他希望的就是不要再增加其他综合症。

阻止糖尿病综合症的迫切性并不仅仅存在于患者心中。1997 年美国国立保健院疾病控制中心开始实行预防和管理糖尿病的全国性宣传教育计划。

虽然预防糖尿病和糖尿病引发的综合症的目标非常庞大，但第一步就是让患者主动地定期地接受血糖检测。虽然调节血糖也不能百分之百地预防糖尿病综合症的发生，但是控制血糖确实能显著地降低糖尿病综合症的发病率。

糖尿病计划实施以来，美国各级医疗机构和社会团体培养了管理糖尿病所需的专门人员，还制作了以糖尿病患者为对象的教育节目。

看起来就很香的墨西哥玉米煎饼，薄薄的面包片上放了烤牛肉，还加了厚厚的一层奶酪，而蔬菜就是几片生菜。旁边往往还放着大杯可乐。既便宜量又多的快餐是美国人典型的饮食。很多医学专家都将快餐视为肥胖的首犯，但是大多数美国人却不在乎这些。范・赛特费德先生也喜欢墨西哥玉米煎饼。体重高达 128kg 的范・赛特费德先生吃了如此高热量的食物后，径直开车回到 10 分钟路程外的家中。不仅如此，回家后他也不做运动，继续食用其他的零食。

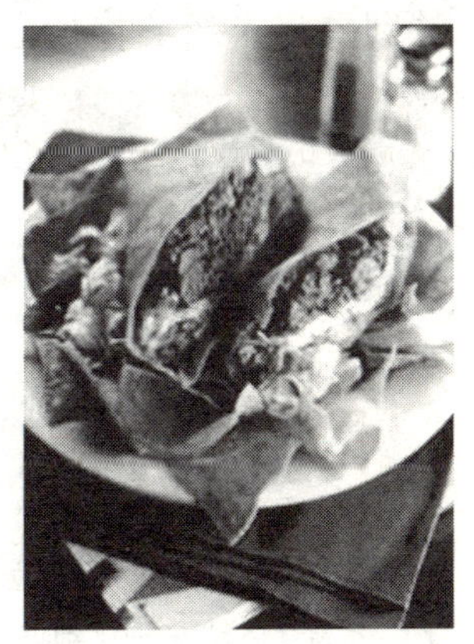
美国人非常喜爱的高热量食物墨西哥玉米煎饼

美国最近 10 年增加 40% 糖尿病患者的主要原因就在于新增加了 60% 肥胖患者。但是与美国医疗当局发出的警告相反，肥胖患者对此的认识却很薄弱。对这些患者来说，美国的糖尿病预防节目是非常必要的。

这是美国从国家的高度实行的糖尿病预防教育事业，所以其宣传力度非常大。每年一半左右的美国人都看过糖尿病宣传广告，从这些宣传中获得了糖尿病相关知识。

但是到目前为止，美国还是有大约500万名患者不知道自己患了糖尿病，特别是低消费群体和儿童中显著增加的肥胖趋势使美国治理糖尿病的前景非常暗淡。

◆ 长寿国的悲哀——日本

统计世界各国平均寿命，男子平均寿命最长的国家是冰岛，为78岁，其次就是日本、澳大利亚、新加坡、新西兰。女子平均寿命最长的国家是日本，达到了85岁。

虽然日本是世界上的长寿国家，但是并不能说明健康人口也最多。因为寿命长和健康地生活是完全不同的两个概念。特别是在糖尿病发病年龄越来越小，儿童和青少年发病率越来越高的情况下更能说明这个问题。日本每6名成人中就有1名糖尿病患者或准糖尿病患者，特别是步入老龄化社会后，投入到糖尿病综合症治疗的医疗费用的增加和经济状况的下降成为了严重的社会问题。

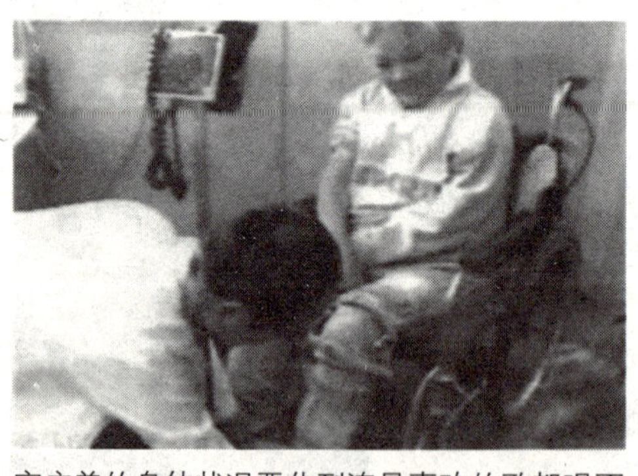
宇广美的身体状况恶化到连最喜欢的歌都唱不了。糖尿病就是这种可怕的疾病，会抢走一个人最珍贵的东西。

宇广美12年前患了糖尿病，最近她因为脑中风失去了语言能力，并出现了半身麻痹症状。

宇广美很喜欢唱歌，性格非常开朗，但是自从得了脑中风之后，虽然她只有60岁但是却突然间老了很多。虽然她一直对自己的健康很有信心，但还是患了糖尿病。目前说话都很困难的她，因为不能唱自己喜欢的歌而非常伤心。糖尿病就是这种可怕的疾病，会抢走一个人最珍贵的东西。

日本预测到2010年，60岁以上的人口会占全体人口的1/3，所以糖尿病患者的绝对数还会增加。在世界长寿之国美名下的日本，其医疗当局最为头疼的问题就是每年需要支出庞大的医疗费用给老年人。所以日本政府急需出台糖尿病预防政策。

据日本劳动局称，每年用于预防糖尿病的预算为一万两千亿日元，日本还计划做“健康前沿”项目，实施对癌症和糖尿病有效的对策。

同时作为积极地预防糖尿病政策的一环，日本增加了对儿童糖尿病的投入。他们将国家负担的儿童糖尿病医疗费从18岁延长到了20岁。儿童糖尿病协会对此并不满意，他们希望国家能解决儿童糖尿病患者终身的医疗费用。

◆ 糖尿病患者最多的国家——印度

作为IT产业大国，印度经济快速增长，城市化进程也飞速加快，这也导致了印度糖尿病患者的急剧增多，目前该国糖尿病患者人数为3200万名，位居世界第一。最近印度金奈成立了与国际保健机构合作的糖尿病专科医院。虽然印度很努力地提高针对糖尿病患者的专科治疗和预防，但是每年糖尿病患者人数仍在急剧升高，估计到2025年该数字会超过5千万。

美国人如果父母双方都患糖尿病，子女到80岁患糖尿病的几率是25%～30%，但是印度人却高达60%。这说明印度人糖尿病诱发基因遗传率远高于美国人。专家称这是因为印度很少有其他民族移民，导致基因多样性低引起的。

还有，印度人的饮食中有很多黄油和可可油炒的菜，这也是引发糖尿病的主要原因。代表性印度面食甲巴悌（chapati）是将和好的面摊成圆饼，在天多利（tandoori，印度烤箱）上烤制而成，一般在早餐和简单的晚餐中食用，是印度最便宜最常见的食物。

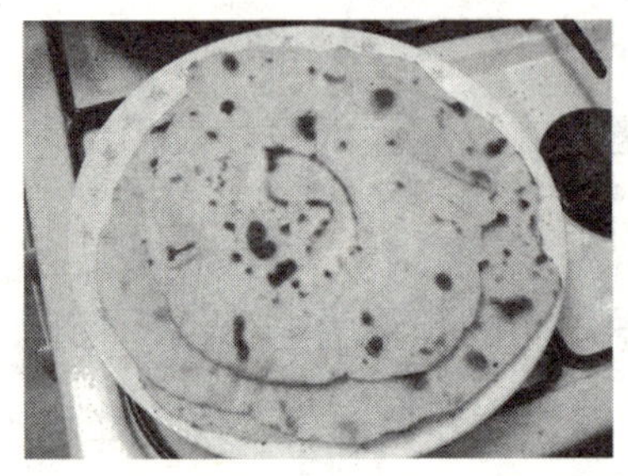
印度的大众食物甲巴悌

喜欢这种食物的山卡尔先生患糖尿病已经有15年了，每天他都要注射两次胰岛素来调节血糖。患糖尿病之前他一直喜欢吃甜点和乳制品，目前他的体重为104kg，属于重度肥胖。而且他的父亲和兄弟也都是糖尿病患者。山卡尔先生已经开始出现糖尿病综合症，腿部好几个地方都出现了溃疡。他患糖尿病是由于过量摄取印度高油脂食物，再加上父亲兄弟都患糖尿病的遗传因素共同作用的结果。

印度人的这种遗传脆弱性和城市化引起的糖尿病在城区以几何倍数急剧增加。根据2000年的调查，印度城市糖尿病增加率为12%，15年间增加率上升了2倍。目前，印度靠IT产业实现了高速经济增长，城市化进程也很迅速，所以也应加快探索对糖尿病的对策的步伐。

保护韩国移民远离糖尿病！——夏威夷

◆ 韩国人的体质，美国人的饮食习惯

1902年冬天，仁川济物浦港口吹着凛冽的寒风，大型轮船凯利号响起了嘹亮的汽笛声。开往夏威夷的第一艘移民船上坐着121名

韩国人。逃脱日本帝国主义的统治，想让自己的孩子吃饱是他们共同的心愿。

但是夏威夷移民者生育的第二代，在生活得到一定改善的时候，他们的健康状况却发生了很大变化。研究发现夏威夷的韩国人比白种人患糖尿病的几率高很多。夏威夷位于美国的最西侧，是移民者的天国。早期的夏威夷聚集了很多来自世界各国的移民。1968 年针对移民者进行的调查报告书中，韩国人的糖尿病发病率为 50%，比其他 9 个民族都要高。更引人注意的是，虽然有一定程度的差别，但是亚洲人患糖尿病的人普遍多。到现在，夏威夷移民糖尿病发病率仍然很高。

最近调查居住在夏威夷的韩国人糖尿病发病率为韩国本土人的 4 倍。

1997 年美国在全国范围内播出的糖尿病预防教育节目可以说是瞄准糖尿病发病率普遍高的外国移民者。目前美国不仅有白种人，还有从南美、非洲等 100 多个国家来的移民者。但是为什么只有韩国等亚洲人患糖尿病的几率高呢？

为了解答这个问题，出生在夏威夷的日本第三代移民藤本博士从 1983 年开始调查美国夏威夷还有亚洲各国糖尿病状况。藤本博士

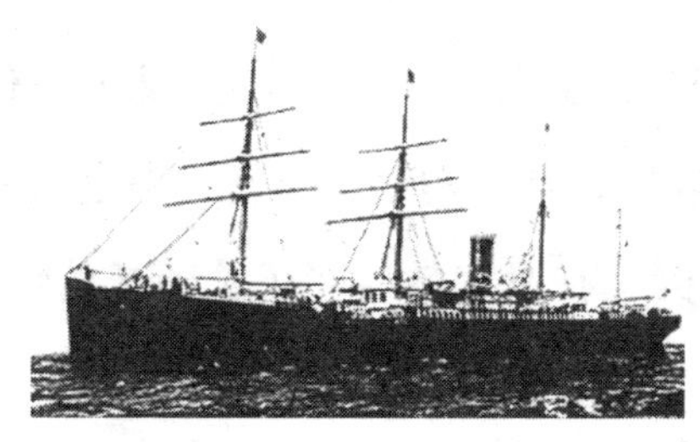

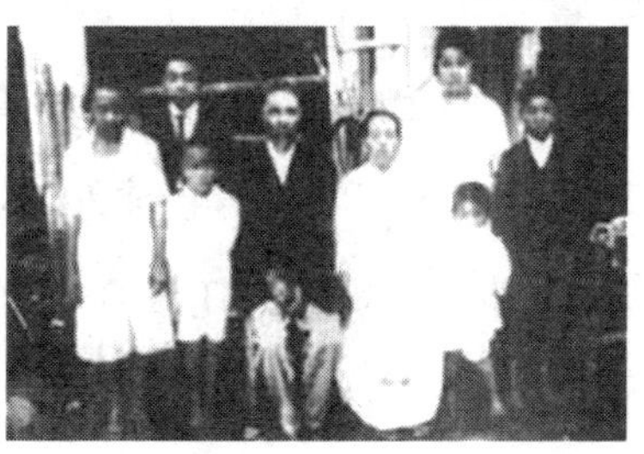

第一艘韩国移民乘坐的凯利号（左）和 1903 年乘坐移民船的一个韩国人家庭（右）。

的研究结果显示，1950 年到 1970 年间夏威夷因糖尿病死亡的白人人数大致没有变化，但是日本移民从 2.7% 增加到了 9.9%。

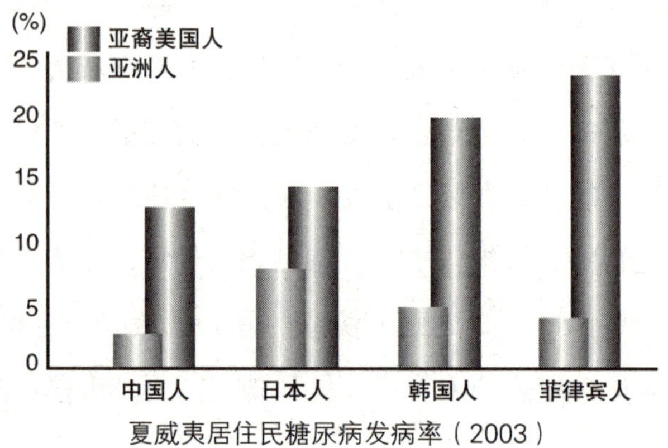

夏威夷居住民糖尿病发病率（2003）

引起人们注意的是饮食习惯的变化。20 世纪 60 年代日本人主要通过碳水化合物摄取热量，到 20 世纪 80 年代日本人摄取的碳水化合物与脂肪的比例与美国人大致相同。藤本博士说这种饮食习惯的改变是亚洲人患糖尿病几率高的原因。

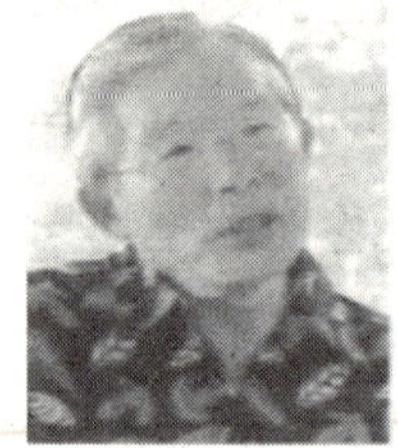

“经过长期跟踪调查，实验者中一部分人患了糖尿病。逆向追溯这些患者的共同特点，发现这些人普遍运动量少，饱和脂肪摄取量高，并且体重偏高。”（藤本博士）

藤本博士称他在糖尿病检查中遇到的韩国人大部分是第一代，移民到夏威夷都在 10 年到 20 年以上，他们的糖尿病发病率也很高。这些韩国人患糖尿病几率高的原因就在于突然接受了美国式的饮食习惯。

换句话说，在美国出生的韩国人，如果没有受饮食习惯变化的影响，体重就不会增高，糖尿病发病率也会显著减少。

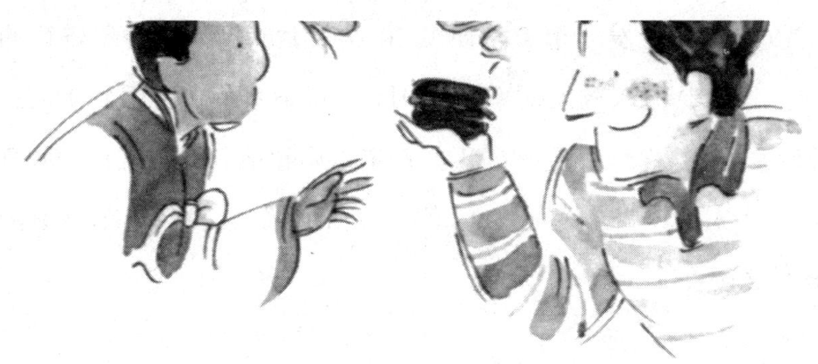

如果真的是饮食习惯引发了糖尿病的发生，那这种现象不应该仅仅局限于韩国人。实际上，南美或者非洲来的移民者患糖尿病的可能性也比白人高很多。这说明白人和非白人之间存在着某种差异。那是什么原因导致这种差异呢？

研究遗传差异结果显示，黑人和南美移民不论是成人还是儿童，调节血糖的胰岛素功能都比白人低。所以南美人的胰脏需要分泌更多的胰岛素才能调节血糖，胰脏很容易疲劳，引发糖尿病。长期的运动和有利于预防糖尿病的饮食习惯很重要。

◆ 与糖尿病的战争开始了！——韩国

二十世纪六七十年代，韩国经济高速增长，城市中到处是汽车和高层建筑，人们的生活也方便了很多。但是这种变化也带来了很多问题。

我们的祖先几千年以来一直以摄取蔬菜为主，还因为随时受到歉收或天灾的影响，遗传了吃一点东西也能活下来的习惯。但是现代的韩国人吃的食物比祖先多很多，摄取大量高热量食物，还不怎么做运动，结果是韩国也迎来了糖尿病灾难。归根结底就是因为我们的身体与1000年前没有太多变化，但是我们的生活习惯却转变为21世纪的了。

1971年，全罗北道玉秋面以30岁以上成年人为对象进行的调查研究显示，糖尿病发病率为0.91%，每100个人中不到1人。但是26年后的1997年和1998年，首尔木洞和地方城市进行的调查结果显示成人糖尿病发病率为8.5%，增加了将近10倍。那么原因到底是什么呢?

◆ 糖尿病会遗传

制作组与首尔大学糖尿病遗传研究中心一起对具有糖尿病家族史的家庭子女进行了糖尿病检查。检查对象在9岁到17岁之间，一共5名，都是父母、兄弟或者祖父母曾经患过糖尿病的。

为了检测血糖和胰岛素分泌能力，确认是否有患糖尿病的可能性，检查了他们代谢能力是否有异常。

结果让人吃惊，5名检查者中2名诊断为糖尿病，其他3名体质量指数明显高于正常数值，属于高度肥胖，血脂浓度也偏高。这种情况下患糖尿病的可能性会非常大，还可能引发心血管疾病等并发症。

制作组找到了处于类似情况的全南顺天的金春秀（化名）先生。金春秀先生的兄弟们每到春节都会为“健康”干一杯。他们兄弟包括7年前患脑中风的大哥都是糖尿病患者。金氏兄弟的父亲也是因为糖尿病综合症引发的脑中风去世的。所以说他们全家人都是糖尿病患者。

金春秀先生一直担心儿女们会不会也患上糖尿病。父亲和兄弟们都患了糖尿病，自然就会关心儿女们的血糖。所以金先生从小让儿女们养成了每天测量血糖并做记录的习惯。

自己是30岁时患上的糖尿病，所以不是作为父亲，而是作为具有 20 年糖尿病经验的患者的角度，他向儿女们讲述了饮食习惯和运动疗法。糖尿病的可怕之处就在于除了会引发各种并发症，还可能会把它遗传给自己的子女。

在父母患糖尿病的情况下，子女患糖尿病的可能性比普通人高 3 到 6 倍。这里既有遗传因素，也有处于相同生活环境的因素。比如，一个家庭喜爱高热量食物，全家人就可能都会得肥胖症，结果患糖尿病的几率就变高了。所以遗传因素和环境因素共同作用会更增加患糖尿病的危险性。

◆ 韩国人的糖尿病有什么不同之处吗？

很多患糖尿病的韩国人看起来都不是很肥胖。美国或欧洲的患者大部分都是肥胖之后才会得糖尿病，所以肥胖被认为是引发糖尿病的最重要原因。那为什么韩国糖尿病患者很多人不肥胖呢？

天主教大学江南圣母医院尹建浩教授为了找出其中的原因，比较了正常人和糖尿病患者的胰脏功能。

观察正常人和糖尿病患者 β 细胞的结果显示，糖尿病患者的 β 细胞数量减少或受到破坏，这说明糖尿病患者分泌胰岛素的能力比正常人低。

尹建浩教授发表了“韩国成人糖尿病患者胰脏 β 细胞受损”的论文，分析出韩国人患糖尿病与欧美国家的发病原因不同。

“韩国人分泌胰岛素的能力差，应对肥胖等干扰胰岛素分泌的能力也会下降。所以即使没有超重，也可能患上糖尿病。”（尹建浩教授，“韩国成人糖尿病患者胰脏 β 细胞受损”）

食物进入人体后首先在胃中经消化转化成葡萄糖形式。接受由胃传来的信号后，胰脏分泌胰岛素激素。胰岛素可以打开葡萄糖进入细胞的大门，使葡萄糖成为细胞的能量之源。只有胰岛素起到良好的开门作用，细胞才能吸收葡萄糖，血糖即血液中的葡萄糖浓度才会被调节。

摄取的热量越高，产生的葡萄糖就越多，需要胰脏分泌更多的胰岛素来调节葡萄糖的吸收。但是如果胰脏的 β 细胞受损，胰岛素的分泌量减少，就可能产生功能不全的胰岛素。这样细胞不能有效地吸收葡萄糖，血管中葡萄糖浓度升高，就会引发糖尿病。随着年龄的增长，β 细胞以及胰岛素的功能都会下降，但是引发糖尿病还需要外部条件。

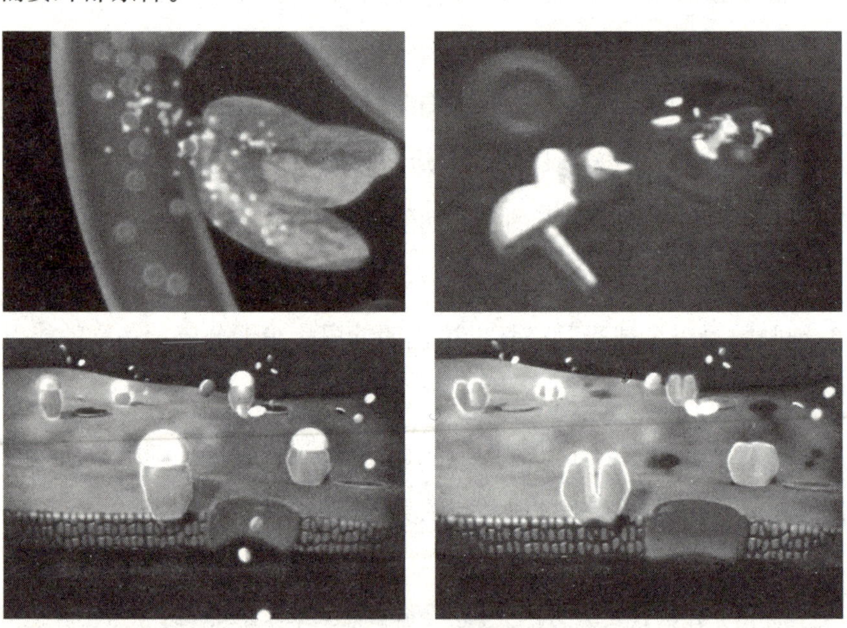

食物进入人体后首先在胃中经消化转化成葡萄糖形式。接受由胃传来的信号后，胰脏分泌胰岛素激素。胰岛素可以打开葡萄糖进入细胞的大门，使葡萄糖成为细胞的能量之源。

只有胰岛素起到良好的开门作用，细胞才能吸收葡萄糖，血糖即血液中的葡萄糖浓度才会被调节。——大脑示意图

尹建浩教授从环境中找出了理由。如果社会稳定的局面能维持数百年，持有相似基因的人群患糖尿病的年龄应该很接近，但是韩国的生活环境发生了巨大的变化。即使一家三代全部得了糖尿病，爷爷奶奶可能是在 70 岁发生的，父亲母亲可能是在 50 岁，而子女们 30 岁就患上了。一个家族的人，但发病时期却是 70 岁、50 岁和 30 岁，这其中的原因是什么呢？那就是处于不同的环境。

◆ 韩国糖尿病患者很多人体型消瘦但是腹部肥胖

那么韩国人的糖尿病和肥胖有何联系呢？

制作组为住院检查的 28 名糖尿病患者做了肥胖度检查。乍一看患者们的外形很难说是肥胖，大部分人的体质量指数（身高和体重的比例）都在正常范围内，其中比正常数值还低的消瘦患者有 4 人。

但是用更加科学的方法检测肥胖度的结果令人意外。体质量指数超标的人只占 38%，但腹部肥胖的人有 92%，可以说大部分患者都是腹部肥胖。这说明腹部肥胖比超重更加危险。

韩国人已经维持了 30 多年的过量饮食习惯，期间城市里汽车的数量也增加了很多。所以运动量减少和过量饮食导致了腹部肥胖型糖尿病，在这种情况下糖尿病的治疗变得更加困难。

正确认识糖尿病！

◆ 什么是糖尿病？

人活着就需要能量，为人体提供能量的最重要的营养物质就是葡萄糖。与前面提到的一样，食物变成葡萄糖进入血液，葡萄糖再进入细胞成为能量之源。

如果葡萄糖无法进入细胞一直待在血液中，这种状态就叫做高血糖，这会导致排出的小便中含有过量的糖分，所以叫做糖尿病。

糖尿病是碳水化合物新陈代谢出现异常，血糖浓度增高，小便中含有过多葡萄糖的病症，是由胰岛素形成和分泌功能出现异常引发的。

胰岛素是由位于胃后侧的胰脏分泌的。我们进食后，胰脏为了让血液中的葡萄糖进入细胞，需要产生适量的胰岛素。

糖尿病患者的胰脏几乎无法产生胰岛素，或者产生的胰岛素功能下降，无法打开葡萄糖进入细胞的大门，所以葡萄糖只能停留在血液中，并伴随小便排出体外。

血液中含有很多葡萄糖，但是人体无法利用，就会引发多种病症。所以糖尿病患者住院会涉及到肾内科、眼科以及整容外科等多个科室。

◆ **糖尿病的特征**

患上糖尿病后很长一段时间内不会感到身体异常，但是会突然间发生并发症。如果患了肾功能衰退，在丧失 60% ~ 70% 肾功能之前是不会感到不适的，所以发现病症时往往为时已晚。

由糖尿病引发肾功能衰竭的患者比由肾小球炎症或高血压引发的肾功能衰竭患者情况要更糟糕。因为如果糖尿病引发了肾功能衰竭症状，那么其他脏器，如眼睛、心脏、脑部血管都已经受到了很大的伤害。

肾小球是肾脏中非常重要的部分。正常人的肾小球上的细胞分布均匀，但是糖尿病患者过高的血糖堵塞了肾小球中的毛细血管，聚合成一团。就这样，糖尿病可以攻击全身各部位毛细血管，引发小血管综合症。

视网膜是使我们看到物体成像的重要组织，糖尿病患者的血糖会攻击此处的视神经和血管，引发视力障碍。过滤血液中废物的肾脏内的肾小球周围密布着毛细血管，所以也是血糖攻击的主要对象。

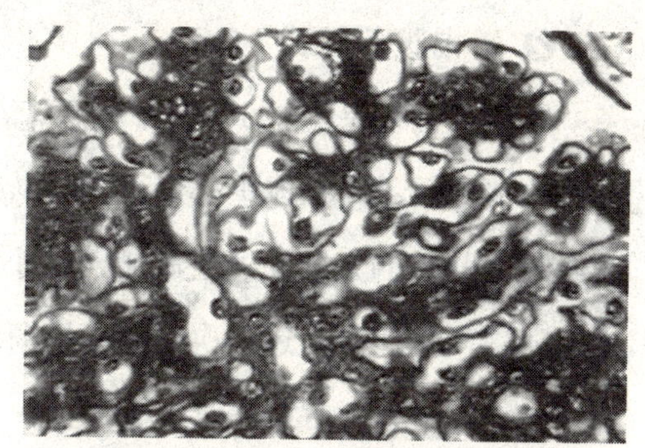

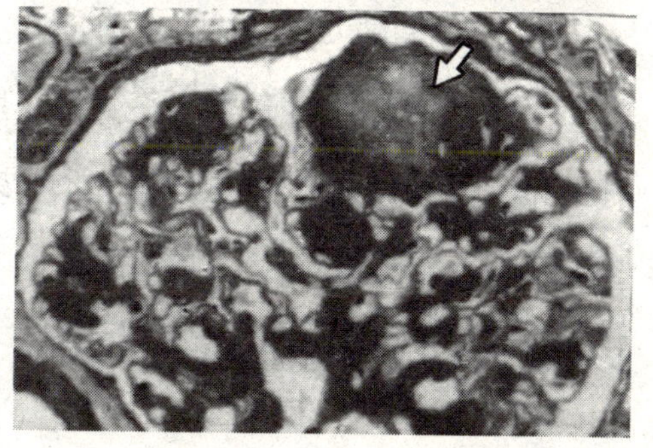

正常人的肾小球（上）和糖尿病患者的肾小球（下）相比，正常人的肾小球上的细胞分布均匀，但糖尿病患者过高的血糖堵塞了肾小球中的毛细血管，聚合成一团。

离心脏最远的腿也是一样的。氧气通过纤细的毛细血管供给到这些部位，如果血液中过高的糖分堵塞了这些通路，细胞就会死亡。更可怕的是血液中过高的糖分不仅攻击毛细血管，如果血栓堵住冠状动脉，会引发心肌梗塞，如果部分堵塞血管，血液流量变少，会引发心脏瓣膜狭窄。如果这时患有糖尿病，其危险程度高出其他人 4 倍，因为糖尿病会使血管经常破裂。

◆ 容易患糖尿病的 3 种类型人群

❶ 父亲母亲中有一人是糖尿病，那您就要小心了！

糖尿病的发病原因中有一个因素就是遗传。如果父亲母亲中有一位是糖尿病患者，子女患糖尿病的几率会增加 50%。

❷ 警惕腹部肥胖

男性腰围如果超过100cm，就意味着已经进入糖尿病的危险区域；女性的情况因身高和体重都偏小，所以超过90cm就要警惕糖尿病了。曾经腹部肥胖的人即使通过减肥，减小腰围了也不能放松警惕。胰脏生产胰岛素的功能受过一次伤害，患糖尿病的危险系数依然很高。

❸ 闭经期的女性应该特别注意！

女性到闭经期时激素水平失衡，腹部内脏上的脂肪会增多。这种变化会成为患糖尿病的原因，所以要特别注意。

改变自己才能战胜糖尿病

◆ **每天检查血糖！**

从被诊断为糖尿病开始，一定要彻底管理好血糖水平。即使病情获得了一定的改善，也不能忽视血糖水平，这是糖尿病患者最应该注意的。

战胜糖尿病的第一守则就是每天检查血糖。血糖检查应在饭前和饭后进行两次，饭前检查是指进食前空腹状态（离前一次进食最少5小时以上，最理想的状态是8小时）下进行检查，饭后检查是指进食后2小时进行检查。

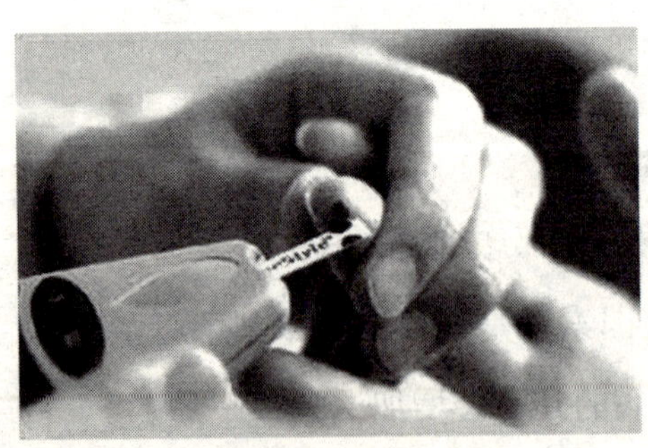

糖尿病患者要随时检测血糖。

我们摄取的碳水化合物会转变成葡萄糖，于进食30分钟到1个小时之间血糖浓度达到最高，2 小时后会恢复到正常数值。但是糖尿病患者下降的时间要更长，病情越厉害花费的时间越长，有时血糖浓度会一直都下降。进食后血糖上升的数值正常人再高也不会超过 180mg/dl，但是严重的糖尿病患者可以达到 500mg/dl。

检查血糖是让患者找回因糖尿病而失去的正确的身体感觉的一种工具。从某种意义上讲也是一种治疗手段。在调节血糖比较顺利的情况下，应该每天做一次检查。如果调节不顺利，每天就需要进行 2 次。如果怀疑有低血糖，或进食过多，那也应该及时进行检查。

◆ 记住与血糖相关的两个数值

正常人的血糖在吃早餐之前的空腹状态下是 100 以下。世界糖尿病学会和世界保健机构希望能将诊断糖尿病患者的标准从 126 降低到 110。如果血糖数值超过 110，就可能引发各种并发症。所以如果血糖数值维持在 100 以下，那就可以不用太担心糖尿病了。糖尿病就像猎犬一样，如果驯养得好就会成为朋友，如果驯养得不好，只要一放松就会扑过来。

◆ 饮食要适量！均衡！及时！

美味的诱惑，暴饮暴食虽然能让人获得短暂的享受，但是其后果非常严重。糖尿病患者一定要控制饮食来调节摄入的热量，所以要经常勒紧裤腰带。如果经常觉得饿，那最好

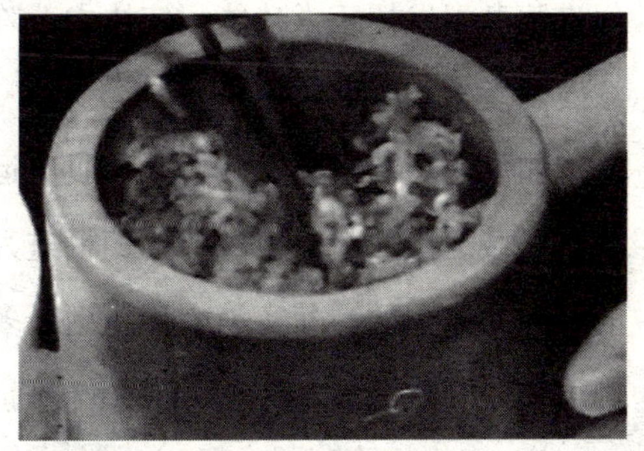

粗粮饭或杂粮饭有利于糖尿病患者

把白米饭换成粗粮饭或杂粮饭，这样其中的纤维素使食物滞留在肠中的时间会延缓，有利于克服饥饿感。

一直吃得很少也会对身体不利。即使食用同等重量的食物，情况也会不同。糖尿病患者最好事先了解一下每种食物的热量，养成摄取规定热量食物的饮食习惯。

◆ 每天坚持运动 30 分钟以上！

如果做好健康管理，即使患有糖尿病也不会得大病，反之如果没做好健康管理后果就会很严重。专家称运动是控制糖尿病的关键，那什么样的运动才好呢？

最近韩国一个研究小组证实，徒步走等有氧运动能有效地改善糖尿病高危人群——老年人的代谢活动。对糖尿病高危人群实施为期 12 周的实验结果显示，徒步走可以促进肌肉中的各种代谢活动，抑制糖尿病的发生。运动后肌肉内脂肪含量明显降低，而这些脂肪的堆积会阻碍葡萄糖的消耗，降低胰岛素的功能。

与此相反，向肌肉转移食物中葡萄糖的糖载运蛋白总量增加了 66%。这样就可以降低血液内的糖含量。所以说有规律的运动可以预防糖尿病的发生。对于糖尿病患者来说，有氧运动可以控制体重，促进胰岛素发挥正常功能，使体内新陈代谢更加顺畅，有利于血糖浓度平衡。

如果想更有效地调节血糖，肌肉运动也是十分必要的。胰岛素刺激糖载运蛋白使血液中的葡萄糖进入肝和肌肉。肝脏接受葡萄糖的容量是有限的，其实消耗葡萄糖最多的地方是肌肉。所以通过肌肉运动增强体内肌肉成分，可以增加葡萄糖消耗量，降低血糖浓度；但是如果肌肉量减少，葡萄糖消耗量也会随之减少，血糖就会升高。

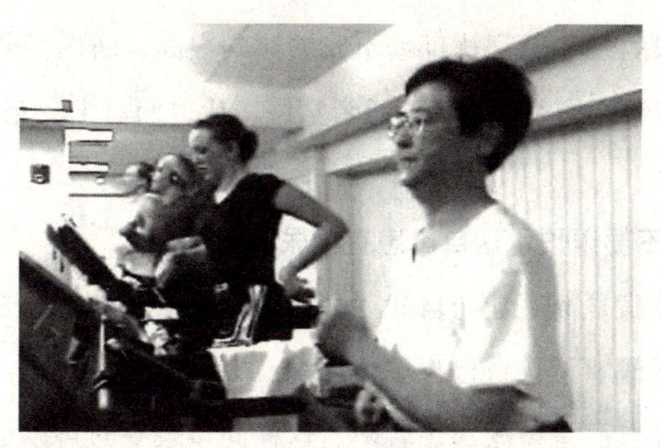

徒步走、游泳等有氧运动以及器械健身等肌肉运动有助于糖尿病管理。

所以，以有氧运动为基础加上适量的肌肉运动就可以增加基础代谢量，对于糖尿病管理很有好处。专家建议未患糖尿病的人一周做 5 次有氧运动，做 2 次肌肉运动是比较合适的。对于糖尿病患者，因为血糖受运动影响比较敏感，所以建议根据自身情况，按照医生的嘱咐进行运动。

◆ 与压力成为朋友！

很多糖尿病患者都说从饮食到运动都会让他们感到烦恼。而且平时生活中稍微感到一点压力，第二天身体就会出现不良状况。

糖尿病患者发病后面对的问题有饮食疗法、运动疗法的负担，并发症和身体不适带来的痛苦，工作、社会活动中的疲倦，经济压力，精神上的痛苦，意志消沉，挫折感，孤独感，心里不安等。这些问题带来的心理压力会进一步影响糖尿病病情，所以怎样解决心理压力非常重要。虽然糖尿病的病因并不在于心理压力，但是心理压力会恶化糖尿病的病情，因为心理压力会使体内激素分泌紊乱，影响到血糖浓度的调节。

糖尿病患者感到忧郁或不安的倾向很高，所以需要家人和周围的朋友多做心理安慰，提高患者情绪，让他们对生活充满希望。

◆ 不要惧怕承认自己患有糖尿病!

糖尿病是彻底地与自我斗争，谁都无法代替，但是想获得胜利还需要勇敢地承认自己患了糖尿病。如果您还在上班，那就勇敢地跟别人说自己是糖尿病患者吧。这样同事聚餐时可以很合理地避开喝酒，还可以准备适合糖尿病人的食物，并获得周围人的帮助。

如果想象着周围人都是医生，那在别人面前就不会有很多顾虑了。

糖尿病患者还被称为“糖尿人”。只要管理好，糖尿病不会影响到平时生活，能像正常人一样。所以糖尿病患者的自我管理是很重要的，但是想成功还是需要周围人的理解和支持。

118 名糖尿病患者问卷调查

专家医师称糖尿病患者被确诊的第五年是一个坎儿。很多患者过了 5 年左右就开始疏忽药物治疗、饮食疗法以及运动疗法。

为了了解糖尿病患者遇到的最大问题是什么，制作组对正在大型医院接受治疗的 118 名糖尿病患者做了问卷调查。

◆ 关于糖尿病的 4 个提问

1. 管理糖尿病最大的困难是饮食疗法。

调查结果显示，糖尿病患者管理糖尿病最大的困难是饮食疗法。

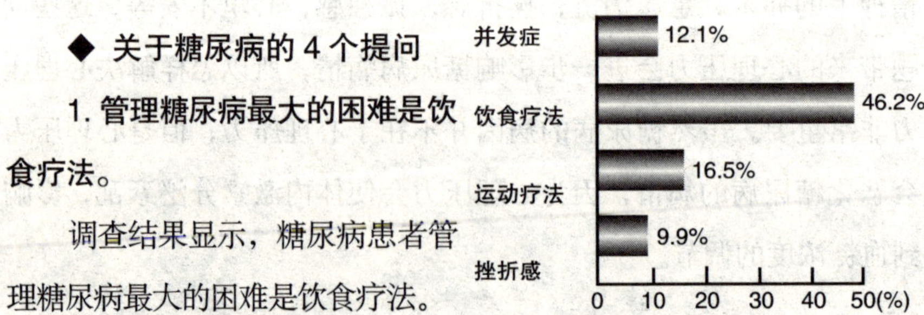

46.2% 的患者觉得饮食疗法是最困难的问题，就是说大约每两名患者中就有一人。其次是运动疗法，并发症引起的身体不适，以及患糖尿病感到的挫折感。

2. 饮食疗法最困难的一点

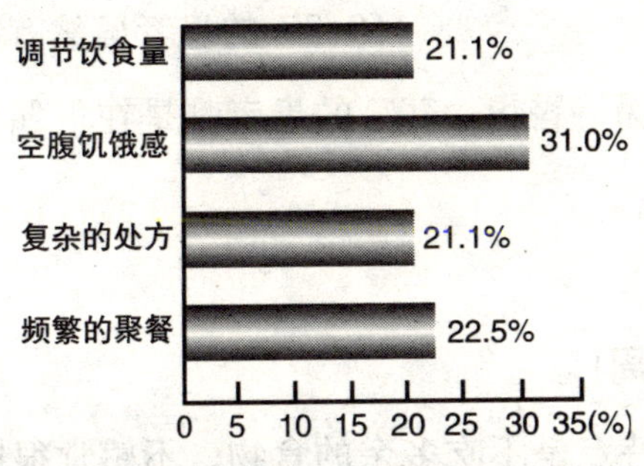

排在第一位的是控制饮食量所导致的空腹饥饿感。第二是频繁的朋友同事聚餐无法坚持饮食疗法。一些患者不清楚应该怎样调节饮食量，还有患者说饮食疗法处方过于复杂。

3. 运动疗法最困难的一点

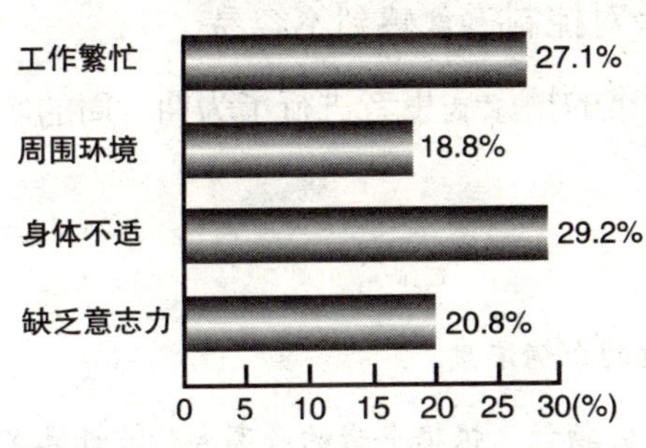

虽然大家都知道运动对健康有益，但是很多患者还是无法坚持。反映最多的原因是并发症引起的身体障碍，或者关节不好等身体不适，占全体受调查患者的 29.2%。第二个原因是繁忙的工作无法挤出运动时间。第三个原因是缺乏意志力。还有就是运动场所以及天气因素等周围环境。

4. 最想说的一句话

很多糖尿病患者都希望获得周围人更多的关心以及新药的尽快

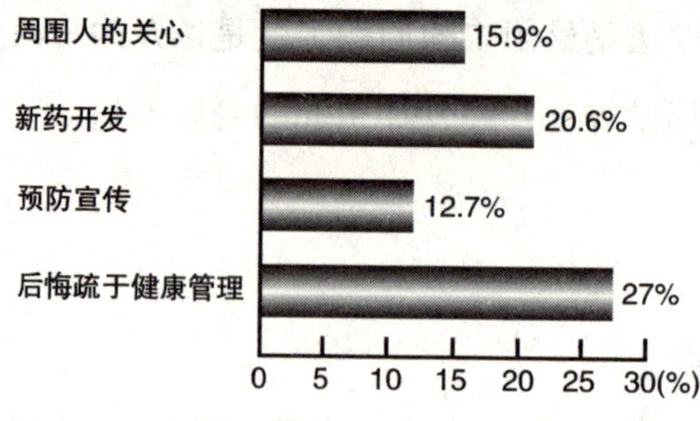

开发。虽然有些患者提出需要加强对糖尿病预防的宣传，但是患者们最后悔的还是“身体健康时没能管理好自己”。调查中59.8%的患者虽然有糖尿病家族史，但是却没有因此保持警惕。70%的患者都是在很偶然的情况下才得知自己患糖尿病的。

◆ 饮食疗法要抓住第一周！

糖尿病患者饮食疗法的特点是不吃多余的食物，不感觉很饿就不吃饭。因为韩国人的主食是米饭，所以增加饭量就等于提高血糖浓度。米饭的主要成分是碳水化合物，会在很短的时间内提升血糖浓度，所以限制饭量让很多患者都感到很困难。男性患者还会对控制饮酒感到困难，女性患者会对控制零食感到不容易。

制作组对饮食疗法感到困难的糖尿病患者进行了为期一周的实验。

实验过程

1. 测定空腹和进食2小时后的血糖浓度。
2. 为了估计每天应该摄取的食物量，根据患者的身高和体重计算了应该摄取的食物热量。

   —身高（cm）减去100，乘0.9就是自身的标准体重。

   —根据该标准体重以及活动量的多少乘25、30或者35就是每天必要的标准热量。
3. 根据计算出的标准热量，给3名实验对象开了饮食疗法处方。

实验对象饮食疗法处方

金真熙（化名，32 岁）女士：每天必要热量为 1400kcal，饭量减少一半，多吃蔬菜，限制零食。

任英美（化名，57 岁）女士：每天必要热量为 1500kcal，改变目前一日两餐的习惯，不能暴饮暴食，应按时进食，并控制饮食量。

朴振虎（化名，58 岁）先生：因工作需要经常外出聚餐。每天所需热量为 1900kcal，限制外出聚餐的次数，限制饮酒抽烟。

实验第四天，实验对象都出现了何种变化呢？金真熙女士的餐桌发生了很大的变化，绿色蔬菜多了，主食变成了杂粮，而且平时喜欢吃的五花肉和鸡肉也没有了。最值得注意的变化是吃饭的速度。这些变化直接反映在了血糖数值上。即使不吃药，血糖水平也已经恢复到正常。

“现在每顿饭都要吃二三十分钟。以前 5 分钟、10 分钟就都吃完了，但是现在控制在 30 分钟左右。吃饭前先喝汤，多吃蔬菜。最让我吃惊的是吃饭速度变慢了。”（金真熙女士）

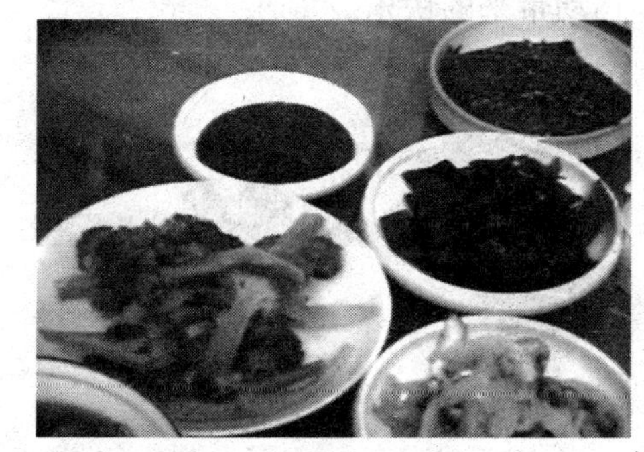
以绿色蔬菜为主的金真熙的餐桌

任英美女士的饮食习惯也发生了变化。每天只吃两顿饭，而且喜欢暴饮暴食的她现在按时吃午饭了。而且吃饭先喝汤和蔬菜，这样有助于控制米饭的摄取量。两位女士的饮食习惯以及饮食量都发生了明显的变化，朴振虎先生也一样。

只通过改变饮食习惯，他们的血糖数值就分别为15、50、51，降低了很多。虽然持续时间只有一周，但是效果还是很明显的。3个人都通过一周的饮食调节显著降低了血糖浓度，而且并发症初期出现的蛋白尿现象也得到了很大改善，恢复到了正常水平。

只要克服第一周，以后就能很容易地适应新的饮食习惯了。而且这些变化带来的成就感和自信心可以让糖尿病患者觉得饮食疗法其实并不难，并得以贯彻到平时生活中。

◆ 享受运动疗法吧！

运动消耗热量可以提高饮食疗法的效果。运动不仅可以直接降低血糖浓度，还可以有效地预防糖尿病并发症，缓解精神压力。

金英美女士非常喜欢和女儿智英一起滑旱冰。

她身材苗条，旱冰滑得很棒，别人看到她都不会相信她是糖尿病患者。但是金英美女士在去年9月份被检查出患有糖尿病。她先是无故消瘦，经常口渴，去医院一检查，原来是患了糖尿病。但是她却没有气馁，她结合饮食疗法，更加重视运动。现在她非常享受运动带来的快乐。

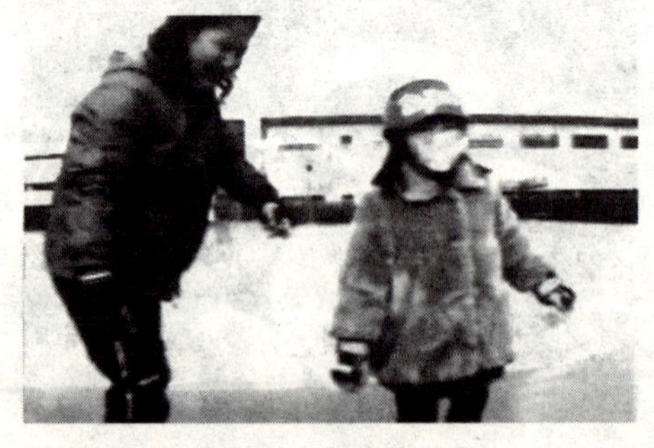

与女儿一起滑旱冰的金英美女士

与金英美女士一样，糖尿病患者最好选择自己喜欢的运动项目，每天坚持做。上班多走路，不坐电梯改走楼梯，晨练，一周骑三四次自行车等，这些运动都非常方便。如果身体肥胖，可以结合饮食疗法和饭前或饭后做运动。如果正在使用胰岛素等降血糖药物，可以饭后运动以预防低血糖。

如果并发症很严重，或者肝脏不好，或者动脉硬化严重的患者，饭后最好不要做剧烈运动，因为剧烈运动可能会给心脏和血管带来过大的压力。可以根据自身的健康状况以及兴趣爱好制定适量的运动计划，每天坚持锻炼。最好在每天同一时间做运动，如果在饭后做，最好在饭后 30 分钟以后做。如果是注射胰岛素的患者，可以在胰岛素效果最低、血糖浓度升高时做，并避免注射胰岛素部位的肌肉过量运动。

运动疗法重在坚持，短期的运动一般不会有很好的效果，最好选择每天能消耗 300kcal 以上热量的运动。每天快速走 30 分钟、骑自行车 30 分钟，或者打 30 分钟网球都是很好的选择。运动次数每周不少于 3 次对调节血糖会很有帮助。

最重要的是根据医生开的处方，找好适合自己的运动项目，坚持做下去。

如果不能很好地控制血糖，爬山、游泳等剧烈运动反而会加剧病情，所以刚开始运动最好先从轻松的散步开始，关键在于坚持。

早期制伏糖尿病才是关键

许甲范博士的“早知道”战胜糖尿病

◆ 早期制伏糖尿病的方法

许甲范博士称如果细心观察身体发生的变化，早期制服糖尿病并不是一件难事。如果下列事项中符合两项以上就要怀疑是糖尿病了。

▶ **下列事项中有两项以上符合就要怀疑糖尿病**

- □ 经常口渴，小便量变多。
- □ 经常有饥饿感，多吃饭体重也下降。
- □ 牙床降低，牙根露出来。
- □ 眼睛干燥，看东西模糊。
- □ 稍微运动就觉得累。
- □ 皮肤瘙痒。
- □ 经常得感冒等小病。
- □ 女性常觉得阴部瘙痒。

糖尿病最典型的症状就是多喝、多吃、多尿这“三多”现象。6个月前，黄仁宗（化名，67岁）先生出现典型的三多症状，去医院检查时发现糖尿病病情已经相当严重。虽然根据建议摄取热量控制饮食，但是克服饥饿感并不是一件容易的事情。

许甲范博士指出，血糖浓度高会加剧饥饿感，所以降低血糖浓度很重要。如果这时多吃饭，或者喝可乐等饮料解渴，血糖浓度反而会更高，不仅不能缓解饥饿感，还会增加饥饿感。多吃蔬菜、鱼肉，少吃米饭是克服饥饿感最有效的方法。

- **少吃三白食品（米饭、白糖、面食），多摄取高蛋白。**
- **多吃蔬菜以增加饱满感。**
- **饥饿感加剧时可以一日多餐来缓解症状。**

◆ 糖尿病患者为什么会经常口渴？

大部分糖尿病患者每天都要喝3升以上的水来缓解口渴，原因就是当血糖数值高于170时，葡萄糖会与小便一起排出体外，此时会携带水分一起排出去。这样小便增多，血液中的水分减少，引发体内脱水，刺激感知缺水的大脑中枢补水，所以会经常性地“口渴”。有些糖尿病患者听说喝水太多会加重病情，所以即使口渴也不敢多喝水。

◆ 糖尿病患者在口渴时可以喝水吗？

喝水一定要及时。口渴的原因是高血糖引发小便时流失了很多水分，所以这时应该及时喝水降低血糖浓度。只要血糖浓度下降，即使让患者多喝水也不会想喝。多喝水会导致小便量增多，糖尿病患者每天小便量能达到 2 升以上，如果病情加重会上升到 5 升乃至 10 升。所以小便量增多、出现泡沫就应该怀疑患有糖尿病。

◆ 小便中检查出糖分就是糖尿病吗？

很少一部分人虽然血糖浓度正常，但是有时小便中会带有糖分。还有，饿了好几天后暴饮暴食、接受手术、妊娠后半期等特殊情况下，体内血糖浓度也会升高，小便中就可能会携带糖分，但是这些都是暂时的，并不是真正的糖尿病。测定血液中的糖含量是最精确的血糖测定方法。空腹时血糖浓度大于 126 就能确诊为糖尿病。但是即使血糖数值没有超过临界值，血糖浓度偏高也可能发展为糖尿病，所以不能放松警惕。在很多情况下，血糖浓度偏高的人群中有 20% ~ 30% 会在 5 年内发展成糖尿病。但是大部分血糖偏高的人平时并不会感到身体不适，所以被诊断为糖尿病之前都不知道自己身体的真实情况。

▶ **糖尿病诊断标准**

	正常	血糖偏高	糖尿病
空腹	110 以上	111 ～ 125	126 以上
饭后 2 小时	140 以上	141 ～ 199	200 以上

特别是有糖尿病家族史、身体肥胖、腹部肥胖、生过肥胖婴儿、高血压经历的人，检查血糖数值是否偏高对于预防糖尿病非常重要。

◆ **正常的血糖变动范围是多少?**

饮食和运动都会引起血糖的变化，一般在 10 ～ 20 左右。但是不需要太注重血糖浓度的变化，应该把心思多放在什么样的治疗方法、治疗药物对自己更合适的问题上。

◆ **为什么早晨空腹血糖数值会比睡觉前高?**

糖尿病患者普遍提出的问题是早晨的血糖数值比睡觉前高。这就叫做凌晨现象。那这是为什么呢?

胰岛素分泌不足时空腹血糖浓度会升高。而且凌晨生长激素分泌旺盛，如果再加上睡眠不好就会导致体内其他激素分泌紊乱，所以早晨血糖浓度会升高。因此找出原因，想出对策是很重要的。

我正在和糖尿病战斗!

就像足球运动员似的，我们在生活中也可能会受到黄牌警告。糖尿病就是我们身体发出的一种警告。糖尿病往往事先没有任何预告便突然降临，并在无声无息之间夺去生命。

但是怎样对待这张黄牌警告，其后果是全然不同的。如果不加注意那就会受到红牌警告罚出场无法比赛，如果处理得当就能让你继续在人生道路上绽放精彩，成为赢家。

演员金成远先生至今还记得30多年前身体给他开出的黄牌警告。到现在他还一直保持着警惕，没有放松过。制作组找到他，并请教他与糖尿病斗争35年的经验和秘诀。

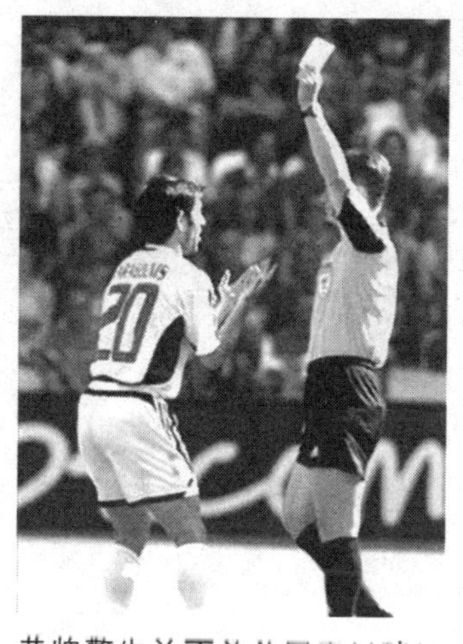
黄牌警告并不单单属于足球运动员。

演员金成远先生30多年的糖尿病人生

◆ **把糖尿病视为朋友吧！**

金成远先生年近70岁，从事演员工作也已经快40年了，他依然活跃于演出及电视节目中。在拍摄过程中，如果时间允许他就会去休息室。这是为了吃零食，休息室的抽屉中总是准备着饼干、豆奶等零食，这些都是防备低血糖用的。因为工作忙，他时常不能按时吃饭，所以就准备了这些。

“把糖尿病当成自己一辈子的朋友，那心态就完全不一样了。一日多餐，每次少量进食，坚持步行，遵照主治医师的嘱咐是克服糖尿病最好的方法。希望其他跟我一样患糖尿病的朋友一定要记住这句话。”这是金先生一直强调的。

◆ **一直关注自己的健康！**

金成远先生被诊断为糖尿病是在1970年，那时他只有30多岁。

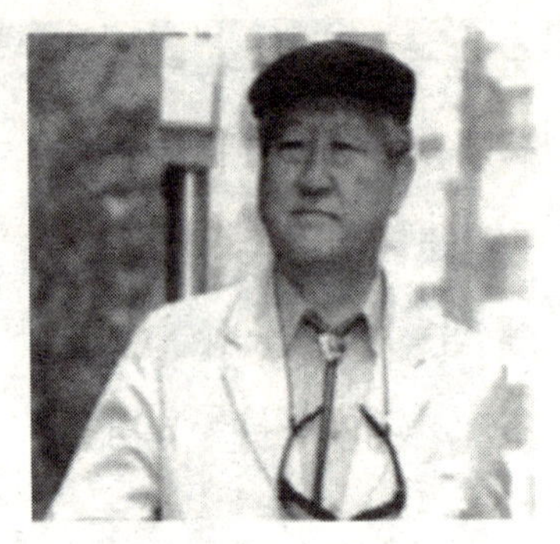
把糖尿病看做朋友的演员金成远先生

当时他还是一位运动高手，食欲很好，体格也很棒，所以根本没想到自己会得糖尿病。在一次偶然的机会，看到一个演员同事做了一次综合健康检查，出于好奇，他也跟着一起做了。结果却令人震惊。医生得到检查结果后，并没有找金成远先生本人，而是叫来了他的夫人。

当时糖尿病被认为是非常严重的病症。他的病情可能会引发心脏病、动脉硬化、气管炎、高血压等并发症。当他知道自己患了糖尿病，并且还有可能患上其他并发症时，简直就是五雷轰顶，所以当时他的心情可想而知。

但是很快，金成远先生就积极地投入到与糖尿病的战斗中。他的夫人下了很大工夫，每天用杂粮做七八十个小饭团，帮助丈夫进行饮食疗法。金成远先生每天都坚持饮食疗法，并检测血糖。在别人眼里，这些看起来也许并不难，但是出身于小康之家的他从小吃惯了好吃的，所以控制饮食对他来说非常困难。

他一向饭量很大，平时吃肉能吃十人份，喝酒也是海量。但是他却控制住了饮食，每天只吃杂粮饭团，而且定量。

他说他的糖尿病根源就在于年轻时的暴饮暴食。虽然按时吃，不多吃对他来说并不容易，但是为了健康他还是坚持了下来。他说这就是他能战胜糖尿病的秘诀。

◆ 周围人的帮助可以加快治愈速度！

金成远先生之所以能克服病症，并像正常人一样生活，其中他的夫人功不可没。他们俩是从小一起长大的青梅竹马，60 多年来他的夫人一直陪伴在他身边，给予了他很大帮助。

他的夫人每天都要准备七八十个蛋清皮包裹的小杂粮饭团。杂粮从薏米、大麦、玄米、高粱到大黄米应有尽有，可谓用心良苦。演过很多皇上角色的金成远先生还说曾经坐在龙床上吃这饭团呢。如果没有夫人精心准备的食物，金先生根本无法在忙碌的户外拍摄工作中按时吃饭。

到现在金先生已经与糖尿病为伴 40 多年了。自己准备金枪鱼三明治、松仁粥等工作餐已经很熟练了，但是夫人依然是他与病魔战斗的最大依靠。

金成远先生在拍摄现场也毫不隐瞒自己是“糖尿病人”。这样他在平时生活中也得到了同事和其他演员们的帮助和关心。回避酒会也成为很自然的事情。向周围人坦诚自己的病情，并获得他人的帮助是加快治愈糖尿病的有利因素。

◆ 糖尿病患者一定要遵守规定！

金成远先生被诊断患有糖尿病之后由于拍摄工作紧张有时不能遵守饮食疗法和运动疗法中的规定，有时不能按时吃饭，有时不得不喝很多酒。曾经是运动健将的他觉得这些对他来说应该没什么太大影响，但是就在他放松警惕的时候一场暴风雪来了。

1980 年他在录制现场晕倒了。这可以说是他的第二张黄牌警告。三天后他才苏醒过来，并意识到再这样下去他会被红牌警告逐出赛场。这时他意识到必须彻底做好自身健康管理。

此后，金成远先生对自己的血糖一直保持着高度关注，因为他知道并发症说来就来。制作组找到他时，他很自信地说自己刚从医院回来，医生还夸他自我管理很成功呢。

人生的大半旅途，金成远先生是与糖尿病一同走过来的，他之所以没有患并发症多亏了平时严格管理健康状态。

◆ 走路和调节血糖是第一功臣

金成远先生非常重视血糖调节，他说其中的秘诀就是“走路”。自从金成远先生晕倒之后，他卖掉了汽车，可以的话尽量步行。他每天平均要走 1.3 万步以上。

“我步行 1 小时多一点就能走 1.3 万步。回家测血糖就会发现一个非常有意思的现象。出门之前血糖是 180，但是回家后就会降到 120。是不是很神奇？”（演员金成远先生）

遇到身体不舒服时，他就会把运动量减少到 5000 步左右。虽然走路是一项很好的运动，但是过量也不好，对此他有过惨痛的教训。最近金先生运动时伤了膝盖，为了减轻膝盖的负担，他改为在水中行走。从家到健身中心往返距离为 2600 步，在水中每往返一次为 100 步，这样每天还是能走 5000 步。

金成远先生与糖尿病为伴数十年，但是一直没有患并发症，这是证明糖尿病患者可以像正常人一样生活的典型例子。虽然糖尿病是人生赛场中的黄牌警告，但是如果坚持不懈地管理好自己，就可以一直在这个人生赛场上发光。

糖尿病可能在某一天降临到任何一个人身上，根据对自身健康关注的不同，它可能会成为朋友，也可能会成为夺取生命的魔鬼，所以大家一定要做好准备。

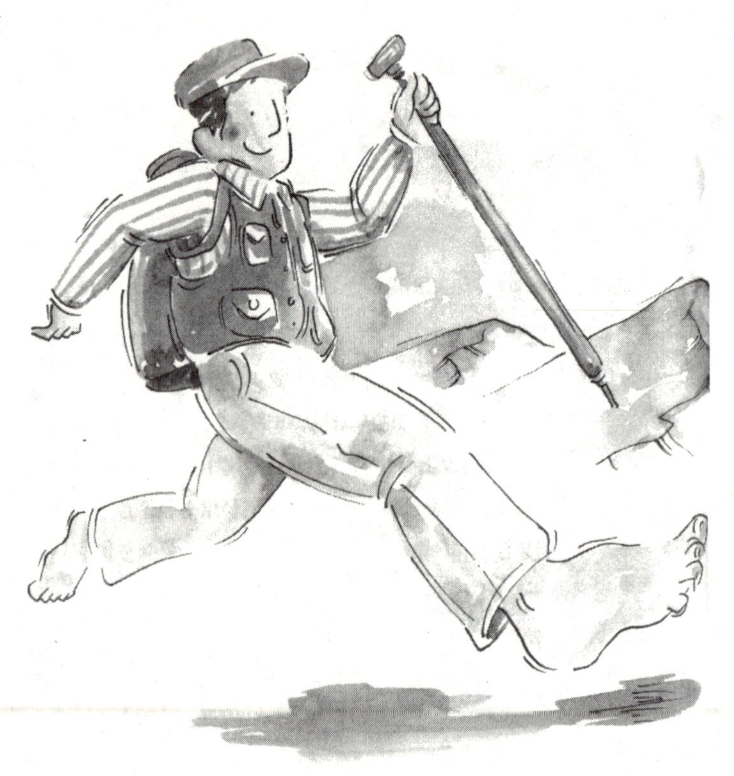

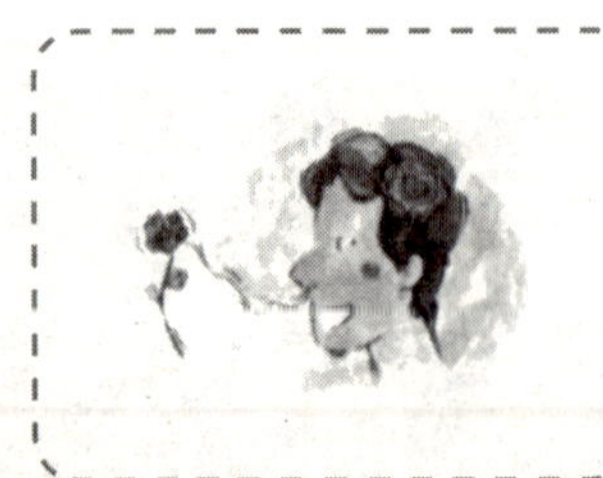

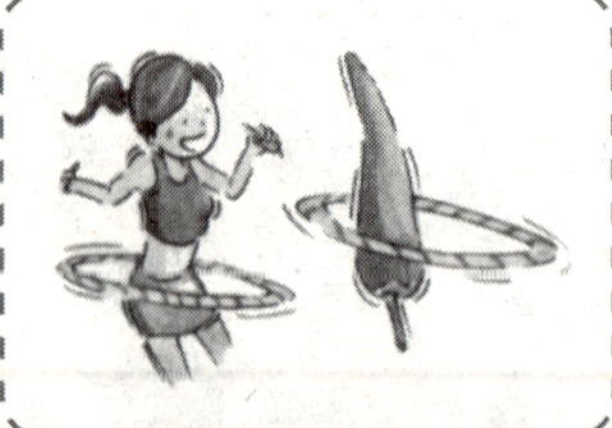

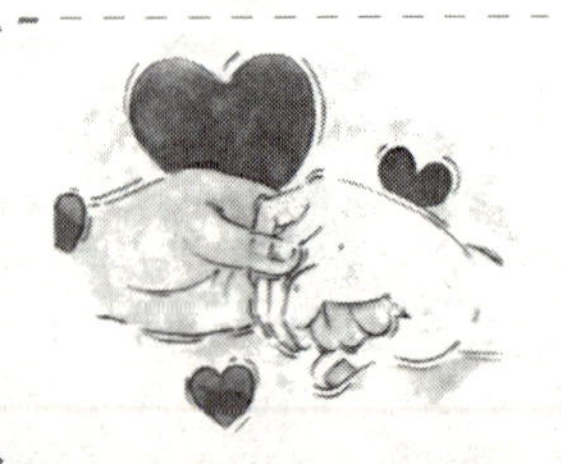

第二部
改善生活质量、生活习惯

第7章

焕然一新的感觉健康法

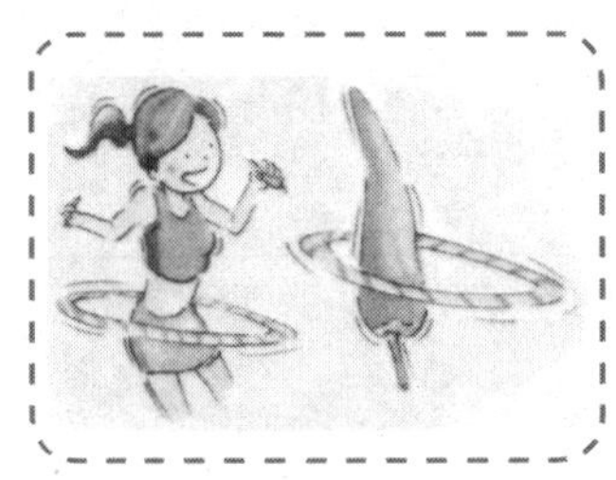

我们生活中必不可少的重要因素——感觉，包括决定一生饮食习惯的味觉，感受香味的嗅觉，生存必须的触觉等。这些感觉中存在着很多我们平时没有意识到的健康秘诀，让我们去了解并利用这些感觉中存在的秘诀吧。

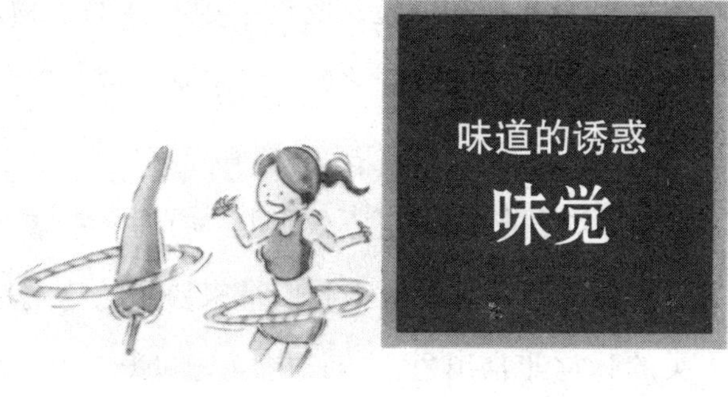

味道的诱惑——味觉

自然界中的所有动物都需要通过摄取食物来维持生命。但是进食对于人类来说并不像动物那样仅仅是为了填饱肚子。更多时候，我们吃东西是为了享受美味带来的味觉享受，而不是单纯为了满足胃的需求。

我们回到古罗马时代，看看那时享受美味的极端表现吧。罗马的贵族很喜欢宴会，有时每天要参加数次宴会。但是宴会中菜的种类实在太多，很难全吃遍。所以，罗马人会准备一个罐子，以备吐掉咀嚼后的食物，或者

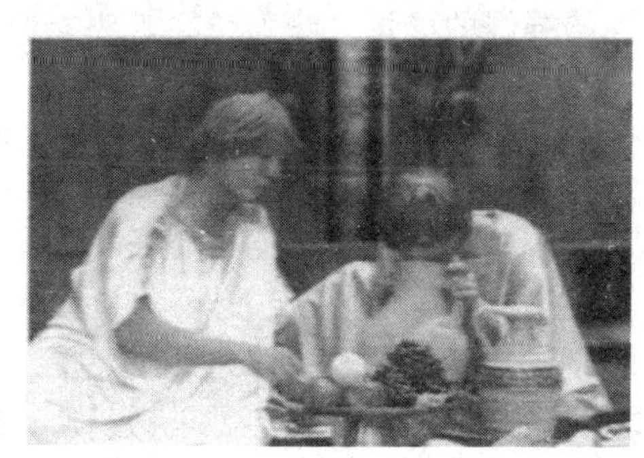

吐掉咀嚼后的食物，或者吃饱后用羽毛刺激口腔，吐出之前吃进去的食物，再去品尝其他食物的罗马贵族（模拟场面）

吃饱后用羽毛刺激口腔，吐出之前吃掉的食物，这样他们就可以品尝更多的食物。法国哲学家拉贝尔感叹说：“恶毒的食物罐”葬送了罗马帝国。

今天，我们吃饭也不仅仅是为了生存，更重要的目标是享受味觉带来的快乐。可以说为我们带来快乐的味觉是神赐予人类的礼物。人类的味觉非常出色，传说中罗马的美食家可以分辨出菜肴中的鱼是从河流上游还是下游抓到的。人类为了让神赐的味觉更加完美，做了很多努力。现在能感受菜肴中各种食物本身味道的美食家们的“绝对味觉”成为了很多人羡慕的对象。

绝对味觉，寻找超级美味！

◆ 味觉，神秘的面纱

大家相信有品尝某道菜肴就能说出做这道菜肴所用全部材料的人吗？烹饪专家称虽然不能保证100%,但是90%左右是可以做到的。专业的品酒师可以在蒙着眼睛品酒后说出是什么牌子的酒。

味觉是食物与唾液混合发生化学反应后产生的物质通过味蕾传达给神经的感觉。味蕾长在舌头上像蘑菇一样的小突起中，这些小突起又叫做舌乳头。味蕾可以通过不同通道接收4种基本味道，从而分辨出不同味道。

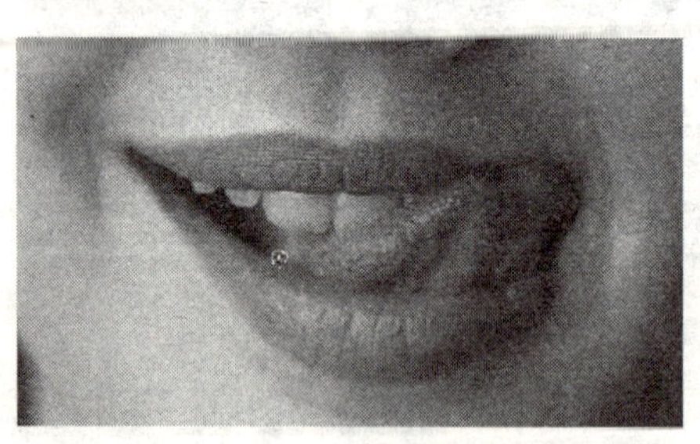

进食对于人类来说并不像动物那样仅仅是为了填饱肚子。更多时候，我们吃东西是为了享受美味带来的味觉感受。

美国康涅狄格大学德菲教授研究小组称可以通过舌头上分布的舌乳头数量来区分对味觉敏感还是迟钝。为此，他们测定了年纪相仿的一男一女的舌乳头数量。在同一直径内，A 女性有 30 个，B 男性有 14 个。德菲教授说年纪大的人所拥有的舌乳头的数量与其刚出生时是一样的，所以从遗传角度分析舌乳头数的差异可以预测味觉在其一生中的影响。

为了更多地了解舌乳头数量差异对感知味道的影响，他们做了进一步的实验。将同一种溶液涂抹在两个人的舌尖，A 女性对苦味的反应比 B 男性更敏感。在口中含同一种溶液产生的结果也是一样的。其原因就是含有更多舌乳头的人对刺激味觉的物质更敏感。

专家将舌乳头比普通人少的人称为味盲（Non taster），味觉比普通人敏感的人称为超级味觉者（Super taster）。但是即使舌乳头数量少，也并没有太大问题。按舌乳头数量划分的超级味觉者和味盲只是相对的称呼，都是属于正常人范围。只是味盲能感受的味道相对较少，饮食感受相对单调一点，而味觉敏感的人的饮食感受要相对丰富多彩一些。简单地说只是在生活品质上会有一些差别。

那从事需要超级味觉工作的人都是天生舌乳头数量多的吗？我们数了 6 名被拥有“绝对味觉”的人的舌乳头数量。

品酒专家严京子女士对于酒拥有“绝对味觉”，经常有人问她“这种食物配哪些酒比较好呢”。咖啡鉴别师金申惠女士不仅受到了周围

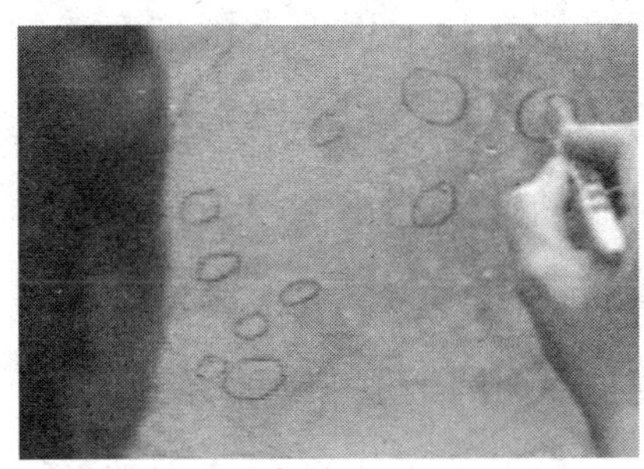

将舌头放大 60 倍后数舌乳头的数量。

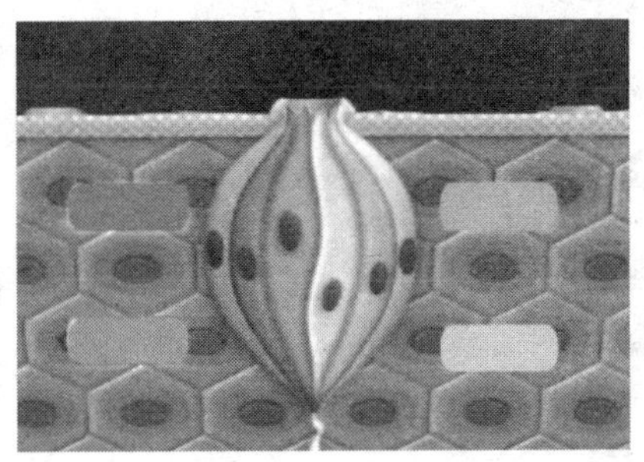

舌乳头内的味蕾通过不同通道接收 4 种基本味道，从而分辨出不同味道。

人的认可，自己也觉得“自己的味觉比别人敏感”。被人称作“文长今”的巧克力派鉴别师文永福先生、具有20年经验的老牌厨师李敏先生以及饮食评论家杨文植先生都因为他们超乎常人的味觉而远近闻名。参加我们实验的还有演艺界中的“绝对味觉”笑星金宝华女士。

被称为“绝对味觉”拥有者的这6位人士的舌头究竟与普通人有何区别呢？我们先测定了7名普通人的舌乳头数量。普通人直径在1mm内的舌乳头数量大约是20个。但是严京子女士同一面积内的舌乳头数量却达到34个。实验结果显示，实验组平均舌乳头数量比普通人多9个。就是说这些“绝对味觉”确实具有天生的对味觉的敏感性。但是金宝华女士的舌乳头数量只有19个，比普通人还少。舌乳头数量可以很直观地表现一个人的味觉是否敏感，那么金宝华女士的舌乳头数量为什么这么少呢？制作组进一步实验去了解在感受实际味道中他们有没有差异。

实验结果显示实验组分辨甜味的浓度比普通人低一个级别，咸味和酸味低三个级别，苦味低两个级别。这说明他们的味觉确实比普通人更敏感。金宝华女士舌乳头数量虽然少，但是对味道的认知能力与其他“绝对味觉”拥有者差不多。这个结果显示反复的自我练习和平时的饮食习惯等环境因素也能在很大程度上影响着味觉的敏感性。据了解，金宝华女士平时的饮食非常清淡，很少放调味料或蘸酱，有人说她吃菜时只要把上面的土洗干净就行了。

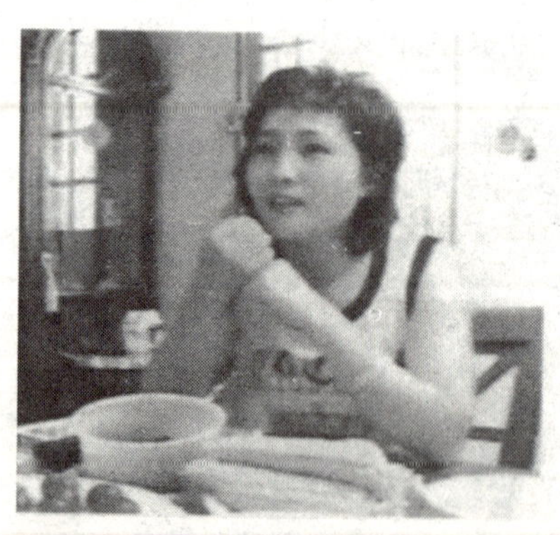

笑星金宝华女士虽然舌乳头数量少，但是味觉却很敏感。

我们的舌头通过味觉神经不断与大脑交换信息，通过舌乳头中的味蕾收集食物中的第一手信息，即 4 种基本味道。

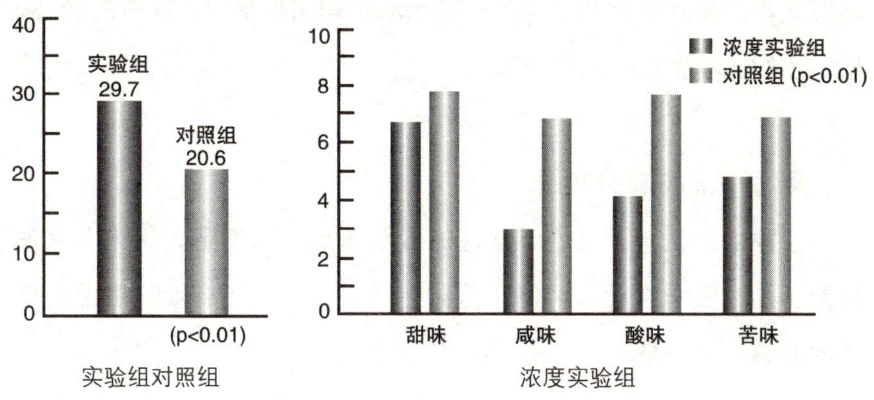

实验组对照组　　　　浓度实验组

我们假设苦味和酸味是警告信息，甜味和咸味是表示可以进食的正面信息。这样味蕾通过味觉神经将第一手信息传达到大脑，最终是否进食需要大脑做出最后的决定。那味觉是一成不变的吗？

制作组做了一个实验。用高浓度盐水和自来水同时饲喂缺乏盐分的小鼠和正常小鼠。实验结果显示，正常老鼠尝了盐水后不再喝，缺乏盐分的小鼠 15 分钟内各喝了 5cc 的盐水。为什么会出现这种情况呢？舌头将食物的味道传送到大脑后，如果大脑命令可以食用，食物就会被吞食到胃中，成为身体所需的能量之源；如果大脑觉得体内缺乏某种营养物质，大脑就会改变味觉，使味觉优先选择含该营养物质的食物。

很多生理教科书上画的味觉分布图，严格地说是不正确的。

另一件有趣的事情是，怀孕期间孕妇对含高浓度盐分食物的排斥反应会下降。怀孕期间喜欢高盐食物的原因是为了增加血液容量，这是保护胎儿和母体所必须的生理需要反应在味觉的表现，所以孕妇比较喜欢吃咸的食物。

◆ 舌头的味觉分布图

让我们回忆一下在小学学过的舌头味觉分布图吧。甜味由舌头前侧感知，酸味在舌头两侧，苦味在舌头后侧，还有咸味是舌头整体都能感受。但是严格来说，这是错误的。

很多生理教科书上画的舌头的味觉分布图是错误地理解 1890 年德国一位精神物理学家的研究结果而产生的。按照这张图，一个区域感知一种味道，即一个部位只感知甜味，另一个部位只感知咸味。

20 世纪 70 年代的研究已经表明这种舌头味觉分布图是错误的。人体精神物理学实验结果显示，舌头的各部位感知各种味道的能力并没有显著差异，敏感性也没有很大差别。

错误的味觉引发肥胖！

酸甜苦咸等味觉可以给人带来快感，但是由于每个人的味觉敏感程度不同，所以可能会在不经意间招来危险的疾病。

目前美国的肥胖人数很多，研究味觉与肥胖之间的关系的研究进行得非常积极。特别是苦味，是大家研究的热点。新泽西州立大学戴夫教授检查 50 名 40 多岁女性的结果显示，不能很好地感知苦味的小组先天性地比较喜欢甜味或油性的食物，体质量指数（BMI）比对苦味敏感的小组高 7 点，体脂肪度也高 10% 左右。

到目前为止，研究表明味觉的遗传差异只会引起轻微的肥胖，

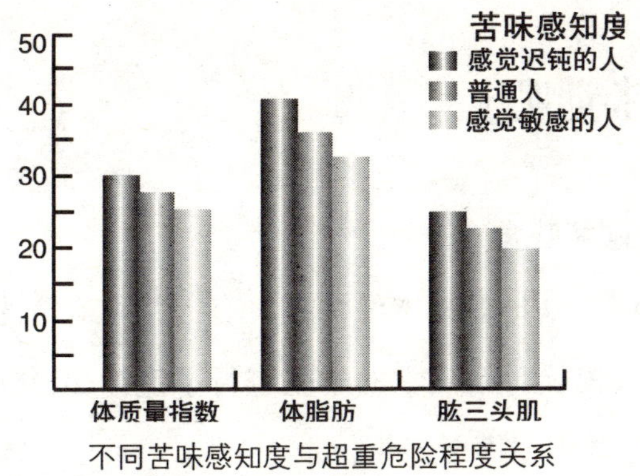

不同苦味感知度与超重危险程度关系

而不会引起病理性肥胖。由于舌乳头数量少对味道不敏感的味盲容易导致肥胖的原因是，过量摄取酒精，喜欢甜的食品，摄取更多甜食或高脂肪食物。德菲教授通过对苦味敏感度与酒精摄取量的研究发现，对苦味迟钝的人酒精摄取量会高于其他人。

“喝酒的人中味觉迟钝的人占的比例明显高于味觉敏感的人。味觉敏感的人的舌头会阻止摄取过多的酒精。”（芭蕾里 · 德菲教授，康涅狄格）

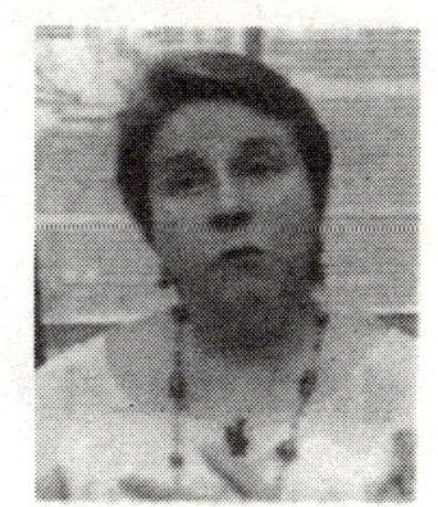

喜欢吃油炸食品，喜欢喝酒的人先天性舌乳头数少，对苦味不敏感的可能性比较高。这种现象也能在喜欢吃咸的食物的人群中发现。如果长期吃咸的食物，味觉对咸味越来越迟钝，从而会吃得越来越咸。这种饮食习惯是引发高血压等慢性疾病的重要因素。

从世界范围看，饮食习惯中喜欢吃偏咸食物的民族患高血压的概率远高于其他民族。2001 年美国的一个调查研究显示，每天控制盐分摄取量在 6g 以下，一个月后收缩压就会下降 10mmhg 左右。先天性或者环境引起的错误味觉会引发肥胖、高血压等致命疾病。

保护您的味觉吧！

◆ 快餐会破坏味觉

2003年10月10日的日本经济报上有一篇很有意思的报道。服部营养专科学校校长对新入学的学生进行了连续20年的味觉测试，发现年轻人的味觉正在逐渐退化。

该学校以新入学的学生为对象，将甜味、咸味、苦味、酸味，以及新发现的第五种基本味道——旨味(umami)分为4种不同浓度，进行了味觉敏感性测试。

这里指的旨味（umami）是除了4种基本味道之外新发现的一种鲜味，比如说味精等人工调味料中就有这种味道。能分辨5种低浓度味道的学生从20年前的50%降低到最近的27%。

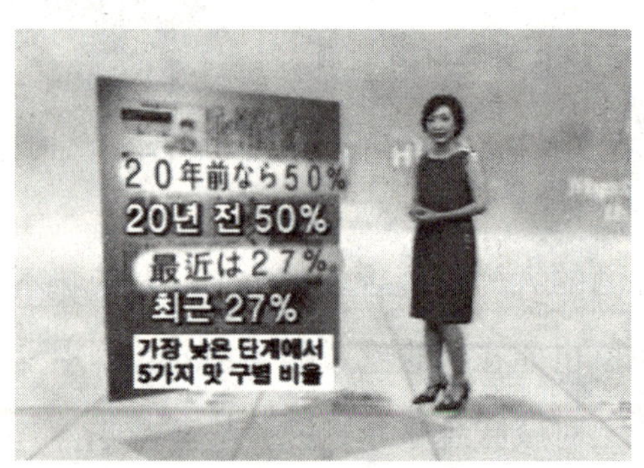

日本经济报纸报道：能分辨5种低浓度味道的学生从20年前的50%降低到最近的27%。

服部校长说主要原因是“堆积食品”和“各自为食”的饮食习惯。“堆积食品”主要指的是像汉堡一样将很多食物混在一起吃的食品；“各自为食”指的是虽然大家聚在一起吃，但每个人只吃自己的那一份的饮食习惯。老吃“堆积食品”或“各自为食”，舌头受到的刺激越来越单调，所以味觉会退化。

日本专家担心现在的孩子会因为习惯吃快餐，味觉会越来越退化。

我们来看一下孩子们比较喜欢吃的零食吧。汉堡就不用再说了，番茄酱中有 1/4 的成分是糖分，冰淇淋中含有 23% 的糖分，吃 1 份就已经接近了每日建议摄取量 27g，碳酸饮料中含有 13% 的糖分，喝 1 杯就等于摄取了 26g 糖分，正常饮料 1 杯等于它的一半。

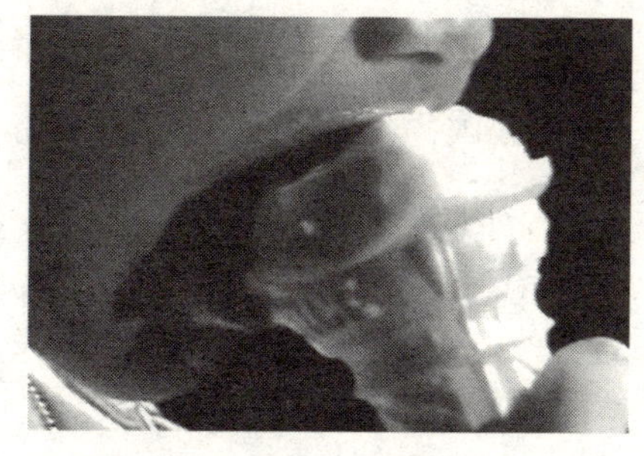

冰淇淋中含有 23% 的糖分，吃一个就已经接近了每日建议的摄取量 27g。

加工食品中含有的盐分有多少呢？在韩国食品药品厅的帮助下，制作组调查了孩子们爱吃的快餐中的钠含量。1 片比萨中含有 1300mg，1 个双层汉堡含有 900mg。只吃 1 片比萨和 3 片火腿就已经超过了世界保健机构建议的 5g 盐分摄取量。

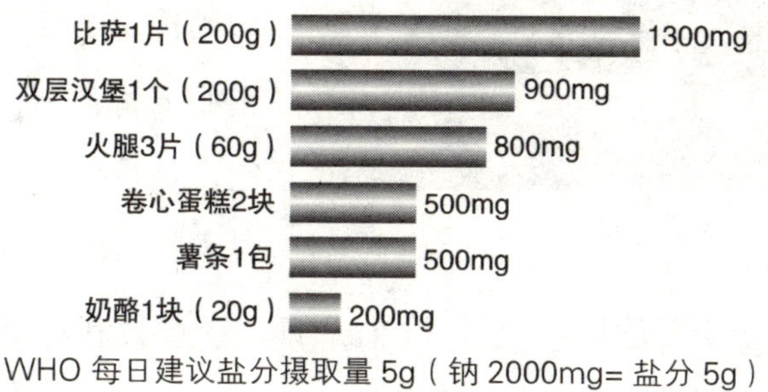

WHO 每日建议盐分摄取量 5g（钠 2000mg= 盐分 5g）

研究味觉和嗅觉的蒙奈尔合金研究所所长博辰普博士说快餐最终会破坏我们的味觉，特别是小时候的饮食习惯会直接影响人们一生的饮食爱好，所以给儿童吃快餐对他们的生长和以后的生活都会带来负面影响。

◆ 慢餐运动

意大利小城布拉是反对快餐展开慢餐运动的中心。第一个慢餐餐厅“博肯迪菲诺”宣传绝对不使用不清楚生产地或者长途运送的材料。因为他们相信菜肴的生命在于新鲜。

为了强调食物本身的味道，他们提倡最简单的烹饪方式。

慢餐运动提倡利用各地方的传统材料以及应季食物做菜，这样的菜肴才有价值。就是说出产大豆的时候多吃大豆，出产南瓜的时候多吃南瓜。食用应季的食物做菜就是在用最上等的材料做菜。

布拉的人们以品尝和慢慢享用这些食物为吃饭最大的乐趣。即使等的时间稍长，他们也愿意吃这样的食物。目前慢餐运动快速扩散，据统计约有 40 多个国家 7 万多名会员参加了这个运动。

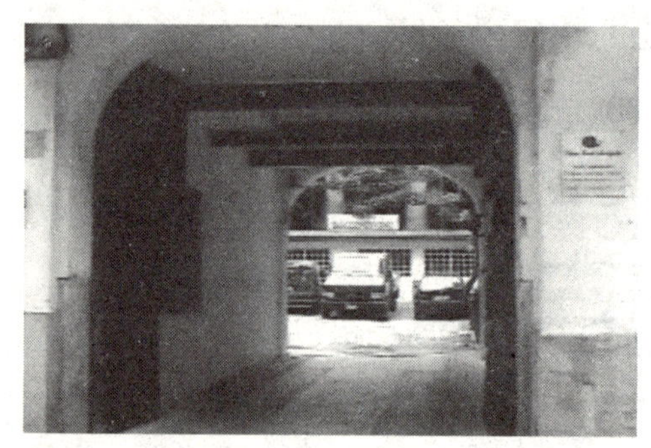

慢餐餐厅博肯迪菲诺入口

慢餐运动支持者们警告说为了味觉的健康，我们应该从摄取产业化食物返回到传统的餐桌上。花时间精心准备食物，并慢慢享受它，是找回失去的味觉的最好方法。

慢餐运动本部于 1996 年 12 月 2 日，在意大利都灵举行的味觉博览会上发表了“寻找真正味道的味觉方舟”计划书。他们提议将各国的传统饮食的相关资料保存在方舟中，以免在迅猛的快餐洪水泛滥的今天，这些宝贵财富被彻底淹没。

目前方舟中的大部分都是经过长时间才能制备出来的奶酪、酒、传统酒、传统饮料、发酵食品、濒临灭绝的水果和农作物，以及其他独特的传统料理。说不定，在不久的将来韩国的酱汤和泡菜也能进入方舟呢。

味觉可以帮助我们的身体选择正确的道路，是健康的指南针。

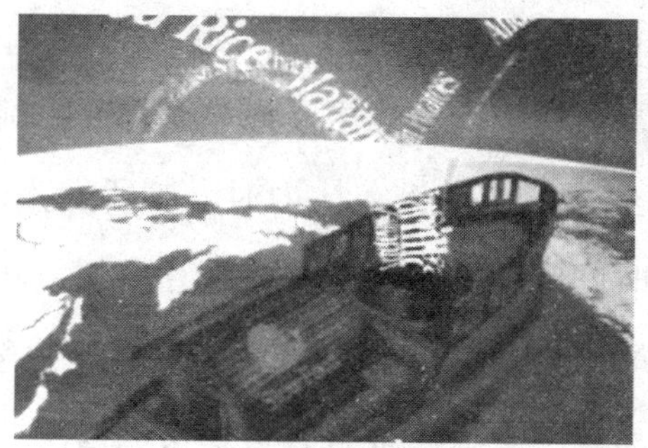

“味觉方舟”计划书提议将各国的传统饮食相关资料保存在方舟中，以免在迅猛的快餐洪水泛滥的今天，这些宝贵财富被彻底淹没。

为了不错过味觉发出的警告，我们应该返回到历经岁月考验的丰富的传统饮食中，享受新鲜材料特有的自然味道。

神秘的辣味——辣椒

◆ 世界正在关注辣味！

韩国人特别喜欢辣味的食物，从酱汤到泡菜几乎找不到不放辣椒的菜。人类食用辣椒的历史超过了1万年，但是辣椒进入韩国却只有400多年的历史。但是在这短短的400年中，辣味已经成为了韩国饮食的一个代表。

不仅韩国，以汉堡和可乐为代表的美国，辣味也很有影响力。美国农业部的调查显示，最近15年间美国蔬菜消费量中葱和蒜的数量变化不大，但是辣椒的消费量却在急剧上升。随之增多的当然也是各种辣味菜肴餐厅了。

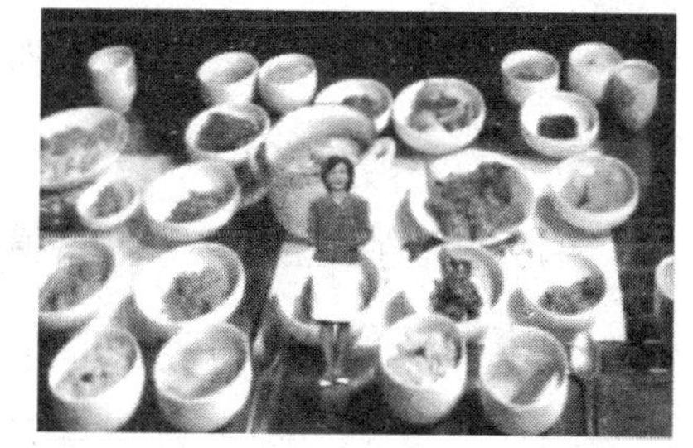

韩国人平时的饭桌上几乎找不到不放辣椒的菜。

人们对辣味菜肴餐厅已经不满足于简单地品尝辣味菜肴，享受辣味带来的痛苦才是最重要的原因。那人们为什么会喜欢辣味带来的痛苦呢？大家共同的意见是辣味带来的痛苦可以让你忘掉其他痛苦，能缓解压力。

在吃辣味的食物时，我们体内都发生了何种变化呢？制作组首次在韩国做了实验，观察了辣椒粉进入体内时大脑所发生的变化。让实验参加者在一定的时间间隔分别含辣椒溶液和牛奶，同时通过功能磁共振成像设备（FMRI）观察大脑的变化。然后与只含水的情况作了比较。实验结果显示，在含水或者辣椒溶液的情况下，理性的判断能力会削弱，感觉领域和感情领域也在削弱。

◆ 辣味是一种痛苦？

辣味是一种强烈而回味无穷的味道。致力于辣椒的辣味研究的保罗·罗杰博士称这是内啡肽所起的作用。我们吃进辣的食物后，唾液与它混合反应，并把辣味传达给味蕾。味蕾位于舌头表面的舌乳头内，负责分辨食物中的4种基本味道。这是通过味蕾中的不同味道感受通道实现的。

味蕾收集到的味道信息通过味觉神经不断地传送到大脑，并通过大脑最终分析出是什么味道。当吃到辣味食物时，口腔中的感觉会将它认知为疼痛感，而不是某种味道。为了缓解这种疼痛感，大脑会产生内啡肽。这种快感会使人们喜欢上辣的食物。

辣得流眼泪，但是还会去吃辣的食物，这种心理就像是人们害怕紧张刺激，但是还会去看恐怖电影一样。那被人体认为是疼痛感的辣味对胃会有什么影响呢？

辣的食物往往会损伤胃黏膜引发炎症或溃疡。特别是韩国的胃癌发病率居高不下，很多人指出其中的一个重要原因就是喜欢吃咸和辣的饮食习惯。为了查明是否真是这样，美国休斯顿一家医院内科的戴维·格兰博士研究小组做了辣椒对胃黏膜的损伤实验。他们选用了以辣度出名的墨西哥辣椒，剁成小块直接注入到胃中。用胃内视镜观察的结果显示胃黏膜没有受到任何损伤。

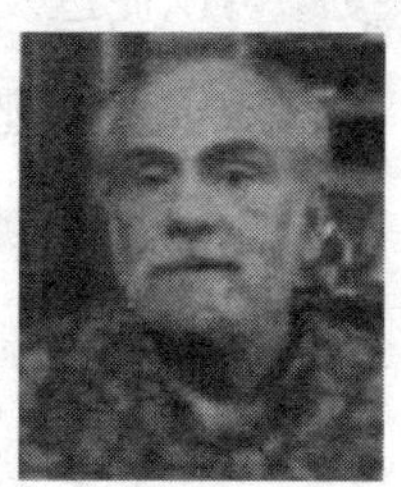

“辣椒如果对人体有害，那韩国、墨西哥、中国四川省或者印度的人为什么能健康地生活？特别是墨西哥人的寿命相当长。”（保罗·罗杰教授，宾夕法尼亚大学心理学系）

辣椒中的辣椒素反而能保护胃黏膜，药店卖的液体消化制剂中也常含有帮助胃消化的少量辣椒素或者辣椒提取物。

但是亚洲大医院邯启白教授却有不同的观点，他也是致力于研究辣椒素对胃的影响。邯教授认为少量的辣椒素能起到保护胃黏膜的作用，但是它也能引发炎症或溃疡，有些损伤是很致命的。

◆ 辣椒的减肥效果

大家应该听说过多吃辣的食物可以让皮肤更润滑，而且辣椒中的辣椒素成分对减肥很有效果。自从辣椒减肥说风行以来，辣的食物不仅出现在了很多饭桌上，而且还变成了诸多减肥商品出现在市面上。

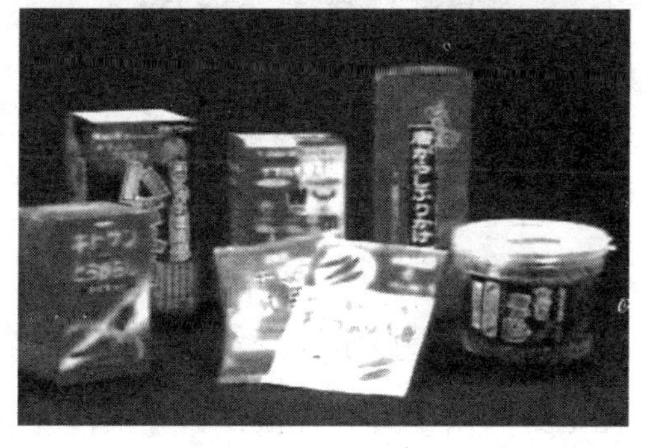

利用辣椒生产的日本的各种商品：自从辣椒减肥说风行以来，辣的食物不仅出现在了很多饭桌上，而且还变成了诸多减肥商品出现在市面上。

从撒在饭菜上的辣椒面调料到有助于出汗的沐浴用品，其种类非常繁多。日本曾经还流行过辣椒面饮食法。很多女性随身带着装有辣椒面的小瓶，到任何地方就餐都要在上面撒点辣椒面。随着这股流行风出现的还有辣椒素按摩疗法。用含有辣椒素的按摩膏按摩可以促进发热发汗，从而达到减肥的目的。

辣椒对减肥究竟有多大效果呢？日本静冈县立大学渡边辰雄教授一直致力于辣椒素功效研究。他的研究得出了一个非常有趣的结果，摄入辣椒素的实验组体重确实减少了。

吃一样多的食物、做一样多的运动，但是体重不同的原因是人体呼吸或者睡觉时消耗的基础热量不同，即基础代谢量存在差异。人体消化食物也是需要能量的，这种消耗也因人而异。辣椒中的辣椒素可以提高基础代谢量，并提高消化食物所需的能量。

那辣椒中的辣椒素到底对减少体重有多大效果呢？

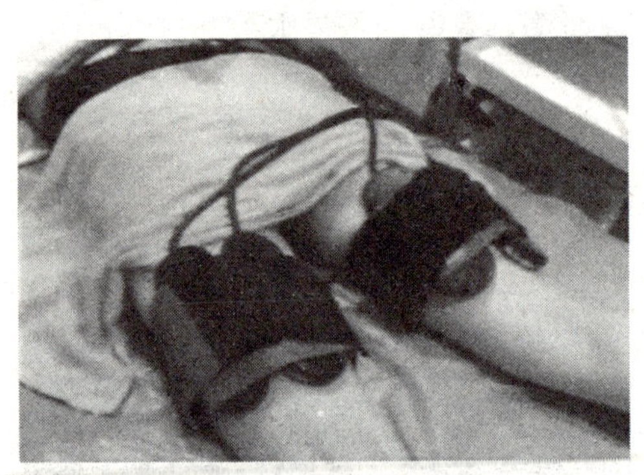

辣椒素按摩疗法：用含有辣椒素的按摩膏进行按摩

制作组与君山大学周宗大教授一起进行了实验。以3名实验志愿者为对象，让他们一天内只吃不含辣椒的食物，并测定了体温和每分钟能量消耗量。另外3名志愿者每人摄取了15g辣椒面，再测定其体温和每分钟能量消耗量。

实验结果显示，摄入辣椒面的3名志愿者体温和每分钟能量消耗量都有所上升，体温上升了0.3～1.3℃，每分钟能量消耗量上升了0.02～0.08kcal。

但是只通过摄取辣椒，而不运动是达不到减肥的目的的。摄取辣椒对减肥效果甚微。而且如果为了增加效果提高辣椒摄取量，反而可能会给胃带来致命的损伤。所以想减肥一定要以运动为主，摄取适量辣椒为辅。

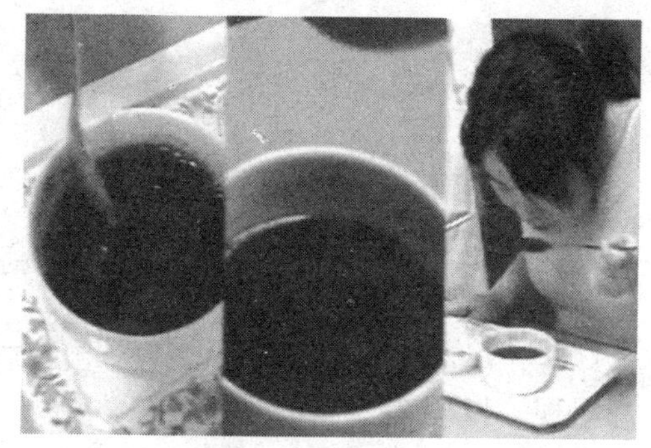

辣椒中的辣椒素减少体重效果测定实验：让实验志愿者各摄入 15g 辣椒面，并测定体温和每分钟能量消耗量。

首尔大学药学院徐英俊教授说辣椒的辣味是一把“双刃剑”。每个人对辣味的感知能力以及胃的承受能力都不同，所以吃辣椒一定要根据自身情况量力而行。摄取适量的辣椒是对人体有好处的，但是过度摄取就会带来负面效果。

即使某种食物中含有对人体有益的成分，但是只偏重摄取这类食物是不好的习惯。专家称摄取“让自己感受到辣味的辣度”就是“适合自身的辣度”。

一万年的智慧——醋

◆ 醋的诞生

人类最早的调味料醋是怎么诞生的呢？让我们回顾一下祖先的厨房吧。现在我们去乡下还能见到烧煤炉，烧饭用的大铁锅……

再想想祖先的饭桌。刚从大铁锅里盛上来的热腾腾的米饭，还有一些小菜，男人们可能还会喝点酒。吃完饭，喝剩的酒就会放到厨房的某个角落里。由于烧煤炉的热气，酒经常会变质，这就在偶然间形成了醋。醋是一万年间东西方都很喜爱的传统调料。最近的研究表明，这种传统调料具有惊人的健康效果，所以成为了大家关注的焦点。

◆ **恢复疲劳的灵丹妙药?**

随着人们对健康的重视，日本也刮起了喜欢喝醋的新风。情人节礼物中还出现了醋心巧克力，在这之后蛋糕、果酱等很多食品中都出现了以醋为原料的现象。

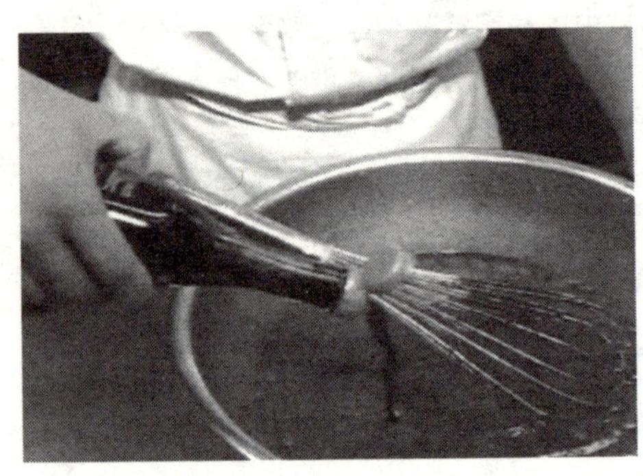

醋味蛋糕制作过程：制作蛋糕时要把一整瓶醋全部倒进去。

还有人做蛋糕时把一瓶醋全都倒进去。日本名古屋的一家糕点房推出了醋味蛋糕，一出炉就会被抢购一空，非常受欢迎。这家糕点房的蛋糕师傅近藤哲郎先生说日本的健康热风是醋变成人气焦点的主要原因。含有酸酸醋味的蛋糕受欢迎的程度大大超出了他们的预想。

“今天第一次吃了醋味蛋糕，口味很清爽，很好吃呢。”

这种爱醋的流行风随着醋能清洁血液，使人健康的传闻，受到了很多年轻女性的推崇。韩国国内对醋的关注也越来越高了。

84 岁的朴盛福会长经营着一家食品公司，即使工作繁忙到早点只来得及吃点面包和酸奶，但是喝醋却是他每日的必修课。他坚持喝醋已经有 25 年了。喝醋之前朴盛福会长因慢性胃炎和胃溃疡可以说是药不离手，但是自从开始喝醋后他很快就恢复了健康。

虽然他已经 84 岁了，但是在最近接受的健康检查中大部分检查结果都显示很正常。朴会长坚信这一切都是醋的功劳。特别是晚上下班回家应该觉得很疲劳，但是他却没有这种感觉。喝醋真的能让人从疲劳中恢复吗？

制作组找到启明大学金基振教授，与他一起做了检测醋在恢复疲劳中起到作用的实验。首先做了两种饮品，一种是用蜂蜜和水，另一种是蜂蜜、水和米醋。然后将实验对象分成两组，各自做了20分钟的运动，使他们产生疲劳。

运动结束后立即抽血检测其中的乳酸浓度。这是为了确定疲劳状态下，体内积攒了多少疲劳物质。乳酸是表现我们身体疲劳程度的标准物质。做完同等强度的运动后，让第一组喝了没有米醋的饮料，另一组喝了含有米醋的饮料。两个实验组之间会出现怎样的差别呢？

5分钟后的检查结果显示，没有摄取米醋的实验组血液中的乳酸浓度比摄取米醋的实验组高。这说明摄取米醋的实验组体内的疲劳物质清除得更快。疲劳恢复率实验结果显示，1小时后摄取米醋的实验组疲劳恢复率比没有摄取米醋的实验组快。所以我们得出的结论是，运动后摄取米醋有助于恢复疲劳。那是米醋中的哪些成分起到了作用呢？

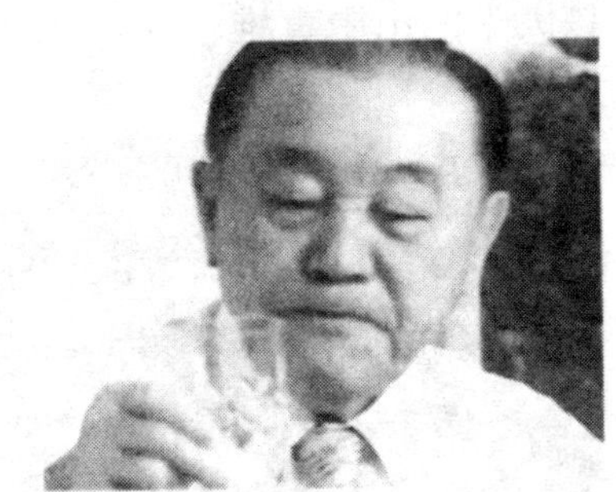
喝醋的朴盛福会长

1953年米醋效果的机制被揭晓了，标题为“柠檬酸回路”的论文揭示了柠檬酸一类的酸性物质是怎样转化成能量的。

我们通过饮料或食物摄取醋后，醋中的乙酸和柠檬酸等成分随着血液进入细胞中。进入细胞的醋成分进一步进入细胞的“能源工厂”线粒体中，被转化成人体能利用的各种携带能量的酸成分，为新陈代谢提供能量。获得能量后，血液循环变得活跃，向各个脏器和肌肉输送的氧气就会更充分。这些氧气会促进分解肌肉内积攒下来的疲劳物质乳酸，使人体更快地从疲劳中恢复过来。

美国的布鲁浩和西德的林内博士共同研究的乙酸成分刺激产生肾上腺皮质有助于缓解压力的成果，于1964年获得了诺贝尔奖。乙酸和柠檬酸等酸性成分对恢复疲劳和缓解压力很有效。醋中恰好含有丰富的乙酸和柠檬酸成分。

◆ 醋的其他用途

日本的福山村被称为“醋的故乡”，这里的人从小就开始喝醋。这里的老人年过70岁也是容光焕发，他们异口同声说这都是因为喜欢喝醋以及吃放醋的菜肴。昭和大学是日本最权威的醋研究单位，该大学的山中真雄教授一直致力于各种醋的研究。他说醋在预防高血压等生活习惯疾病中效果显著。最近山中教授以福山村的人为对象进行了醋的疗效实验。他在生活习惯疾病危险人群中挑选了30人，让他们每天喝30mL醋，连续喝半年，并进行了跟踪检查。

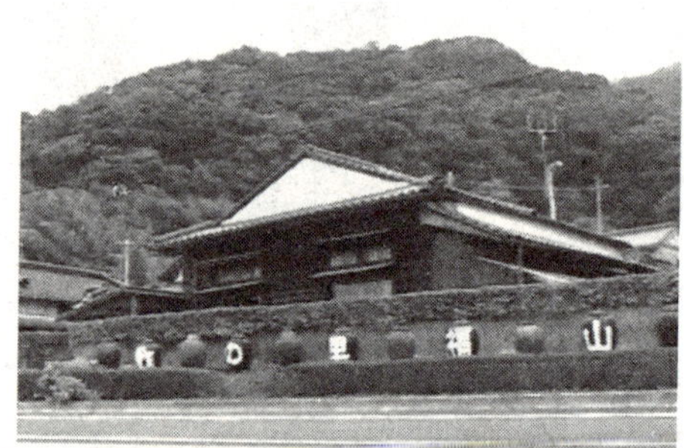

日本醋的故乡福山：日本的福山村被称为“醋的故乡”，这里的人从小就开始喝醋。

“喝醋可以减少导致动脉硬化的不好的胆固醇，增加改善动脉硬化的好的胆固醇。喝醋还能降低血糖值。如果关节中积累过多的尿酸结晶，会引发疼痛，体内尿酸值高的人容易患痛风症，但是喝醋能降低尿酸值。”（山中真雄教授，昭和大学）

醋的功效并不仅仅局限在这里。日本黑酢中央研究所研制出了具有降血压功效的醋饮料。该饮料已经获得了日本保健部门的许可证。日本保健部门已经认可了黑酢开发的醋饮料具有降血压的功效，并允许将其开发成保健食品。这说明醋的功效已经获得了官方的认可。

◆ 醋的每日建议摄取量是多少？

醋的每日建议摄取量是每公斤体重0.5mL，就是说体重为60kg的人每天喝30mL醋可以预防生活习惯疾病、改善高脂血症、降低血压、血糖、尿酸。更值得注意的一点是，喝醋还有利于肝功能。

除了适量的摄取量，摄取的方法也是非常重要的。如果是对酸味敏感的人，可以将醋混合到牛奶、番茄汁、酸奶，或者蜂蜜等可以中和酸味的饮品中稀释5倍以上饮用。

应该注意的是，摄取醋最好稀释5倍以上。直接喝醋因为刺激性大，很难咽下去，而且会刺激呼吸道，阻碍正常呼吸。直接喝醋还有可能损害食道和胃，严重时会引发胃炎等疾病。如果喝了品质不好的醋还会引起胃黏膜出血。

直接喝醋固然好，但是与其他食品混合摄取更为有效。因为醋可以保护食品中的营养成分，提高人体吸收能力。但是大家一定要记住一点，就是醋虽然很好，说到底只是有利于健康的食品，并不是能治病的药物。

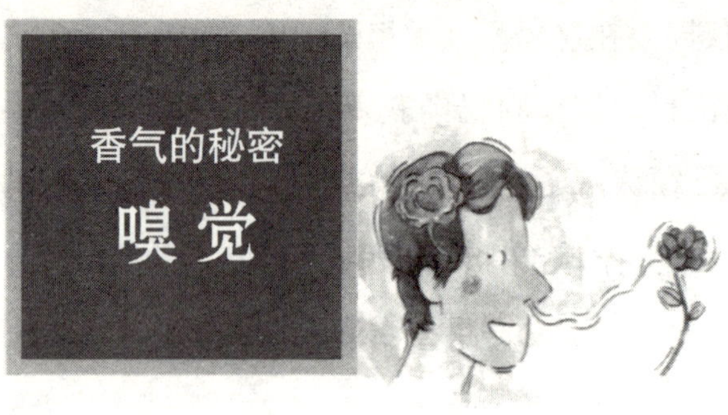

香气的秘密 嗅觉

嗅觉的力量

马丁·布莱斯特导演的电影《闻香识女人》给大家投出了一个疑问，“女人的香气”到底是什么。该影片中阿尔帕西诺饰演的佛朗科是因车祸丧失视力的退役军官。他的脾气很暴躁，连家人都无法靠近他。虽然他失去了视力，但是却有一种神奇的本领，他的嗅觉特别灵敏，仅靠香气，就能判断出女人的出身和特征。影片最后是以人生最人价值在于人的“香气”结尾的。我们周围有很多人都是因为失去某种直觉后，反而另一种直觉变得敏感。特别是嗅觉的敏感度比触觉更容易培养出来。那刺激嗅觉的气味到底是什么物质呢？气味从身体健康，心理压力到社会环境等各方面都与人们息息

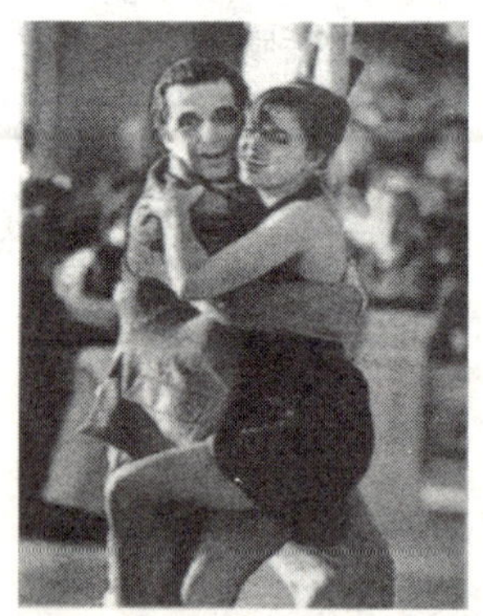

充分显示阿尔帕西诺演技的电影——《闻香识女人》。

相关。由于脑部损伤失去嗅觉的一位男性这样描述了自己的感受。

> 失去嗅觉就像失去视力一样，生活中少了很大一部分。很多人都不会明白气味在日常生活中是多么重要。人可以嗅到别人的气味、书的气味、城市的气味，还有春天的气味。虽然嗅觉在大多数情况下不是主动的动作，但是在无意间气味为人们创造了一种丰富的生活背景。失去嗅觉让我的世界突然变得色彩暗淡了很多。
>
> ——《气味的文化社》

但是我们往往忽视了呼吸中嗅觉分辨气味的重要性。只有在嗅觉受到损伤后，我们才会意识到嗅觉对我们的生活是多么重要。

◆ 当您失去嗅觉时

21 世纪人类探索宇宙的大门被敲开了。随着宇宙旅行技术的发展，我们完全可以在宇宙太空一边吃饭，一边欣赏地球的全貌。这是一件多么浪漫的事情呀。虽然这种氛围想象起来很别致，但是在太空再美味的食物也不会有气味，食物的味道也会跟地球很不一样。

在无重力状态下生活过的宇宙人不仅嗅觉退化，而且这种长期生活会使他们丧失食欲。嗅觉是气味粒子传播到鼻腔里产生的感觉，但是在无重力状态下，宇宙中的气味粒子无法深入鼻腔，所以嗅觉会慢慢退化。而且在这种状态下，毛细血管压力增加容易引起鼻炎，也会影响嗅觉。

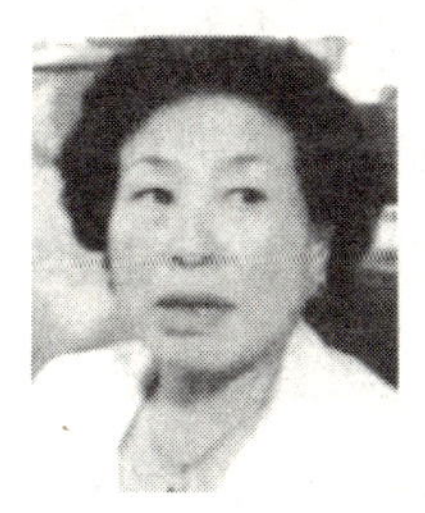
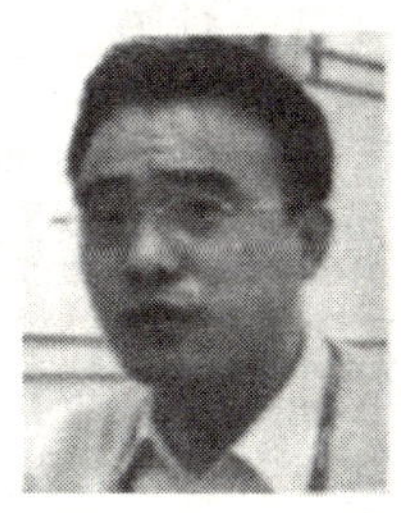

参加丧失嗅觉实验的当事人：喜剧影星全媛柱女士和公司职员李俊善先生。

如果一天当中无法闻到任何

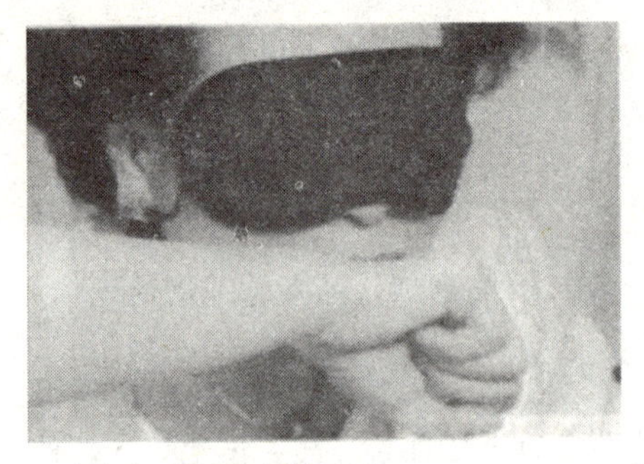
正在闻气味的全媛柱女士

气味会发生什么事情呢？制作组找到了著名的喜剧影星全媛柱女士，她以灵敏的嗅觉在圈内很有名气。制作组还找到了被称为“狗鼻子”的公司职员李俊善先生。制作组通过将沾有麻醉药的滤膜放入鼻腔的简单方法，麻醉了他们的嗅觉，这种方法不会影响呼吸，只会暂时麻痹嗅觉。实验结束后，从鼻腔取出滤膜，嗅觉就会恢复。

闻气味的动作可以让气味粒子进入鼻腔里端，接触到这里的棕黄色黏膜，这里分布着嗅觉神经末端的嗅觉接收器。嗅觉接收器感受到气味后，通过嗅觉神经将气味信息传送到大脑中，大脑根据这些信息分析这些气味到底是什么。用麻醉药麻痹两个人的嗅觉接收器，他们就无法嗅到任何气味。嗅觉麻痹的全媛柱女士不仅无法闻到平时最喜欢的玫瑰香味，连海鲜的腥味都闻不出来。她对味道的感觉也发生了很大变化。即使把食物放入嘴中，她觉得也没什么特殊的感觉。对此她感到非常不可思议。

为什么闻不到气味，味觉也会一起削弱呢？食物中的气味粒子不仅从鼻腔传播到鼻腔黏膜，同时还在咀嚼食物时，通过口腔传播到鼻腔黏膜。食物是否好吃，70% ~ 80% 左右是由食物的香味儿决定的。只有味觉和嗅觉把食物的信息同时传达到大脑，大脑才能分析出食物的真正味道，但是如果嗅觉麻痹，只靠味觉大脑就无法很好地判断食物的真正味道了。所以味觉不敏感的人归其原因，其实很多时候是出在嗅觉上。

在公司宣传部工作的李俊善先生嗅觉麻痹后连刚印刷出来的宣

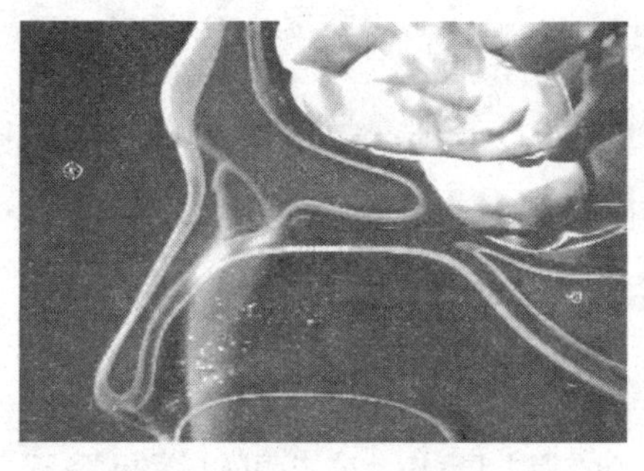
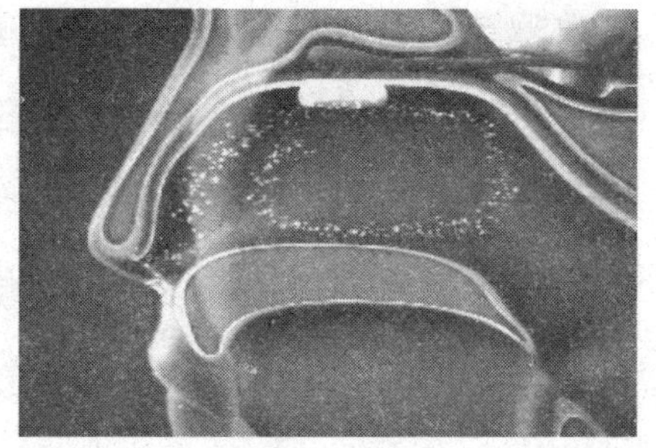

闻气味的动作可以让气味粒子进入鼻腔里端，接触到这里的棕黄色黏膜。这里分布着嗅觉神经末端的嗅觉接收器。实验对象嗅觉接收器受到麻醉剂的麻痹，所以不能闻到任何气味。——电脑示意图

传册的气味也闻不出来。一直与这些宣传册打交道的李俊善先生对这种味道非常敏感，闻不出这种气味让他觉得非常沮丧，精神状态也明显受到了影响。嗅觉麻痹不仅仅是闻不到气味这么简单，也给他的生活带来了很多不便。回家做饭时，正在加热的锅都已经开始冒烟了，他还没有闻出任何异常。这种情况下，很容易引发火灾。如果换成煤气泄露，那后果就更无法想象。所以失去嗅觉的人可以说是随时可能身处危险却毫不知情呀。

利用香气守护健康!

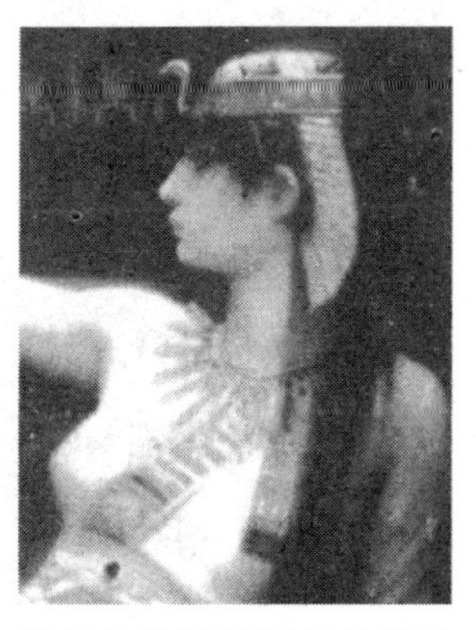

利用气味迷倒英雄的克利奥帕特拉

香气能改善人的情绪，所以很多人求婚时,都要手举鲜花表白自己的爱意。历史上，利用花香征服异性的典型例子应该是克利奥帕特拉。

埃及女王克利奥帕特拉为了诱惑罗马实力派安东尼奥斯，在宴会场和寝室地板上铺了没过膝盖的玫瑰花，墙壁上也挂满了装

有玫瑰花的香味袋。结果安东尼奥斯拜倒在了克利奥帕特拉的石榴裙下。克利奥帕特拉之所以能迷倒当时的英雄，与其说是她高耸的鼻子有魅力，不如说更主要的原因应该是她善于利用人的嗅觉。

不仅是克利奥帕特拉，古代埃及人都很善于利用香气，他们非常喜欢奢华的沐浴文化。为了放松肌肉，缓解心理压力，他们把玫瑰花瓣放在水上，还用散发香味的油按摩身体，这些可以算是今天芳香疗法的始祖了。现在我们周围也有很多利用香气健身的事例。

◆ 薰衣草可以包治万病？

香气的故乡普罗旺斯一到百花盛开的 8 月就在各地举行热闹的鲜花庆典。特别是在薰衣草的故乡迪内每年举行的薰衣草庆典，可以追溯到 20 世纪 40 年代。

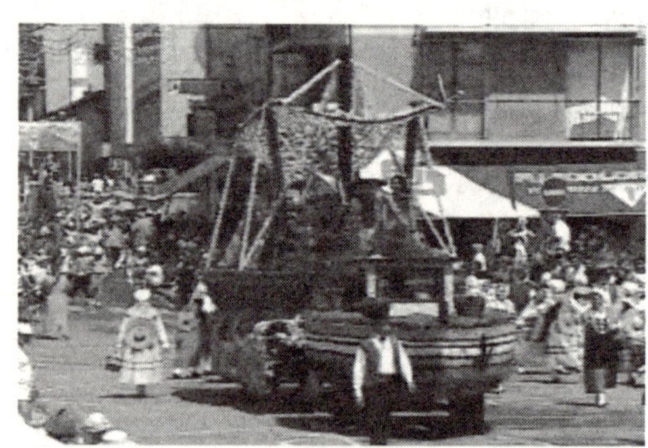

普罗旺斯的鲜花庆典

每年都有 15000 多名游客来到这里享受薰衣草的香气。最近这里还出现了泼花露的项目。虽然花露很凉，但是被泼的人一点都不会介意。夏天开花的薰衣草为人们提供制作香水和化妆品用的香油原料。但是薰衣草带给迪内人的并不仅仅是香气，这里的人们相信薰衣草更给他们带来了健康。

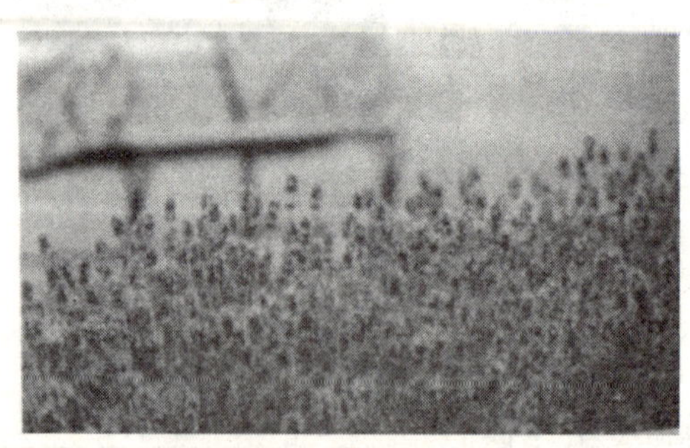

薰衣草的故乡迪内位于法国南部，那里的人说薰衣草在守护着他们的健康。

迪内的很多村子里都有提取薰衣草花油和花露的地方。这种地方被称为“花磨房”。高温蒸馏薰衣草可以提取出饱含香气的花露和花油。迪内人的生活离不开薰衣草花露和花油，这些是他们的生活必需品。花露不仅有香气，还具有杀菌功效，他们用它代替清洗剂打扫屋子。蒸馏100kg薰衣草可以提取出2.3升花油。很久以来迪内人把它用作传统治疗偏方，目前它的功效被越来越多的人认可，所以花油的生产已经进入了工业化生产。天然的提取物因为副作用少，所以得到了那些不愿意食用人工合成药物的人们的青睐。

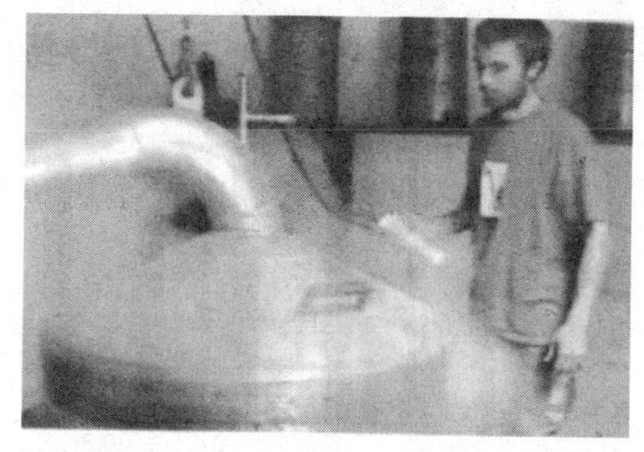

迪内的很多村子里都有提取薰衣草花油和花露的地方。

◆ 薰衣草花油的杀菌效果

薰衣草花油不仅有催眠作用，还能缓解疲劳，安心定神。薰衣草真的像迪内人说的那样能守护健康吗？它有科学根据吗？

全北大学口腔微生物研究小组针对花油的杀菌效果进行了实验。他们选用了引起腹泻的病原大肠菌O−157为实验对象。将接种该菌的培养物分成相同的两组，一组添加薰衣草花油，另一组添加普通油。

一周后，添加薰衣草花油的实验组细菌数量明显比添加普通油的实验组减少很多。以引发牙周炎的细菌和其他大肠菌为实验对象也得到了同样的结果。

如下图所示，添加薰衣草花油的实验组随着花油浓度的上升显著减少，而普通油却没有任何变化。

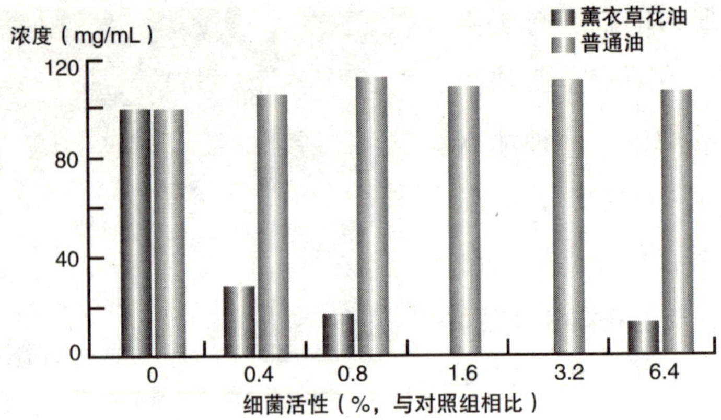

薰衣草花油与普通油的杀菌能力比较：
薰衣草花油杀菌能力随着浓度的上升提高，病原菌活性降低，
但是普通油的杀菌能力与浓度无关。

◆ 睡眠的好朋友

“Well-being”是现代人的日常用语，它包括的很多词义中最重要的是“睡眠好”。但是压力、堆积的疲劳、繁重的工作却不能给我们安心睡好觉的时间。

薰衣草的香气在这里又一次发挥了令人瞩目的功效。很多人说薰衣草有助于安心定神，那它有什么科学根据呢？英国索尔兹伯里传统医院进行了一项实验。住院的一些老人们服用大量安眠药都无法入睡，但是在他们的病房喷了薰衣草花油后，老人们的睡眠情况得到了很大的改善。那么薰衣草花油以及其他一些芳香油为什么能促进睡眠呢？

德国德累斯顿大学嗅觉研究权威翰莫尔教授帮助制作组分析了其中的原因。我们观察了闻到香气大脑会发生何种变化。FMRI 摄影可以直观地看出受到刺激时大脑的哪些部位被活化。嗅觉接收器收到气味信息后，将此信息通过嗅觉神经传达到大脑中，接受此信息的大脑区域就是控制情感的大脑边缘系。专家称香气可以刺激大

脑边缘系使人的情绪和感情变好，并分泌激素活跃全身的新陈代谢。

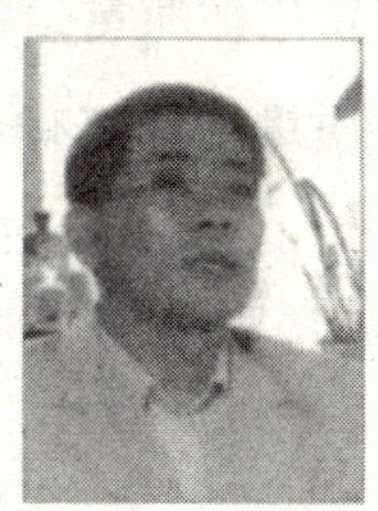

“芳香油作用于控制情感和不安心理的大脑部位，起镇定作用，所以能正面调控大脑生理安定，使大脑进入有利于睡眠的健康状态，促进睡眠。”（吴宏根教授，全州大学神经精神系）

好的睡眠可以有效地帮助病人康复。韩国国民健康保险社团日山医院徐向延教授小组致力于芳香疗法改善病人生活质量的研究，他的研究结果也证实了这一点。

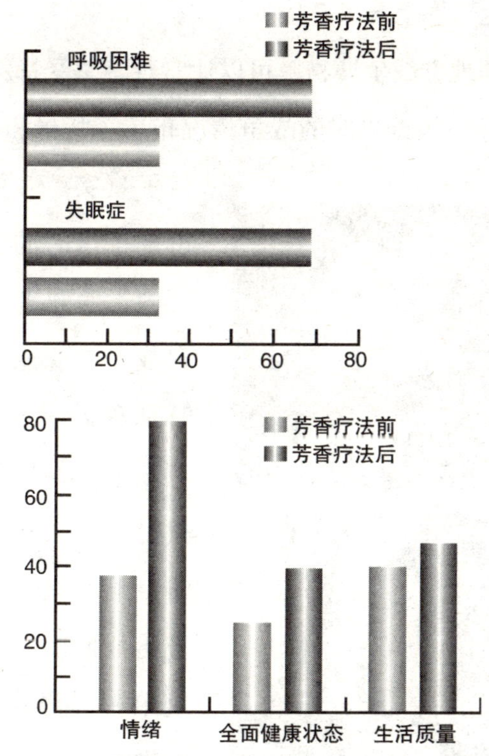

接受芳香疗法前后患者的情绪及全面健康状态变化：
呼吸困难和失眠症有很好的改善，情绪和全面健康状态得到了提升。

给接受放射性治疗的癌症患者实施一个月的芳香疗法，每周测定生活质量指标，病人的不安和紧张度减少了50%左右，其他生活质量指标都有全面的提高，大部分癌症患者的呼吸困难和失眠症状都得到了一定的缓解。徐向延教授说缓解患者的不安以及紧张情绪是预料中的效果，但是能缓解呼吸困难和失眠症状却是意外的发现。

◆ 香气影响大脑的秘密

世界充满了各种香气。最近能让人回忆往事的香气成为了新的营销策略，美国的一家超市的面包专柜上使用了从前的烤面包香气，结果销售额上升了3倍，还有的电影院利用爆米花香味触发观众的美好回忆，使上座率上升了2倍。

英国约克郡地方战争博物馆可以让参观者感受特殊的战争经历，不同主题的展厅内根据当时的战争情况布置了场景和特殊音效，加强了真实感。更特别的是还再现了当时的气味散布到展厅内。参观者在此可以体会到战争中躲避在地下防空洞时那种恶臭和窒息的气味。对于亲身经历过二次世界大战时与家人一起躲避在地下防空洞的人来说，这种气味带给他们的并不仅仅是展示效果。利用这些人的心理，博物馆还别出心裁地将第二次世界大战时的气味装到瓶

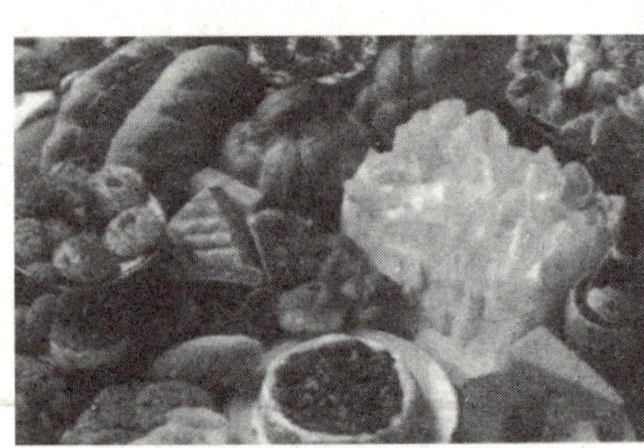

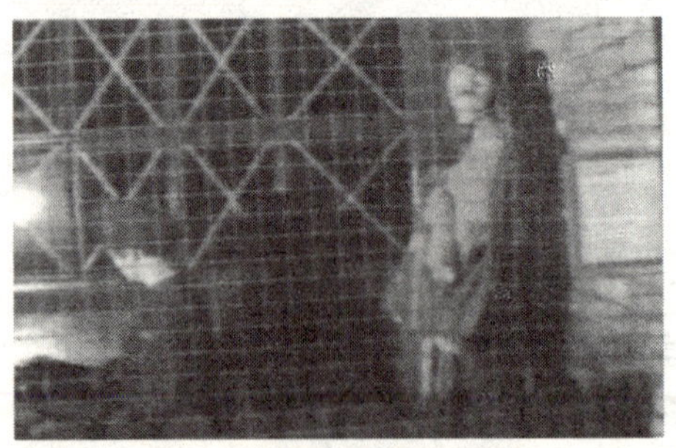

最近利用香气成为了新的营销策略。

子中进行销售。人们为了买这些带着回忆的气味，不辞辛苦地在博物馆的纪念品专柜前长时间排队。这可能就是因为当时的气味确实能帮助他们回忆往事吧。那为什么嗅觉比其他感觉更能触发回忆呢？

布朗大学心理学系莱切·赫尔兹教授发表了一项很有趣的研究结果，称气味可以刺激感情激发回忆。从下面的实验结果图中可以看出，气味不仅具有促进记忆的作用，而且比其他感觉更有效。如果再加上感情因素，那激发回忆就更有效了。

制作组为了进一步确定这些效果，找到了学习成绩相仿的 24 名同一学科学生，分成了两个小组，观察了香气对记忆力的影响。结果显示，闻到香气和没有闻到香气的小组在短期的记忆力测试中没有差异，而 20 分钟后的测试中闻到香气的小组记忆力明显比另外一个小组好。

香气可以刺激嗅觉器官，并通过嗅觉神经刺激大脑边缘系的活动。气味可以刺激大脑边缘系的扁桃神经区和下丘脑，引发情绪和感情的微妙变化，并活化与记忆力相关的海马，激发回忆和感情变化。

失去记忆的老年痴呆症患者中嗅觉失常的比例很大。阿尔茨海默性老年痴呆症患者的特征之一就是海马部位萎缩。海马侧面聚集

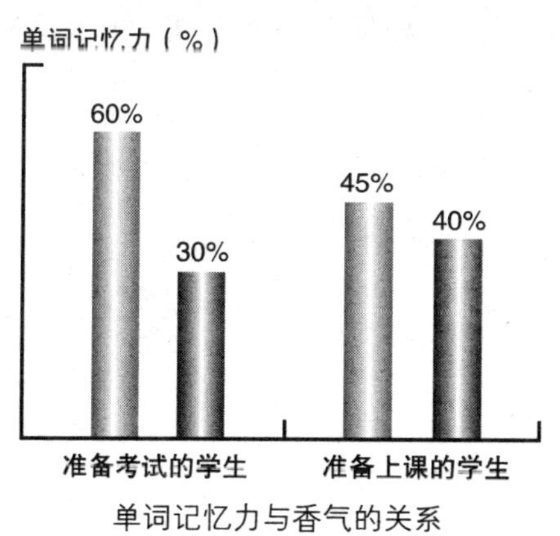

单词记忆力与香气的关系

着与嗅觉相关的神经细胞，如果该部位也一起萎缩，那老年痴呆症患者的嗅觉就会退化。

哥伦比亚医科大学神经精神研究所的多凡格·德华南德教授在检查早期阿尔茨海默症患者时发现，他们不能分辨薄荷、皮革、丁香、柠檬、肥皂等10种特征性气味。所以检测对这些特征气味的敏感性可以帮助诊断检查对象是否患上了早期阿尔茨海默症。不久的将来，嗅觉检测法很可能成为简单有效的老年痴呆症早期诊断方法，能让病人及时接受治疗。

不同的气味会引发大脑的不同反应，所以不同的气味能让人回忆不同的往事。美好的气味会激发人们的美好回忆，而且还能改善健康状态。如果您感到忧郁或者劳累，不妨闻一下自己喜欢的香气，您有可能从中获得一些安慰。

不能听、不能说、不能看的海伦·凯勒用嗅觉感知着世界，她的文章让人觉得嗅觉是如此地亲近。

> 气味是能让我们瞬间跳跃数千米、穿梭时光的魔法师。
>
> 水果香能带我到南部故乡，给我呈现在果园嬉闹的孩提时代。
>
> 悄然来临，又匆匆离去的不同气味，有时让我沉浸在喜悦中，
>
> 有时让我蜷缩在哀伤中。
>
> 现在正想着气味是什么，充满了夏天和日渐成熟的谷子气息的
>
> 香味却扑鼻而来，让我回忆美好的往事。
>
> ——海伦·凯勒

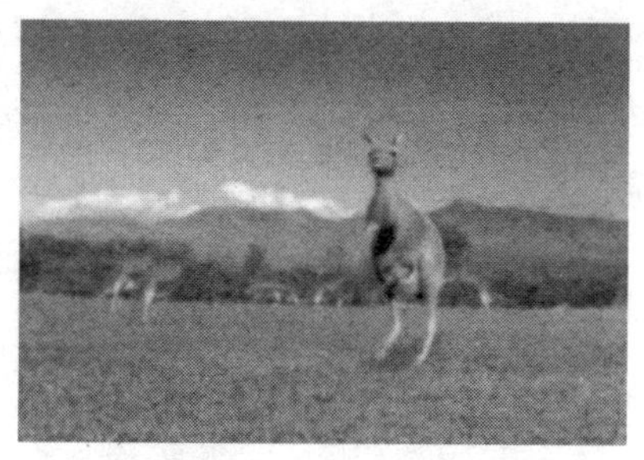
刚生下来的袋鼠幼仔需要待在育儿袋中。

袋鼠的胎盘不完全，甚至没有，所以刚生下来的幼仔需要待在育儿袋中。袋鼠经过三四十天就能生子，刚出生的幼仔大小只有2.5cm，体重只有1g。换成人类来说这是极度未成熟的早产婴儿。

幼仔在母袋鼠的口袋中生长四五个月，体重达到4kg左右后才会出来。走出育儿袋的幼袋鼠可以健康地独立生活。对于未成熟的人类早产儿，也有人学着袋鼠24小时抱在怀里喂养，以帮助早产儿通过接触找回在母亲肚子里的感觉。这就是哥伦比亚的“袋鼠计划”。

袋鼠计划

袋鼠计划是让刚出生的早产儿在爸爸妈妈的怀里长大，而不是在育儿箱中，其目的是让早产儿在情绪上得到安慰。婴儿在父母的怀里可以通过接触分享体温，还能让婴儿体会到父母的心跳。

袋鼠计划在哥伦比亚非常普遍，他们相信通过皮肤接触喂养早产儿比在育儿箱好。该计划中最重要的环节是婴儿与父母的身体接触。如果不是 24 小时一直抱着婴儿，婴儿马上会出现不良反应。

出生 35 周的婴儿自从开始袋鼠计划以来体重每天平均增长 20g 左右体重，但是到周末就会减少增长量。其原因就是到周末父母就不抱他了。从这里可以看出父母怀抱婴儿对其生长是多么重要。这要求“袋鼠妈妈”付出很多的努力和耐心。

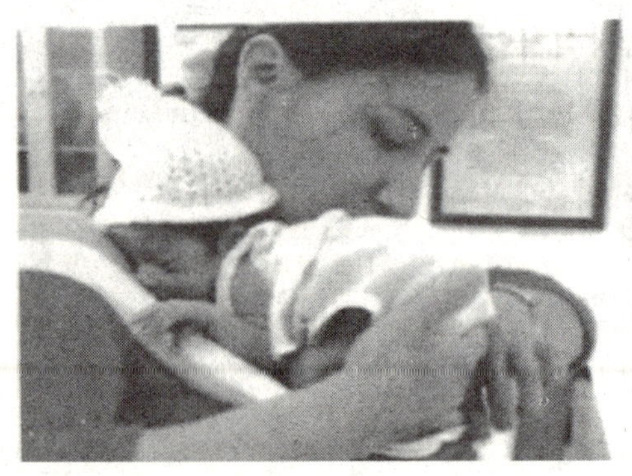
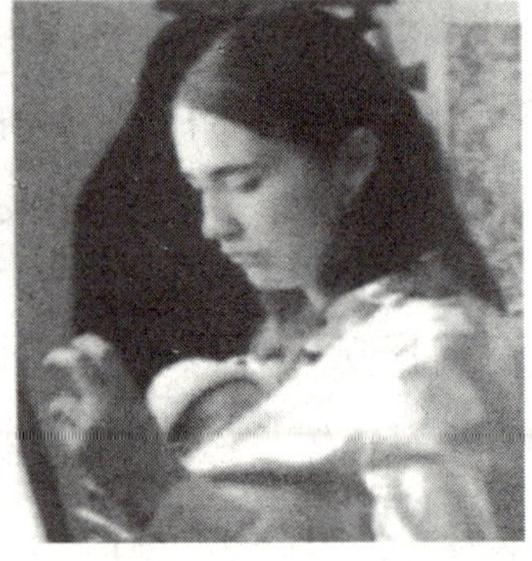

“袋鼠妈妈”：就像袋鼠的育儿方式，哥伦比亚的“袋鼠妈妈”们 24 小时怀抱早产儿。

虽然很累，但是哥伦比亚的很多女性都选择当“袋鼠妈妈”，她们认为抱着孩子才能真正体会到做妈妈的感觉。而婴儿也是通过与妈妈的皮肤接触才能体会到在子宫内的那种感觉。不用育儿箱，母亲亲自抱着喂养可以让婴儿听到母亲的声音，感觉到母亲的存在，还能闻到母亲的体香。这种育儿方法还有促进神经系统发育的效果。早产儿比正常出生的儿童发育不足，所以蜷着身体依偎在母亲身上，能让婴儿体会到与子宫相仿的感觉，有助于神经系统的发育。这种方式比起育儿箱喂养还具有感染少、生长好的优点。

想出像袋鼠一样喂养早产儿方法的人是已故的谢娜俞丽博士。1978 年由于育儿箱数量紧缺，甚至不得不把两个早产儿同时放入一个育儿箱中，所以博士想到了袋鼠。但是就是这个突发奇想却给早产儿带来了更加健康的生长方式。

哥伦比亚的第一夫人乌里韦女士在 20 年前就是用袋鼠计划喂养了早产的二儿子。出生时只有 1kg 的小婴儿在育儿箱中老长不大，主治医生就提议采取袋鼠计划。

“医生建议把育儿箱中的婴儿带回家，每天尽可能多点时间抱着孩子，让他多接触母亲的皮肤。洗澡的时候抱，喂奶的时候抱，睡觉的时候也要抱。医生说这种接触可以帮助婴儿各个器官正常发育。”（哥伦比亚第一夫人乌里韦女士）

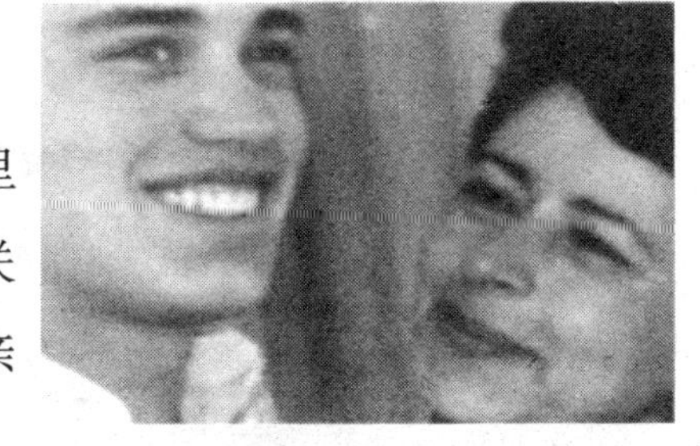
哥伦比亚的第一夫人乌里韦女士在 20 年前就是用袋鼠计划喂养了早产的二儿子。

第一夫人的二儿子海罗尼乌里韦认为多亏袋鼠计划他与母亲的关系一直非常亲密。长时间待在母亲怀里，让母子的关系越来越亲密，无形中形成了非常牢固的感情基础。

在母亲怀里长大的早产儿比育儿箱里长大的早产儿更健康的报告相继发表之后，袋鼠计划在哥伦比亚全国迅速地传播开。24 小时抱着婴儿不是一件简单的事情，没有全家人的帮助这是很难实现的，特别是父亲的体温对婴儿的成长也很有帮助。用全家人的爱喂养早产儿的哥伦比亚袋鼠计划在1999年受到了教皇约翰·保罗的嘉奖。

哥伦比亚开始的袋鼠计划通过联合国儿童基金会传播到了美国、欧洲乃至全世界。日本于20世纪90年代中期引进了袋鼠计划。不过在实行袋鼠计划的医院里，母亲抱婴儿的时间只有1～2小时，该计划非常受日本母亲们的欢迎。她们认为用自己的体温和皮肤帮助婴儿长大很有成就感。目前在日本，引进袋鼠计划的医院有200多家。制作组来到了其中一家叫墨东医院的新生儿病房。

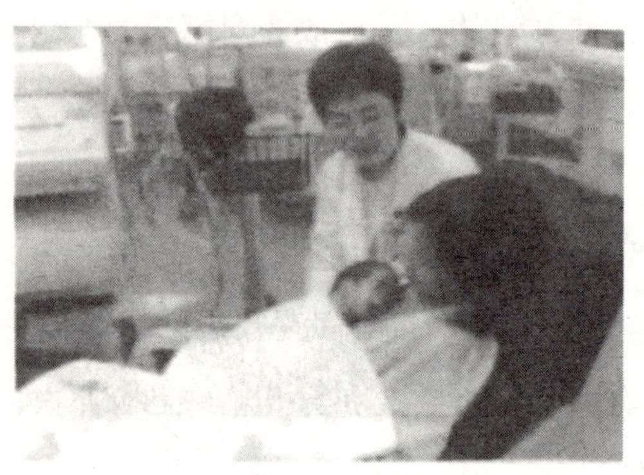

目前在日本，引进袋鼠计划的医院有200多家。这是其中一家叫墨东医院的新生儿病房。

这家医院的礼子教授向很多早产儿母亲宣传这项袋鼠计划。她说袋鼠的育儿方式具有安定血压、心脏状态，以及呼吸状态的效果。还有研究表明，如果结合袋鼠育儿方式和人工输氧方法，比育儿箱中的呼吸方法更为有效。

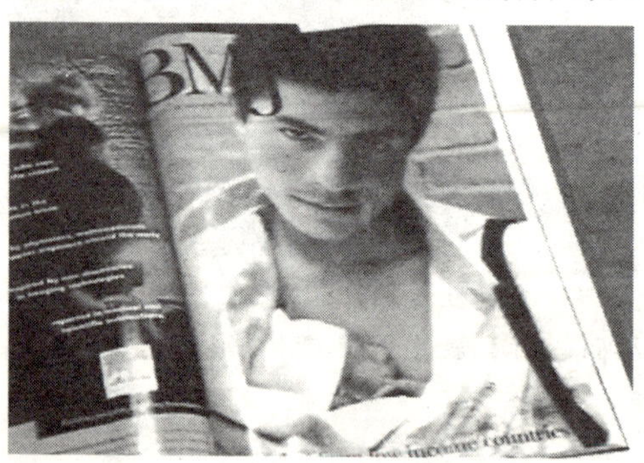

《英国医学》（2004年11月特刊）：调查746名袋鼠计划喂养早产儿的结果显示，他们的死亡率比在育儿箱中长大的早产儿低2.4%。

《英国医学》杂志还发行了哥伦比亚袋鼠计划特刊。调查746名袋鼠计划喂养的早产儿的结果显示，他们的死亡率比在育儿箱中长大的早产儿低2.4%。

目前哥伦比亚的袋鼠

计划不仅在南美，还在印度、越南等25个亚洲国家，以及非洲很多国家施行。法国、瑞典、英国等发达国家也在用不同的方法实行着袋鼠计划。美国建有新生儿病房的医院中大约有82%接受了袋鼠计划。

通过与母亲的24小时接触，可以帮助婴儿顺利发育。这是反映接触具有神奇力量的最好例证。

◆ 按摩的功效

皮肤在阳光下可以合成防止细菌入侵的维生素D。作为人体最大的器官，皮肤上分布着感受触觉信息的接收器，可以给大脑提供外部温度、触觉、压力、疼痛等信息。有人摸你的时候，你会感到舒服、疼痛，或者痒，这是因为皮肤上的触觉感受器将外部刺激通过脊髓神经传达到大脑。触觉器官是人在母亲的子宫内开始就具有的最初的感觉器官。通过这种最初的感觉器官婴儿实现大脑的生长和发育。所以3岁之前的接触能带来奇迹般的功效。

从20世纪70年代开始，迈阿密医科大学就致力于接触效果的研究。这家医院每天给生长在育儿箱里的早产儿做3次按摩，每次15分钟。

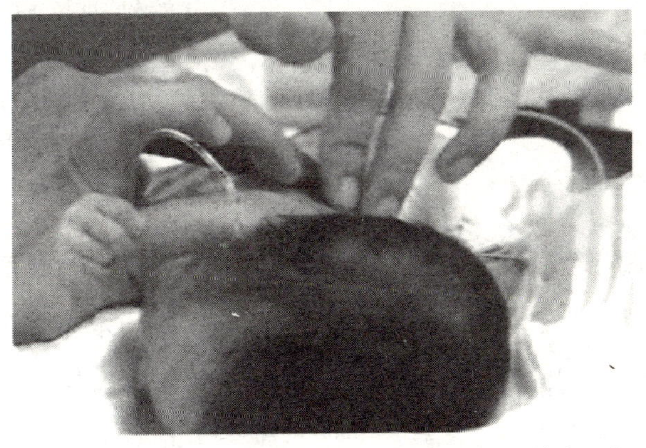

接受按摩的婴儿：迈阿密医科大学研究表明，按摩不仅可以增加早产儿的体重，还有其他多方面的功效。

通过按摩受到的皮肤接触刺激可以被婴儿身体表面的触觉接收器所感知，脊髓神经将这种信息传达到大脑，这个过程中分布在全身的迷走神经被活化。活化的迷走神经可以促进内脏器官的活动，特别是胃的活动被加强，有助于消化。研究结果显示，按摩可以帮助婴儿快速生长。

迈阿密医科大学研究表明按摩不仅可以增加早产儿的体重，还有其他多方面的功效。按摩还能帮助患有哮喘、遗传过敏性皮肤炎、艾滋病的免疫力低下的患者提高免疫力。

日本的柳叶太郎博士提出，最近儿童患遗传过敏性皮肤炎概率增加的很大一个原因就是缺乏皮肤接触。

经常按摩皮肤可以帮助处于遗传过敏性皮肤炎早期的儿童快速康复。这是因为通过接触刺激锻炼了皮肤的婴儿会获得抵抗外部细菌感染的能力。

但是按摩疗效只对处于遗传过敏性皮肤炎早期的儿童皮肤干燥比较有效。那么儿童的皮肤为什么会变得干燥呢？这是因为缺乏皮肤接触。以前，孩子们一起玩捉迷藏、摔跤等游戏，可以很自然地锻炼自己的皮肤，但是现在情况却不一样了，母亲们没有充足的时间做这些事情。

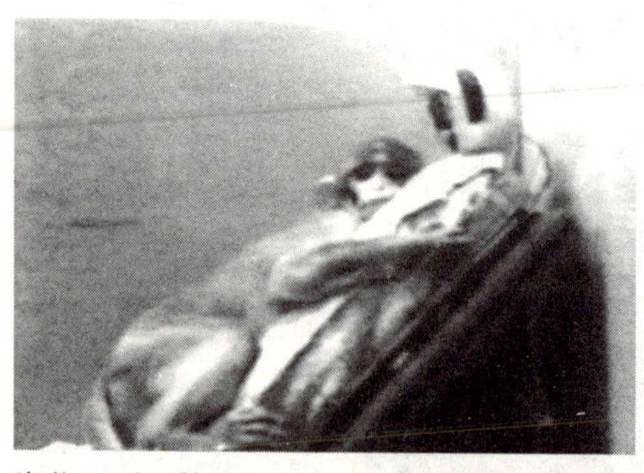

海莉・哈罗博士做的实验：小猴子饿的时候就去找能喂奶的铁丝母猴子，喝饱了就去找布料母猴子。

迈阿密接触研究所小儿科的米格尔・迪亚哥副教授强调了接触对于儿童生长是多么地重要。他向制作组介绍了1975年海莉·哈罗博士所做的实验。海莉·哈罗博士制作了用铁丝和布料做的母猴子，并让这些假母猴子代替真正的母猴子与小猴子一起生活，包括喂奶。小猴子饿的时候就去找能喂奶的铁丝母猴子，喝饱了就去找布料母猴子。小猴子会抱着布料母猴子过大部分时间。如果刺激小猴子，它会跑到布料母猴子那里寻求安慰。这个研究结果表示，母亲和婴儿之间的连带关系中接触的作用比饮食更为重要。

神经学者詹姆斯·普利斯科特博士已经研究了多年缺乏接触对大脑发育的影响。20 世纪 70 年代，他公布了一项研究结果，震惊了美国。

博士在孤儿院等地方追踪调查了很多没有父母身体接触下长大的孩子。结果非常令人吃惊，缺乏接触的孩子长大后大脑受损的比例非常高。普利斯科特博士认为小时候缺乏身体接触是导致这些结果的最重要的原因。

“忧郁症、孤僻，还有自杀倾向是目前美国面临的严重的社会问题。很多孩子都需要接受精神治疗。如果能像从前一样在母亲的怀抱里喝母乳长大，经常能接触父母的皮肤，那孤僻、忧郁、自杀等心理疾病会少很多。”（詹姆斯·普利斯科特博士，神经学者）

出生后的前 3 年是最关键的。此后的皮肤接触效果就不那么明显了。只有在出生后 3 年内得到足够的皮肤接触，孩子的大脑才能发育正常。詹姆斯·普利斯科特博士指出 3 年后一切都会太晚了。所以 3 岁看老这一说法也不是没有道理。

接触——爱情和健康的守护者!

◆ 拥抱疗法

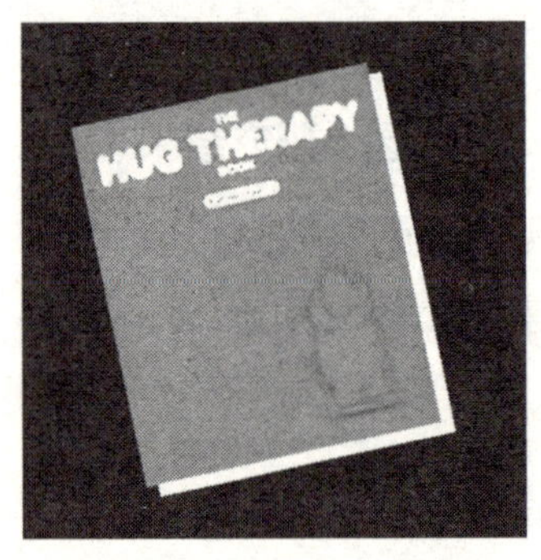

凯瑟琳·基丁的著作《拥抱疗法》

《拥抱疗法》(The Hug Therapy Book)一书阐明了接触具有多么伟大的力量。作者凯瑟琳·基丁说“拥抱”就是一种科学，就是大家没有意识到的最优秀的治疗方法。想激励某人时，想安慰某人时，一个紧紧的拥抱能带来意想不到的效果。

用一句话概括本书的内容就是拥抱可以把烦恼变为快乐。书中说拥抱可以在我们的心田里种上玫瑰而不是子弹，拥抱还可以让我们忘却所有的烦恼。书中还介绍了不同的拥抱姿势以及正确的拥抱方法。凯瑟琳·基丁说尽量扩大两个人接触的身体面积，拥抱孩子时用力抱 5 到 10 秒比较好。这种拥抱方法不仅在父母和子女之间，在夫妻之间效果也很好。

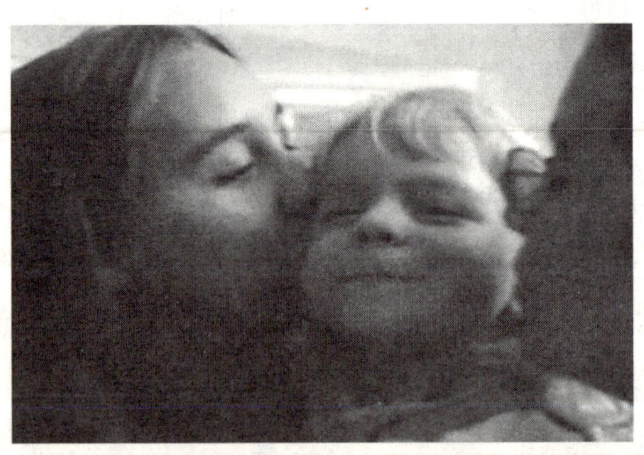

凯瑟琳·基丁说尽量扩大两个人接触的身体面积，拥抱孩子时用力抱 5 到 10 秒比较好。

◆ **接触带来爱情!**

现代社会被称作“精神匮乏时代”。虽然物质很丰富，但是精神世界却是干涸的。现代人处于对沟通、接触以及性的饥饿状态。接触是人类的5个感觉中最重要的感觉。所以被问到表达爱情最好的方式是什么时，“拥抱和接吻”往往是最多的回答。相互抚摸不仅可以得到肉体上的满足感，还是表达心意的重要手段。

但是令人痛心的是，因为爱情结合的很多夫妻缺乏用“接触”表达爱意的习惯。我们采访了一对结婚10年的普通夫妻郑丙俊和郑贤淑。他们结婚10年了，现在他们很少有身体接触，更不用说手拉手或者拥抱了。身体的距离也会加剧夫妻感情的距离。

“新婚的时候还枕着对方的胳膊睡呢，但是现在已经快想不起来这是什么感觉了。其实我们也不是不爱对方，也不像其他人那样关系不和睦。我们总觉得我们之间缺少些什么东西。”（郑丙俊、郑贤淑夫妇）

我们以夫妻为对象进行了简单的接触实验。为了事先了解夫妻之间的感情状态，先让他们看了配偶的照片，并通过FMRI测定了大脑发生的变化。通过大脑瞬间的活性变化可以判断看到配偶照片后是否会有某种感情反应。

第一次检测结束后，制作组让夫妻之间做了充分的身体接触。比如说，让18年以来连手都没有拉过的李善英、金京姬夫妻俩互相给对方做脚部按摩。刚开始两个人都很不好意思，但是很快就适应了。制作组还让他们一整天都拉着手，不能放开。

结果显示，与没有身体接触时相比，大脑很多区域都活跃起来。郑丙俊、郑贤淑夫妇还去了久违的电影院，他们按制作组的要求牵

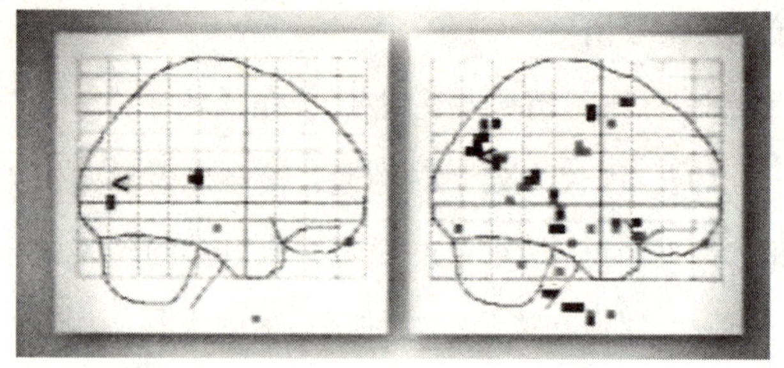

大脑活性度检测结果：与接触前相比，接触后大脑反应点明显增多。

上了对方的手。从他们上一次牵手算起，他们花了多长时间才重新又牵起了对方的手呀？

夫妻俩很快就回到了恋爱时期的感情世界。我们观察了与夫人牵手一天的郑丙俊先生的大脑反应。与接触前相比，接触后大脑反应点明显增多。

接触本身会给人带来快乐，而且也会改变对方的情绪。所以接触结束后，这种好感也能持续一段时间。所以平时夫妻之间拥抱或者身体接触越多，快乐的感觉越多，双方的感情也会越好。

我们都希望在最感动的瞬间，或者在最伤心的瞬间拥抱最心爱的人分享快乐或悲伤。一次拥抱所传递的感情胜过一百句话语的作用。

接触并不是一个人单独所能完成的感觉。有人拥抱我，抚摸我，或者有人牵我的手时，我才能意识到接触的感觉。

拉着对方的手拥抱在一起时，冰凉的心情也会像春天里的积雪一样融化掉。赶快去拥抱你爱着的家人吧。从那一刻起，我们的身体会发生很多意想不到的变化。

第 8 章

母亲的力量——母乳

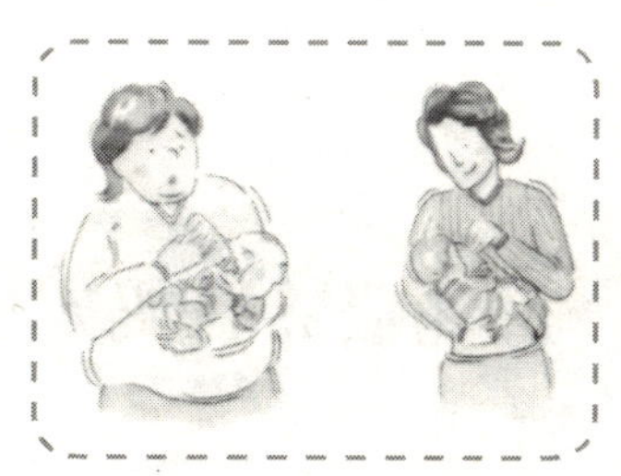

母乳喂养不仅可以防止产妇产后肥胖，还可以帮助孩子防止肥胖和成人病。虽然说营养奶粉喂养的孩子长得快，但是这也说明了这种孩子更容易肥胖。喝母乳长大的孩子患猝死、白血病、糖尿病等各种疾病的危险性都会降低。母乳在帮助产妇和孩子防止肥胖上很有效果。

母乳喂养在妈妈中很受欢迎

在电影里饰演过情侣角色的李世昌先生和金智妍女士现实生活中也是一对甜蜜的夫妻，这也成为了演艺界的一段佳话。他们在2005年1月有了第一个女儿佳允，并开始了母乳喂养。接受采访时，佳允已经6个月大了，她一次感冒都没有得过，非常健康。

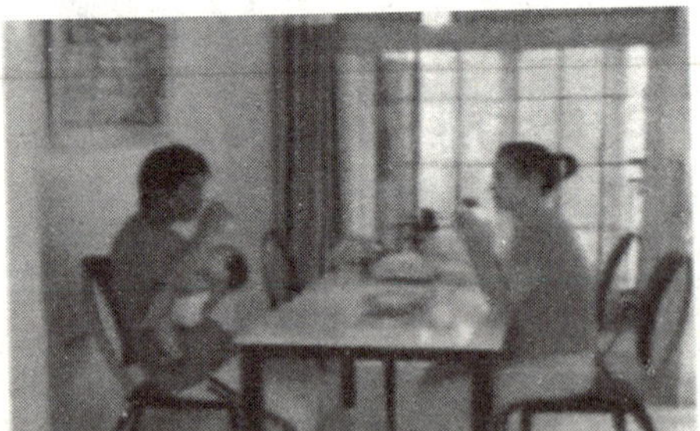

李世昌、金智妍夫妇：佳允在喝母乳的时候眼神好像在说“我在喝母爱”。

金智妍女士坚持母乳喂养的理由不仅是为了孩子的健康，更大的原因是母乳喂养是一种很好的“表达母爱”的方式。金智妍女士说，佳允在喝母乳的时候眼神好像在说“我在喝母爱”。这种感觉让金智妍女士很有成就感，而且特别想为孩子多做点什么。

现在很多年轻妈妈都愿意进行母乳喂养。

2004 年 7 月，播音员崔恩京女士被选为联合国儿童基金会母乳喂养的宣传大使，她对此表现出了极大的热情，她还带着自己的儿子一起为母乳喂养宣传海报做了平面模特。

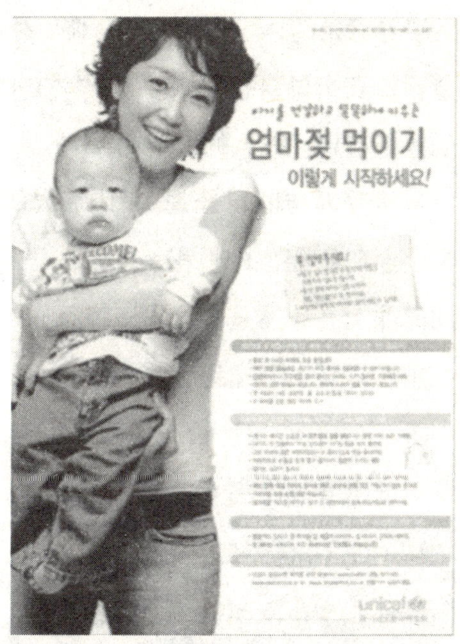

2004 年 7 月，播音员崔恩京女士被选为联合国儿童基金会母乳喂养的宣传大使，她对此表现出了极大的热情，还带着自己的儿子一起为母乳喂养宣传海报做了平面模特。

崔恩京女士生产后一直坚持母乳喂养，并在播放自己的电视节目时不断向大家宣传着母乳喂养的重要性和优点。她还说自己不会为奶粉或其他母乳替代品做任何宣传活动。

“生孩子，养育孩子才能真正体会到母乳喂养是多么重要。”崔恩京女士希望越来越多的人认识到母乳喂养的重要性。

母乳喂养能让妈妈健康！

◆ 母乳喂养能减轻体重吗？

演员金智妍女士坚持母乳喂养还有另外一个理由。1997 年当选为韩国小姐的金智妍女士拥有很多人都羡慕的苗条身材。但是怀孕后，她的体重长了 11kg，生完孩子体重也只减了 3kg。自从开始母乳喂养后她的体重开始明显下降，经过 6 个月后减少了 10kg。对此，金智妍女士说自己不大喜欢运动，所以她认为“母乳喂养应该对降低体重起到了很大的作用”。

接受采访时已经是 14 个月大的成勋的母亲李惠民（27 岁）女士也经历了相似的过程。生完孩子后，她都不愿意出门，因为怀孕期间涨上去的体重一直没有掉下来。妊娠后期体重达到了 65kg，生孩子后体重也只降到了 60kg。

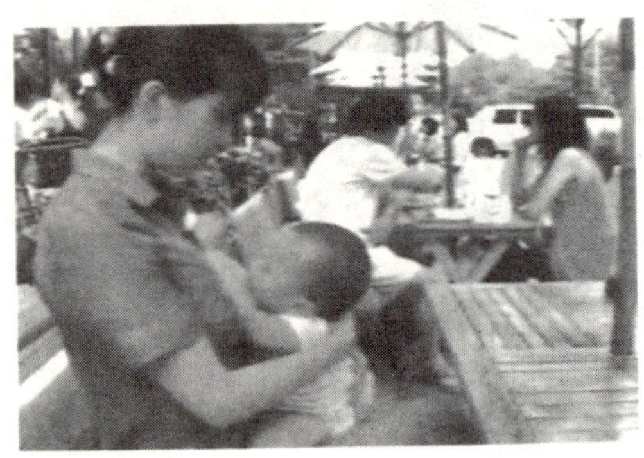

成勋的母亲李惠民女士现在当众给孩子喂母乳也不会觉得不好意思。

但是开始母乳喂养后 3 个月，身体就开始出现明显的变化。体重逐渐减少，现在已经恢复到 50kg。李惠民女士每天给孩子喂 10 次左右的母乳，不做什么其他运动。她说给孩子喂母乳的时候就感觉是在减肥。

喂母乳真的能减少体重吗？制作组比较了休息时和喂母乳时的代谢量。结果显示，李女士休息时的代谢量是 830kcal，而喂母乳时是 1440kcal，相差 610kcal。一般情况下，想消耗掉这些热量，至少要跑步 3 个小时。

	休息时代谢量	全部的能量消耗量
喂母乳前	830kcal/ 天	1245kcal/ 天
喂母乳时	1440kcal/ 天	2160kcal/ 天

女性在怀孕期间都会有体重增加的现象，特别是围绕胸部和腹部堆积脂肪，增加的体重中 80% 左右是孕妇本身的体重，婴儿的体重只占增加体重的 20% 左右，所以即使生完孩子，体重还是比怀孕前重很多。这些都是为了以后进行母乳喂养储备的营养。

梨花女子大学东大门医院李根教授指出，喂母乳时妈妈体内会分泌多种激素促进脂肪分解。而且为了制造乳汁而产生的催乳激素可以消除产后不安感，分泌乳汁相关的催产激素可以加快子宫的收缩和产后恢复。

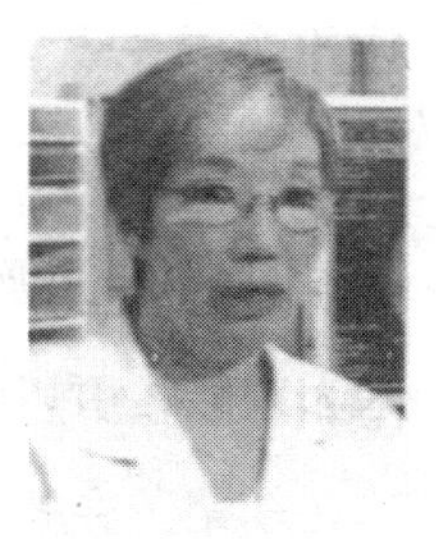

“婴儿吮吸母亲的乳头，可以帮助母亲的子宫收缩。日常生活中，产妇有时会觉得腹部有一种轻微的疼痛感，这就是因为子宫在收缩。这是非常重要的现象。如果是剖腹产，以后可能会出现出血等后遗症。如果婴儿吮吸母亲的乳头，因为子宫已经收缩，出现出血的现象就会减少很多。”（李根教授，梨花女子大学东大门医院）

新西兰的肥胖人口以及因肥胖引起的死亡率都位于世界前列，他们的肥胖人口比例可以与美国和澳大利亚相当。为此，新西兰政府决定向肥胖宣战，并在 2003 年初由健康保健部门发表了预防肥胖指南。其中有一项特殊的内容，那就是“坚持 6 个月以上的母乳喂养”。母乳喂养不仅可以帮助母亲预防产后肥胖，还可以预防婴儿患肥胖症和成人病。虽然说营养奶粉喂养的孩子长得快，但是这也说明这种孩子容易肥胖。喝母乳长大的孩子患猝死、白血病、糖尿病等各种疾病的危险性降低。母乳在帮助产妇和孩子防止肥胖上很有效果。

◆ 母乳喂养可以预防乳腺癌吗?

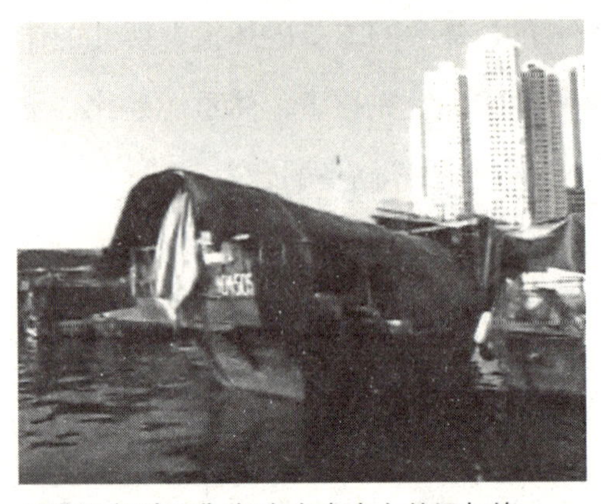

香港维多利亚港，把家安在水上的汤加族。

母乳喂养不仅可以帮助产妇减轻体重，收缩子宫，以及产后恢复，最大的作用还是在于女性的乳房健康。

香港最大最繁华的维多利亚港口上停靠着很多白色游艇，对面却是香港最贫穷的村子，汤加族居住的渔村。汤加族村民穷得连在陆地上租房子的钱都没有，所以家里只剩下习惯了这种生活的老人们。

龙侃浩奶奶（69 岁）一辈子住在这里，对这里有很深的感情。因为有船，所以能以捕鱼为生，并且还养育了 7 个孩子。

一辈子在船上与贫穷做斗争的龙侃浩奶奶有特殊的喂母乳方式，就是只用右胸喂孩子。

因为传统服装的缘故，汤加族很多女人都有这种习惯。现在虽然很多人都不再穿这种衣服了，但是奶奶是穿着这种服装喂养了前 4 个孩子，所以一直没舍得扔这些衣服。

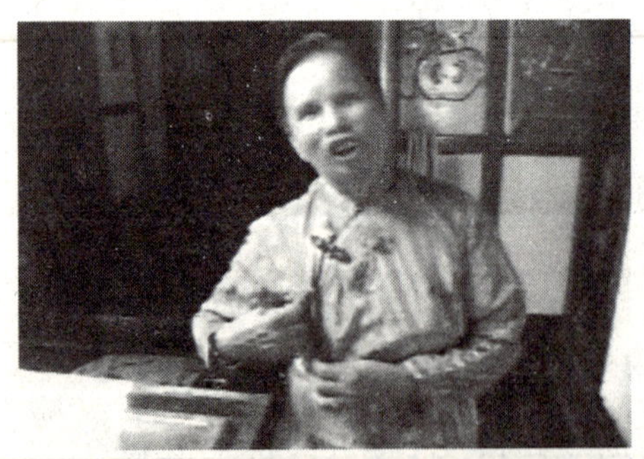

汤加族龙侃浩奶奶：汤加族因为传统服装的缘故，只用右胸喂孩子。

为了生存，汤加族女人们必须不分白天黑夜地劳动，根本就没有时间顾及母乳喂养方式。但是这种只用右乳喂母乳的习惯却导致了意想不到的结果。1977 年，研究乳腺癌的香港医生们发现汤加族女人左胸的乳腺癌发病率出奇地高。该现象被刊登在英国医学杂志《柳叶刀》上后引起了医学界的注意。

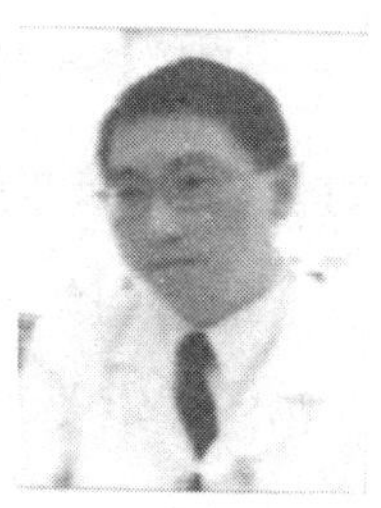

“汤加族习惯只用右乳房喂母乳，而她们左乳房的乳腺癌发病率却很高，这种现象很奇特。所以很多人猜想母乳喂养和乳腺癌之间存在着某种联系。因为喂母乳的右乳房不发生乳腺癌，而只在不喂母乳的左乳房发生乳腺癌。”（路易斯·曹教授，香港大学）

那么在母乳喂养率急剧下降的韩国又是什么情况呢？

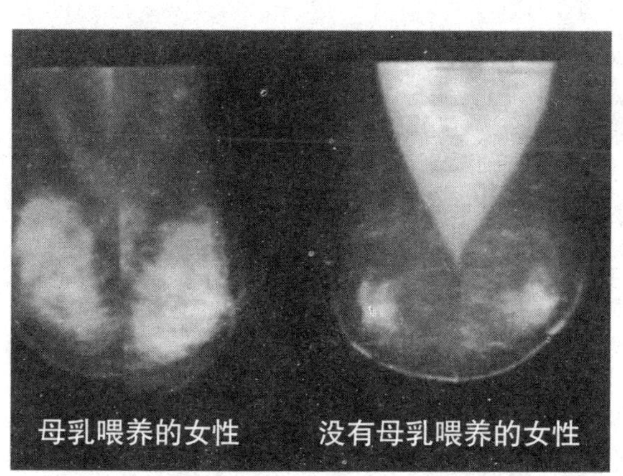

X 射线照片比较：乳腺组织越致密，患癌症的几率就越高。没有母乳喂养的女性的乳腺组织明显比母乳喂养的女性的乳腺组织致密。

30多岁的郑俞真（化名，37岁）女士在两年前因患乳腺癌切除了整个左乳房。养育着一个儿子的她只希望能过平平安安的生活，没想到厄运却这样降临到了自己的身上。而且乳腺癌的再次发病率很高，所以一刻都不能让她安心。因为个人情况问题，她没有母乳喂养，现在她非常后悔，觉得如果当时做了母乳喂养，可能就不会有今天的结果了。

“我周围用母乳喂养孩子的妈妈们，她们的胸部摸着非常柔软。但是我就不一样，因为石灰质比较多，摸着很硬。”

乳腺组织越致密，患癌症的几率就越大。没有做过母乳喂养的女性通常乳房组织会比较致密。特别值得注意的是乳腺癌发生的位置，大部分乳腺癌的发生部位是制造乳汁的乳管和乳腺。

进行母乳喂养时，乳腺分泌出的乳汁通过乳管将非正常细胞同时排出体外。但是如果没有进行母乳喂养，这些细胞会一直待在体内，转化成癌组织的可能性就会增加。

▶ 母乳喂养对预防女性乳腺癌起到的作用研究

母乳喂养子女数	（单位%）	（单位%）
一名以下	1.0	1.0
两名	0.29（0.03～3.08）	2.36（0.41～13.6）
三名以上	0.13（0.02～1.08）	2.07（0.07～1.12）
母乳喂养时间	（单位%）	（单位%）
12个月以下	1.0	1.0
13个月以上	0.25（0.02～2.62）	0.14（0.02～1.08）

（引自：大韩癌症学报——首尔大学鲁东营教授，1993）

研究结果显示，如果将进行母乳喂养的子女数在一名以下的女性人群患乳腺癌的几率看做是1，随着母乳喂养的子女数量的增加乳腺癌发病率呈下降趋势。如果母乳喂养时间在13个月以上，乳腺癌发病率也会降低为0.25，即1/4左右。

母乳喂养期间引发乳腺癌的雌激素浓度降低，所以母乳喂养时间越长抑制乳腺癌效果越明显。最近发表的研究结果表明，即使有乳腺癌的遗传病史，坚持母乳喂养1年以上，乳腺癌的发病率也会降低45%。

“携带引发乳腺癌的BRCA1基因的女性如果坚持母乳喂养1年以上，乳腺癌的发病率也会降低45%。”（引自：美国国立癌症研究所学报，2004）

首尔大学医院外科鲁东营教授指出，进行母乳喂养就是让女性的乳房做应该做的事情。母乳喂养不仅仅是在喂养孩子，还会让女性的乳腺获得活动的机会，防止病变，还能排出代谢产物以及其他有害物质。母乳喂养期间，女性还能从雌激素的刺激中获得解放，所以不仅仅孩子收益，还能保证母亲的健康。

喝母乳后孩子的变化

◆ 觅食反射

刚出生的婴儿看不见母亲的脸。但是把婴儿抱到母亲的怀里，大家就能发现婴儿惊人的举动。他能很准确地找到母亲的乳头，并含在嘴里。我们称新生儿能在出生后马上找到母亲乳头的本能反应为“觅食反射”。

一次都没有吸过母乳的新生儿为什么能很准确地找到母亲的乳头呢？一般生产后产妇的乳头会分泌出在羊水中存在的抗菌油，它发出的气味能吸引新生儿，并让他做出吮吸动作。

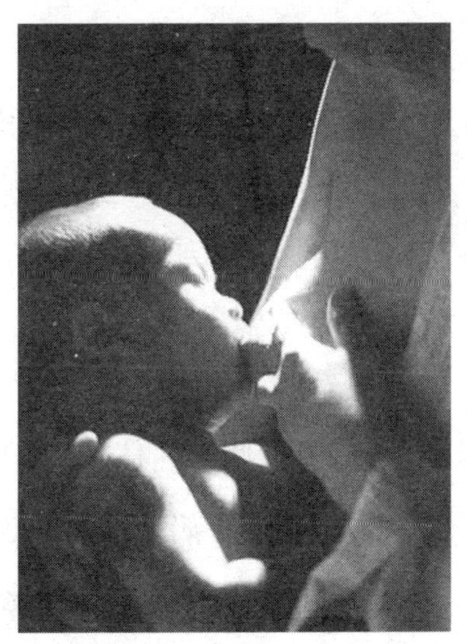

觅食反射：新牛儿能在出生后马上找到母亲乳头的本能反应

◆ **母乳能救活早产儿！**

母乳的神奇力量最能体现在婴儿的成长过程中。晓媛（11个月）是个早产儿，但是她的成长速度却让周围的很多妈妈都称奇。怀孕32

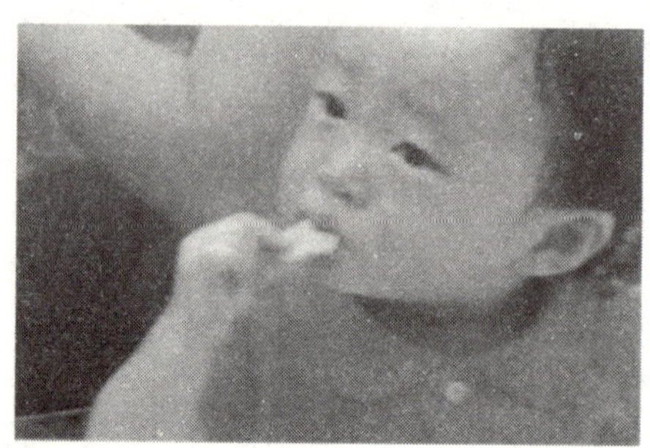
喝母乳后健康成长的晓媛

周就出生的她出生时体重只有1.8kg，但是现在晓媛的身体状况一点都不比其他同龄孩子逊色。晓媛现在不仅可以开始走路，还会张口叫爸爸妈妈了。晓媛能像其他孩子一样健康成长的原因是什么呢？

晓媛的母亲张慧玉女士（31岁）在晓媛住院的2个月里，每天把母乳送到医院里。虽然现在晓媛可以吃饭了，但是她还坚持给晓媛喂母乳。因为她相信是一直坚持的母乳喂养救活了晓媛。制作组去医院了解了晓媛的健康状态。结果发现，到现在她连感冒或腹泻等小病都没有得过，非常健康。

出生时体重不到2.5kg的早产儿不仅容易患脑溢血、肠溃疡、早产儿视网膜症等严重的疾病，还容易患各种传染疾病。长大后也可能会出现后遗症，所以需要特别照顾。此时最能发挥作用的就是母乳。

制作组来到了一家医院的病房。这里每天给早产儿提供8次左右的母乳。这些母乳是通过冷冻运输送到医院，在喂婴儿前再加热的。这些早产儿连含奶瓶的力量也没有，只能通过输液管将母乳直接送到胃里。医生说母乳的效果比任何其他治疗都有效。

据统计，喂奶粉长大的孩子患肠溃疡的几率比喂母乳长大的孩子高10倍左右。受感染的几率也增加了两倍以上。所以母乳比任何抗生素更能有效地保护孩子。

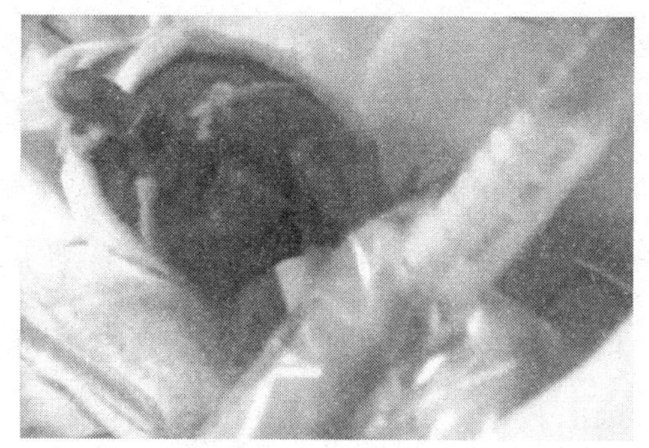
制作组采访的医院每天给早产儿提供8次左右的母乳。这些母乳是通过冷冻运输送到医院，在喂婴儿前再加热的。

能让晓媛这样的早产儿健康成长的母乳为什么会具有这么强大的力量呢？制作组检测了生产后7天内的初乳和之后的成熟乳。同时制作组还检测了市场上销售的奶粉。奶粉都是经过消毒处理的，所以没有发现任何细胞，但是母乳中却含有活的细胞。特别是初乳中含有非常多的细胞。这些细胞包括巨噬细胞和淋巴细胞，属于白血球。巨噬细胞可以直接吞噬进入体内的病原菌，对保护免疫力差的婴儿能起到非常重要的作用。而且初乳和成熟乳中均出现了奶粉中没有的蛋白质成分。最具有代表意义的是被称为IGA的免

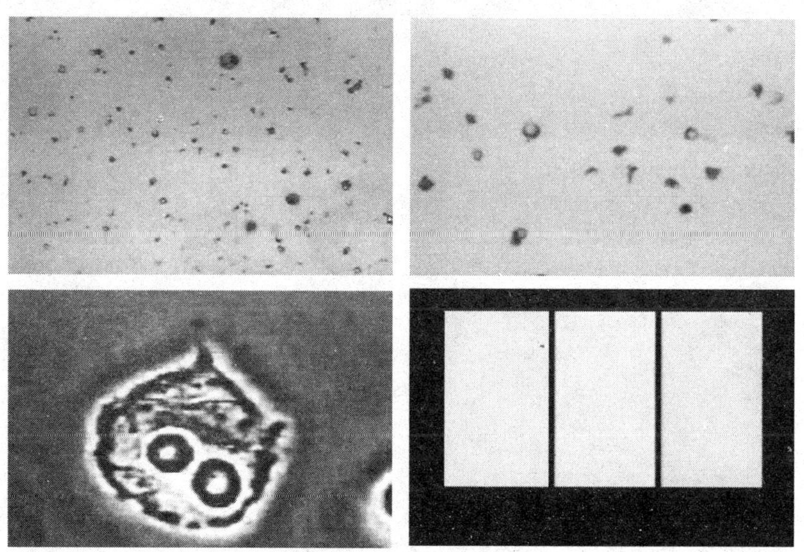
初乳、成熟乳以及奶粉的显微镜观察结果：奶粉中没有任何细胞，但是母乳特别是初乳中含有很多巨噬细胞。

疫球蛋白，它能有效地防止病原菌感染肠道黏膜。母乳中还富有溶菌酶和乳铁蛋白等免疫物质。溶菌酶能破坏细菌壁，乳铁蛋白可以抑制细菌的增殖，从而保护婴儿免于病原菌的侵染。

制作组来到出生未满6个月婴儿的一个家庭检查了家中环境。这时的婴儿免疫力比较差，所以检测了婴儿经常接触的地方含有的细菌数量，并经过培养进一步利用显微镜进行观察。几乎所有的地方都有非常多的细菌，而且大部分都是活性细菌，其中还有一些能引发呼吸道疾病或传染疾病的病原菌。

幸好母亲体内的免疫系统已经具备对抗这些病原菌和病毒的抗体。这些抗体可以通过母乳进入婴儿的体内，让这些还不具备完整免疫体系的婴儿对病原菌产生免疫力。

喝母乳的婴儿比没有喝母乳的婴儿更能对抗腹泻、感冒、咳嗽、哮喘、呕吐等疾病。

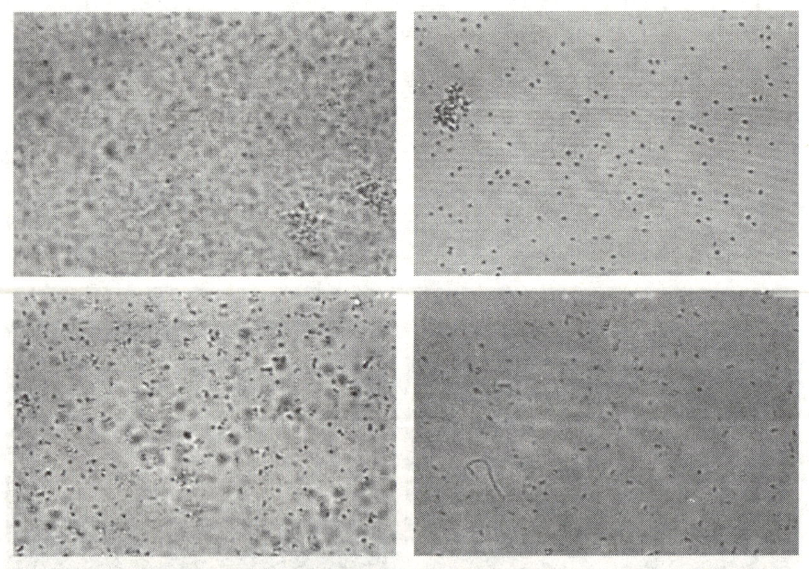

检测婴儿经常接触的地方含有的细菌数量：几乎所有的地方都有非常多的细菌。

虽然最近一些奶粉据说添加了一些免疫物质，但是再好的奶粉也远远比不上母乳。

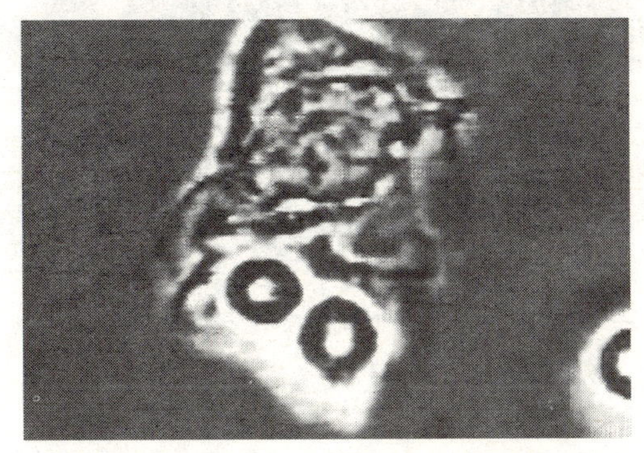

巨噬细胞吞噬细菌：巨噬细胞可以直接吞噬进入体内的病原菌，对保护免疫力差的婴儿起到非常重要的作用。

母乳和奶粉的差距可以通过婴儿的粪便区别。喝母乳的婴儿排泄的粪便量少而且稀，但是喝奶粉的婴儿排泄的粪便不仅量多，而且黏稠。其中的原因是母乳中的营养成分易于分解消化吸收。喝奶粉的婴儿排泄的粪便 pH 值和细菌情况也不同，所以大便的形态、气味以及颜色等方面均存在差异。那什么样的大便是健康的大便呢？

观察结果显示，母乳喂养的婴儿的大便中的良性细菌和有害细菌量都比奶粉喂养的婴儿高 3 倍。喂母乳的婴儿粪便中还有喂奶粉的婴儿粪便中没有的良性细菌，这是乳酸菌的一种，是保护肠胃的格式乳杆菌。此外还有双歧杆菌、肠胃上皮细胞生长因子、促进良性细菌生长的因子、分泌型抗体，以及巨噬细胞等。它们可以给肠胃构筑更加牢固的黏膜防御层。

◆ 母乳可以预防遗传过敏性皮肤炎！

金美兰女士（33 岁）是用奶粉喂养的第一个孩子敏儿。怀上第二个孩子开始，她就下决心一定要用母乳喂养自己的孩子。第一个孩子敏儿从出生后 3 个月开始一直被遗传过敏性皮肤炎折磨着。为了给敏儿治病，金美兰女士试了很多民间疗法，但是敏儿的病情一直没有好转。

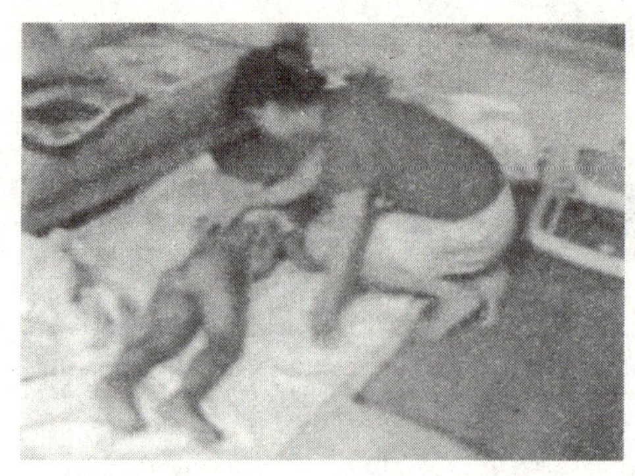

一到晚上金美兰女士就要给浑身发痒的过敏儿挠皮肤。

晚上敏儿因身体痒无法入睡，金美兰女士也跟着受罪。看着敏儿挠出血的皮肤，金女士又心疼，又觉得非常对不起孩子。

遗传过敏性皮肤炎是一种过敏疾病，特定的物质就会引发这些皮肤过敏反应，其遗传特性比较明显。敏儿出生后 3 个月就开始出现皮肤过敏，而喂母乳长大的第二个孩子到 5 个月的时候还没有任何症状。

那他们之间到底有什么差别呢？检查结果显示，第一个孩子的过敏状态已经比较严重，对屋里的灰尘都会产生过敏反应。更让人意想不到的是，第二个孩子也对鸡蛋和牛奶表现出了很强的过敏反应。

母乳的蛋白质成分是 α－乳清蛋白，很容易被肠胃吸收，但是奶粉的蛋白质成分是 β－球蛋白，不仅不容易被吸收，即使吸收了也可能刺激细胞分泌一些物质引发炎症或瘙痒症状。这就是发生在婴儿身上的过敏反应。如果婴儿的肠胃发生过敏反应会引发过敏性大肠炎；如果发生在肺中就会引发哮喘；如果发生在鼻子上就会引发过敏性鼻炎；如果发生在皮肤上就会引发遗传过敏性皮炎。

波兰的一个研究结果显示，喂母乳长大的孩子患遗传过敏性皮肤炎的几率比喂奶粉长大的孩子低很多，而且这种效果会持续到 17 岁。

哮喘的早期发病率没有明显的变化，但是没有喝母乳长大的孩子随着年龄的增加患哮喘的概率急剧增加。这表明母乳在预防遗传过敏性皮肤炎和哮喘等过敏疾病中发挥了很重要的作用。

那大家可能会问，喂母乳为什么还会患过敏疾病呢？制作组在2003年春天找到了出生4个月的患有严重遗传过敏性皮肤炎的艺琳。

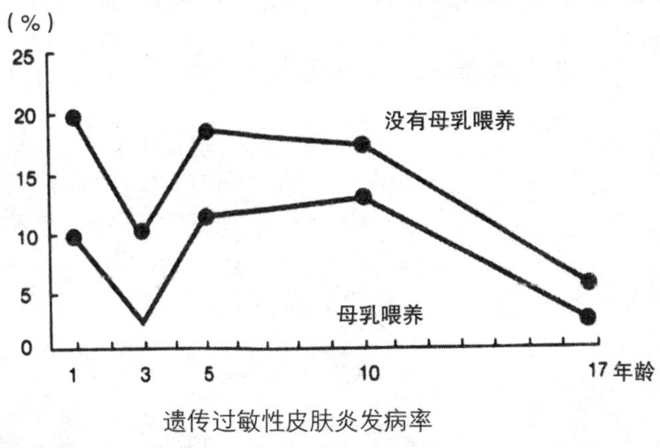

遗传过敏性皮肤炎发病率

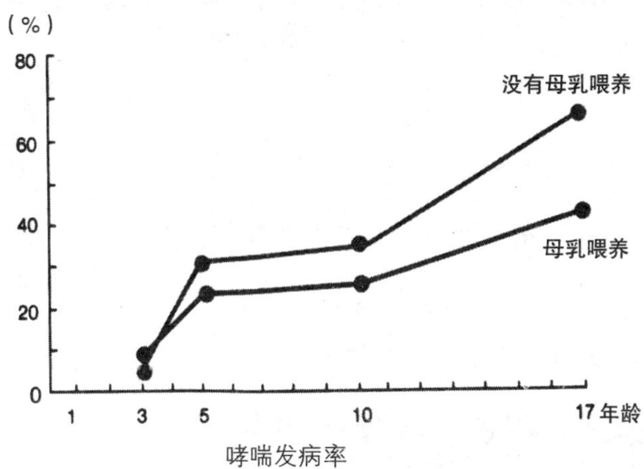

哮喘发病率

当时艺琳对鸡蛋和牛奶表现出了很强烈的过敏反应。妈妈吃的鸡蛋和牛奶会通过母乳传到她的身上，所以让艺琳患上了遗传过敏性皮肤炎。艺琳的母亲金善英女士（30岁）为了孩子的健康，调整了饮食习惯，继续了母乳喂养。2年过去后，制作组又找到了她们母女俩。

艺琳没去医院已经1年多了，皮肤也变得很干净，瘙痒的感觉也消失了。检查血液中的IZE（能反映过敏程度）数值，已经从两年前的440下降到目前的162。

即使母亲本人患有过敏疾病也要坚持给孩子喂母乳，因为这样才能真正帮助孩子远离遗传过敏性皮肤炎等疾病，一味地逃避并不能解决问题。

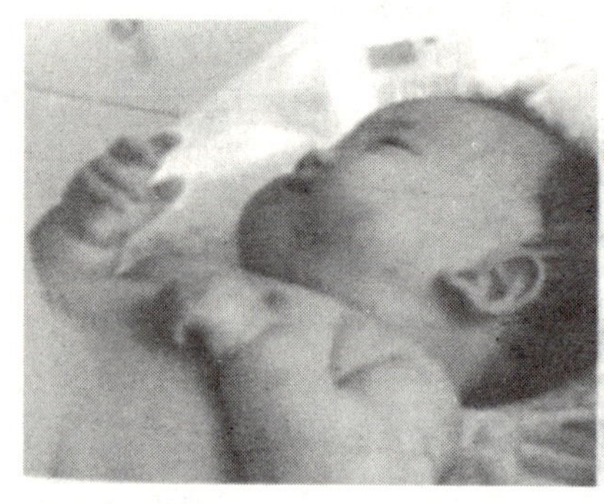

遗传过敏性皮肤炎非常严重的艺琳（4个月）

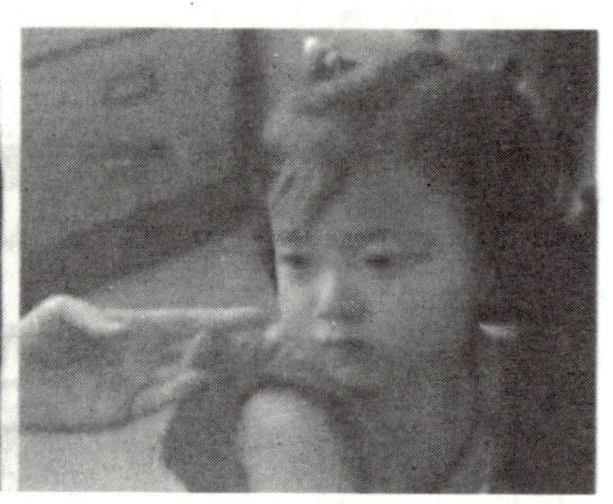

母亲金善英女士调整饮食习惯后皮肤变好的艺琳（31个月）

目前西方发达国家中母乳喂养比例最低的美国也开始大力宣传母乳喂养，并逐渐放宽了在公共场所喂母乳的限制。

美国国立保健院制作的公益广告中大力提倡母乳喂养，并让大家关注母乳对孩子的健康是多么地重要。

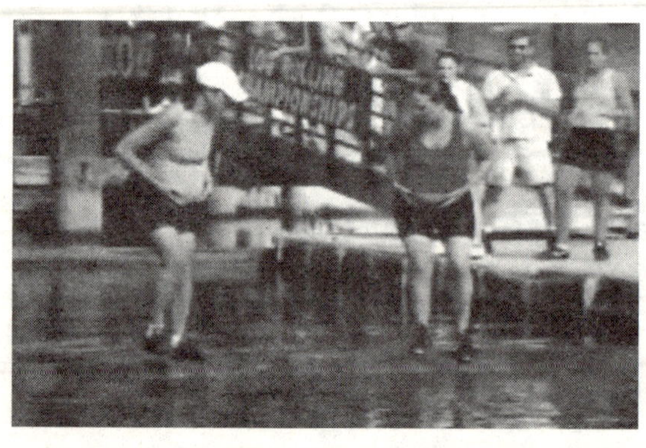

美国国立保健院制作的宣传母乳喂养的广告：“生孩子之前不会有人做如此疯狂的事情，但是生完孩子后您为什么要接受如此大的风险呢？孩子出生后的6个月内一定要坚持喂母乳，对婴儿母乳是最好的。”

联合国儿童基金会首席顾问米莉亚·罗伯特最近在美国发表的研究结果显示，出生后1个月到1年之间没有喂母乳的婴儿的死亡率比喂母乳的婴儿高出25%。这表明母乳喂养并不仅仅是生活方式的改变，更是家庭和社会挽救孩子健康的实质性行动。

对母乳的疑问

2001年小儿协会对1290名临产的孕妇进行了问卷调查，其中87.4%的孕妇回答会用母乳喂养孩子。但是对生产4个月后的产妇作为对象进行的调查显示，只有37.5%的人进行了母乳喂养，实践率不到一半。

虽然很多人都非常清楚母乳的优点，但是由于缺乏了解正确的喂养方法，所以很多人都以失败告终。

制作组到分享母乳喂养相关网站收集了母亲们在母乳喂养时遇到的问题和困难。

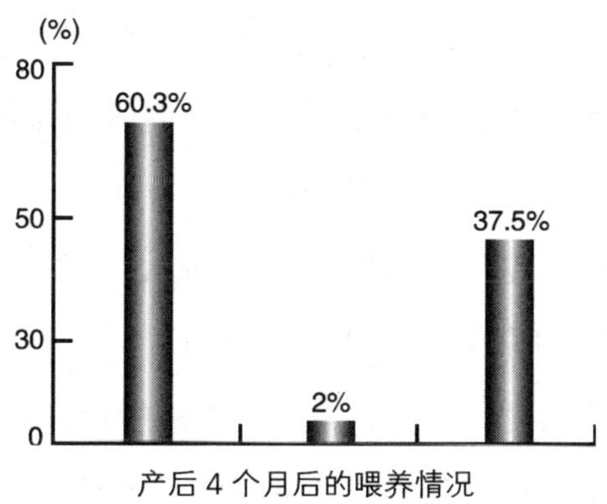

产后4个月后的喂养情况

▶ **请选择母乳喂养期间最不解的一个问题。**

- 母乳喂养要持续几个月？
- 乳汁太少了，怎么办？
- 妈妈患了疾病，怎么办？
- 妈妈还在上班，怎么进行母乳喂养呢？
- 喂母乳后为什么婴儿会出现腹泻等现象？

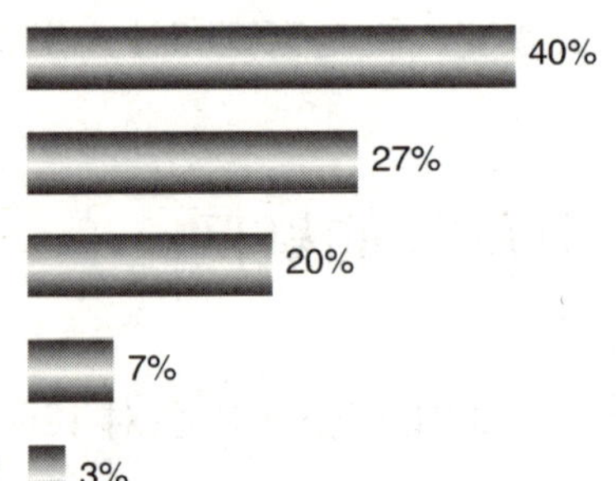

◆ 乳汁量太少？

6 个月大的智敏从一个月前开始吵闹现象增多，之前都很顺利的母乳喂养由于喂的次数变少变得越发地困难。智敏的母亲认为是乳汁量变少了，所以最近开始尝试了同时掺加奶粉的混合喂奶法，但是结果也不大理想。为了弄清原因，智敏的母亲去找了母乳喂养专门医院做了检查。

检查结果证明喂奶方法上没有问题。难道真是乳汁变少的缘故吗？为了能准确地诊断，医院对她喂母乳前后的体重进行了测量。智敏在 5 分钟内喝下的母乳量是 120cc，这个量是非常可观的。随着婴儿长大需要的热量越多，喝母乳也越熟练，所以能在短时间内有效地吸奶，所以智敏喝的奶量比以前更多了。

婴儿吮吸母亲的乳汁时会刺激乳头上的神经，此信号传导到母亲的脑下垂体前端，促进分泌母乳生成催乳激素。催乳激素随着血液流动进入乳房促进乳汁的分泌。所以孩子吸的乳汁越多越快，产生乳汁的量就越多。

智敏的母亲的问题其实并不在于乳汁量变少，而是在喂养的次数上。将喂奶的次数从原有的 7 次增加到 10 次后，喂奶时经常吵闹的智敏也变得安静了，喂养也变得轻松了很多。

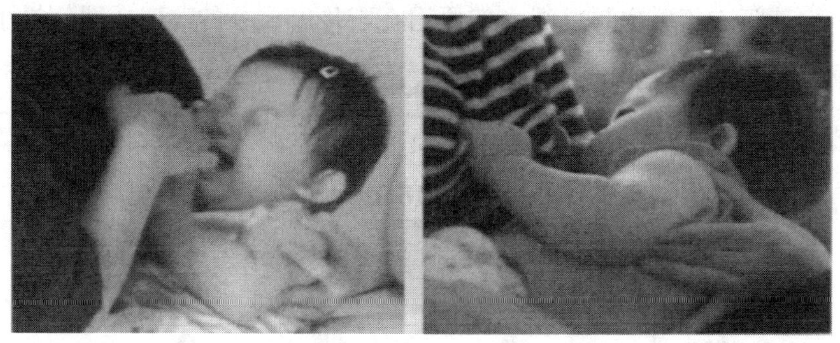

将喂奶的次数从原有的 7 次增加到 10 次后，喂奶时经常吵闹的智敏也变得安静了，喂养也变得轻松了很多。

◆ 母乳喂养需要持续多久？

韩国母乳喂养率随着喂养时间的增加而快速减少。特别是从 6 个月开始从最早的 46.2% 急剧下降到不足一半。韩国母乳喂养协会金惠淑博士指出，出现这种现象的原因是“6 个月后母乳就没有营养了，还不如水”的说法起的作用。金博士说现在有些医院的医生也有这种说法。所以这种 6 个月后喝奶粉更好，能让孩子长得更快的说法让很多母亲采用了混合喂奶法。

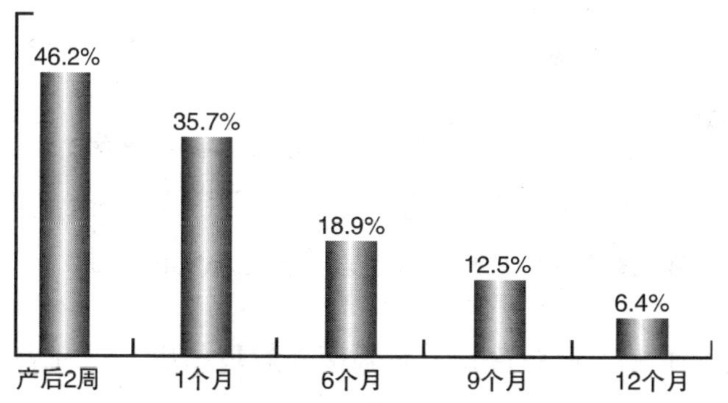

不同时期母乳喂养率（引自：韩国家族保健协会，2000 年）

世界上对于母乳喂养的观点很一致。世界保健组织指出母乳喂养出生 6 个月之前的婴儿是最佳选择，还提倡坚持 2 年以上的母乳喂养。联合国儿童基金会的建议也是一样的。

建议 1 年以上母乳喂养的原因在于母乳成分的改变。即使过了 6 个月母乳的营养也不会像很多人认为的那样没有营养。检测母乳成分的结果显示，蛋白质在 6 个月后呈上升趋势，免疫物质则开始有所下降，但是 6 个月之后会保持一定水平。

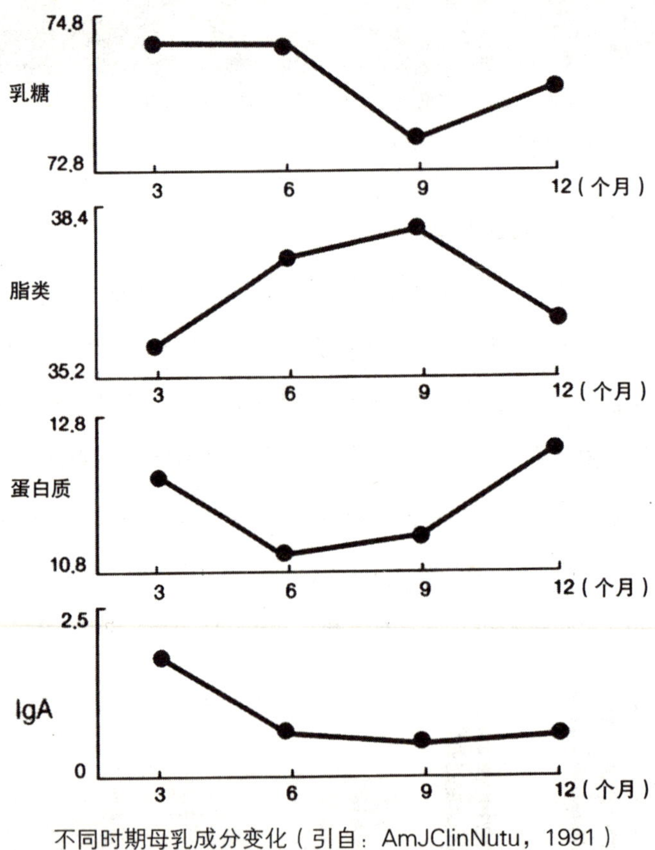

不同时期母乳成分变化（引自：AmJClinNutu，1991）

梨花女子大学食品营养学系张南秀教授指出，母乳成分并不会随时间推移而减少，而是伴随着孩子的生长速度其中的必要成分出现有机的动态变化。

“随着母乳喂养期的延续母乳中的营养成分会有一些减少，这很正常。但是生产6个月到12个月的母乳中含有婴儿生长所必须的充足的营养物质。而且大部分情况下，孩子过了6个月就能吃其他食物，所以用母乳喂养孩子，营养是绝对够的。”（张南秀教授，梨花女子大学食品营养学系）

◆ 冷藏或冷冻的母乳可以食用吗？

尹恩子女士是职业女性，为了不影响母乳喂养，她在重新工作前一个月就开始培养收集母乳和冷藏母乳喂养的习惯。到现在她已经坚持了7个月的母乳喂养，很成功地实施了母乳喂养计划。

“我计划至少前10个月都要坚持母乳喂养。我已经跟公司打了招呼，1年内要进行母乳喂养。过1年后，中午喂饭，早上和晚上喂母乳。”（尹恩子女士，29岁）

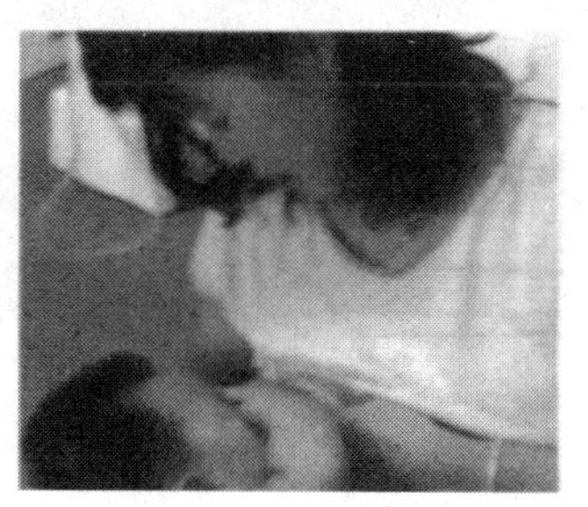

尹恩子女士得到了公司的照顾，可以利用休息时间收集母乳。收集15分钟就够孩子吃一个白天。她把收集的母乳冷藏在冰箱直到下班。但是很多母亲共同关心的问题是冷藏的母乳会不会出现营养流失。

制作组在汉阳大医院小儿科的帮助下获得了正在母乳喂养的5名母亲的母乳，并观测了不同的保管环境中母乳营养成分会发生何种变化。实验结果显示，冷藏和冷冻状态下的总蛋白质和总脂类的含量与新鲜母乳相比并没有明显差异。

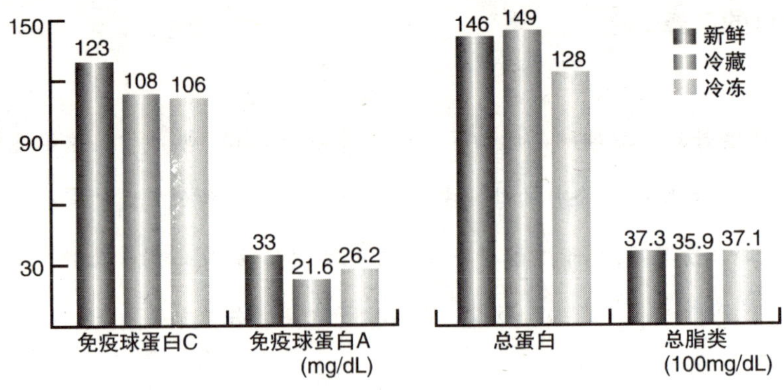

不同保管状态下的母乳营养成分

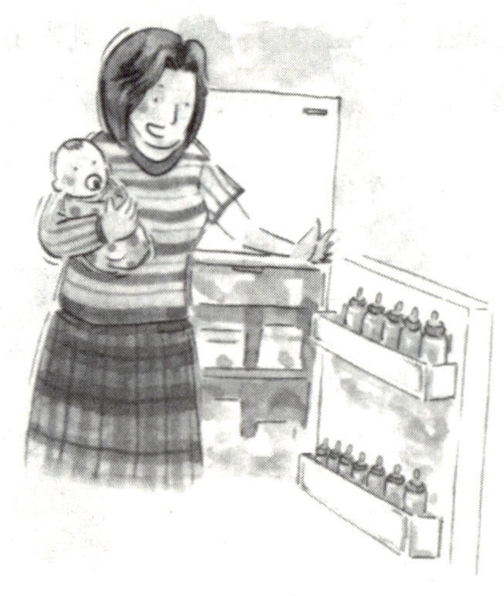

保管形式与形成婴儿免疫系统相关的免疫球蛋白含量也没有什么太大关系。收集母乳后放在室温 4 小时，4℃冷藏保存 72 小时，低温冷冻保存 3 个月都不会影响母乳中的营养成分。

◆ 母亲身体不适也可以母乳喂养吗？

母乳喂养的母亲顾虑很多的问题之一就是母亲的身体状况。申慧玉（化名，28 岁）女士是乙型肝炎病毒携带者，现在有 5 个月大的儿子。虽然一直在坚持母乳喂养，但是心里一直忐忑不安。为了解开疑问，她去医院给自己和孩子做了乙型肝炎相关检测。结果显示，母亲的身体状态几乎不会传染给孩子，孩子的身体状况十分正常。很多研究结果表明，慢性乙型肝炎病毒携带者进行母乳喂养是安全的。美国公众保健学报称慢性乙型肝炎病毒携带者母亲的母乳喂养并不会把病毒传染给孩子。

▶ 禁止母乳喂养的疾病

禁止母乳喂养的疾病
AIDS（获得性免疫低下症）
急性结核病
性病
早产儿感染 CMY（细胞肥大病毒）

但是如果母亲患了获得性免疫低下症、急性结核病，或者感染了细胞肥大病毒的早产儿是不能进行母乳喂养的。我们可以通过最近发表的“母亲风险项目”来解答服用药物的母亲对母乳喂养的疑问。

“母亲风险项目”是为了减少怀孕中服用不当药物生产畸形儿，并帮助母亲在母乳喂养时选择合适药物的活动。这项活动通过电话咨询告知母乳喂养中应该注意的药物，预防药物引起的母乳喂养副作用。

成钧馆大学医院妇产科韩正烈教授指出，母亲因为服用药物不能进行母乳喂养的情况很少发生。

“被列入禁止行列的有抗癌药物、放射性同位素以及碘等药物。但是大部分普通药物，如感冒药等能通过母乳进入婴儿体内的比例只有1%~2%。所以吃感冒药等普通药物不会影响母乳喂养。”（韩正烈教授，成钧馆大学妇产科）

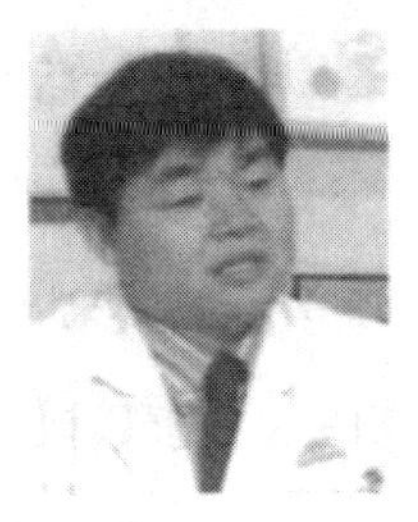

◆ 母子同室

能否成功地进行母乳喂养很大程度上与成功分娩后的第一次哺

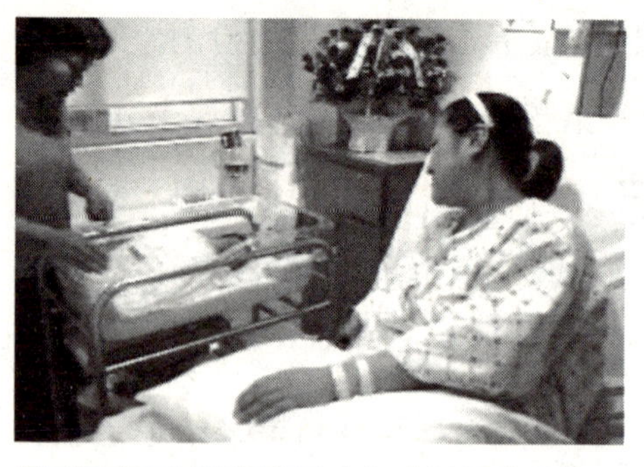
母子同室可以积极帮助产妇进行母乳喂养。

乳方法有关。大部分医院的新生儿病房隔离了母亲和婴儿，所以很难进行母乳喂养。最近，为了解决这些问题，很多医院都引进了母子同室病房模式。

母子同室可以积极帮助产妇进行母乳喂养。即使在住院期间也能给新生儿进行母乳喂养，此外还可以获得专家的帮助，有助于让新妈妈掌握正确的母乳喂养方法。所以医院里母子同室模式很受欢迎。

“孩子饿的时候要及时喂奶，这样孩子就不会哭闹，母亲的乳汁量也能尽快提高。母子同室方便母亲随时给孩子喂母乳，所以很受大家欢迎。”（许文姬护士，成钧馆大学母子同室病房）

母乳喂养 5 大成功秘诀

❶ 出生后 30 分钟内喂母乳!

婴儿在吮吸母亲的乳头时可以通过下颚、嘴唇，以及舌头刺激母亲的乳头和乳晕部位。受到刺激后母亲的乳房开始分泌乳汁，婴儿一边吸乳汁，一边继续刺激母亲。

如果换成奶瓶，即使不吸内容物也很容易地流出来。所以婴儿为了呼吸必须用舌头一边堵奶瓶的奶嘴，一边喝奶。

所以喝惯奶瓶的婴儿会用舌头推出放到嘴里的母亲的乳头，结果就不能喝到母乳，所以不能给新生儿喂奶瓶。

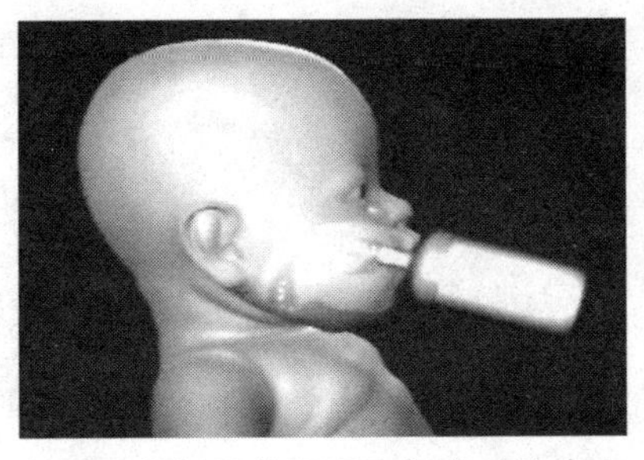

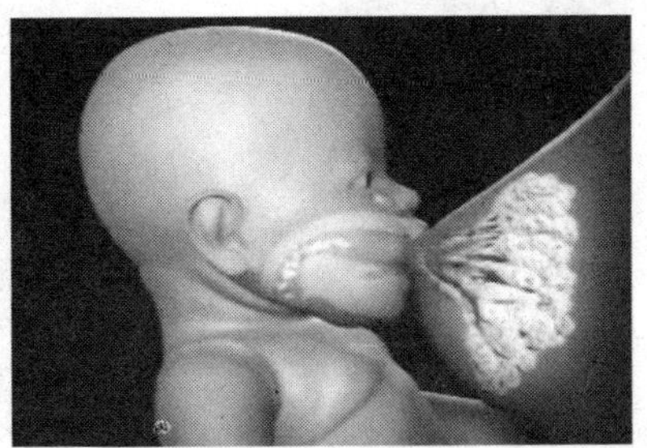

奶瓶里的奶即使不吸也很容易流出来。所以婴儿为了呼吸必须用舌头一边堵住奶瓶的奶嘴，一边喝奶。所以喝惯奶瓶奶的婴儿会用舌头推出放到嘴里的母亲的乳头。结果就不能喝到母乳。——电脑示意图

如果过几个月再想给婴儿喂母乳，婴儿不仅不知道怎么喝，有时还会出现排斥感。所以与其强逼着喂，不如先尝试让婴儿多接触乳房，让他慢慢熟悉喝母乳。

❷ 采用正确姿势喂母乳！

只让孩子含乳头是吸不到乳汁的，饥饿的孩子会越发使劲，还有可能造成伤口。给孩子喂母乳时，先张大婴儿的嘴，让他含乳头的同时把乳头周围 2cm 范围的乳晕也一起含进去。通过充分的吮吸，母亲的乳汁才能顺畅地流入婴儿的嘴里。

正确的喂奶姿势也是非常重要的。如果是坐着喂，最好先坐在沙发等有靠背的椅子上，让膝盖的高度超过腰。用一只手稳定地支撑住婴儿的后背和颈椎，另一只手按摩胸部促进乳汁的分泌。如果不能坐着，还可以侧卧着，把婴儿抱在一侧喂。如果喂母乳

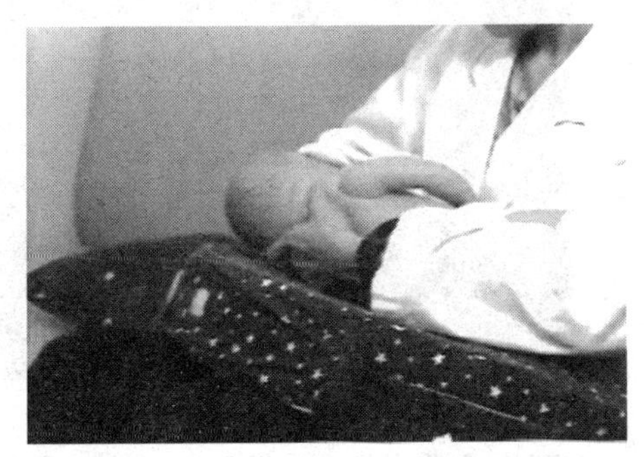

喂母乳时正确的姿势是非常重要的。

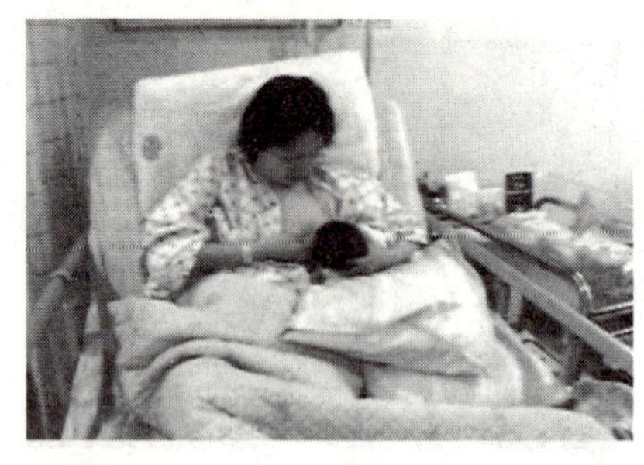
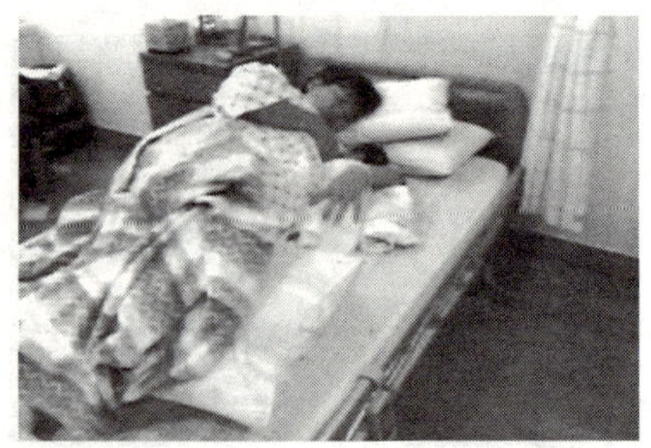

如果是坐着喂，最好先坐在沙发等有靠背的椅子上，让膝盖的高度超过腰。用一只手稳定地支撑住婴儿的后背和颈椎，另一只手按摩胸部促进乳汁的分泌。如果不能坐着，还可以侧卧着，把婴儿抱在一侧喂。

时产生不适，可以调整姿势，尽量找到适合自己的舒适姿态。

❸ 遇到问题请教专家医生！

李英美（化名，28 岁）女士在孩子出生之前就认为自己不能进行母乳喂养。她觉得自己的乳头凹陷。但是孩子出生两天以来，喂

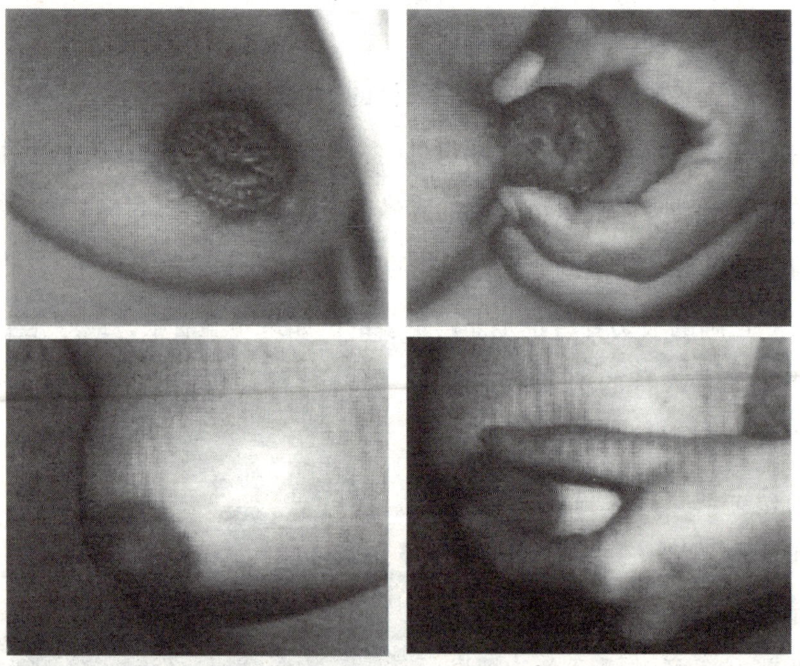

乳头凹陷和扁平乳头：乳头凹陷指的是乳头内陷，真正的乳头凹陷在用手挤压时，乳头内陷会非常明显，所以在母乳喂养时会遇到困难。但是这种情况很少出现，大部分情况都是乳头偏小或扁平。

母乳没有出现任何障碍，李女士也找回了信心。乳头凹陷指的是乳头内陷，真正的乳头凹陷在用手挤压时，乳头内陷会非常明显，所以在母乳喂养时会遇到困难。但是这种情况很少出现，大部分情况都是乳头偏小或扁平。

如果怀疑是乳头凹陷，可以到医院找专家医生诊断。而且目前有很多矫正乳头凹陷的方法，所以尽早尝试给婴儿含乳头，并及时找医生是最佳选择。

专家指出，如果觉得自己是乳头凹陷，一定要尽早尝试喂母乳，这样才能减少耽误母乳喂养的时间。如果乳头状态不好，婴儿在吸母乳的过程中就会遇到困难。

❹ 不要拔苗助长！

测量婴儿体重时最好绘制一张体重增加图，以便判断生长速度是否正常。这时需要一张标准生长曲线，但是目前市面上的标准生长曲线都是以喝奶粉长大的婴儿为标准的。

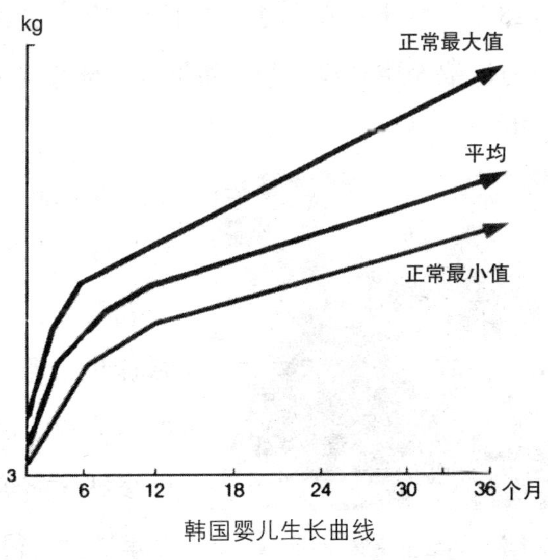

韩国婴儿生长曲线

所以与其比较数值大小，更应该注重生长速度的变化是否属于正常范围。

5个月大的俊熙体重是7.59kg，属于正常。为了更准确地判断健康状态，母亲检查了小便量。如果一天换的尿布不到6个，就要怀疑喂奶数量是否偏少。如果一天换了10个尿布，就说明喂的量足够。

母乳喂养次数一般每天在8～12次。俊熙每天喝的次数在10次以上。喂的时候通常一次10～15分钟，让他充分吸干一边乳房，然后再换另外一边。母亲还停了睡前喂一次的奶粉。每次俊熙哭闹的时候，她都会细心观察是饿了还是别的原因。婴儿经常哭闹有时并不一定是饿了。

很多母亲为了让孩子快速生长，过分担心乳汁量，还担心喂母乳时间过长会导致母乳营养下降，所以与奶粉混合喂养。但是其实母乳中已经含有了婴儿生长所必需的所有营养物质。

❺ 母亲的乳汁是家庭和社会共同给予的！

李承熙（28岁）女士在6个月前生下了艺恩、艺丽双胞胎。到现在她还坚持母乳喂养这对双胞胎。如果没有母亲的帮助，这是一件很难完成的事情。

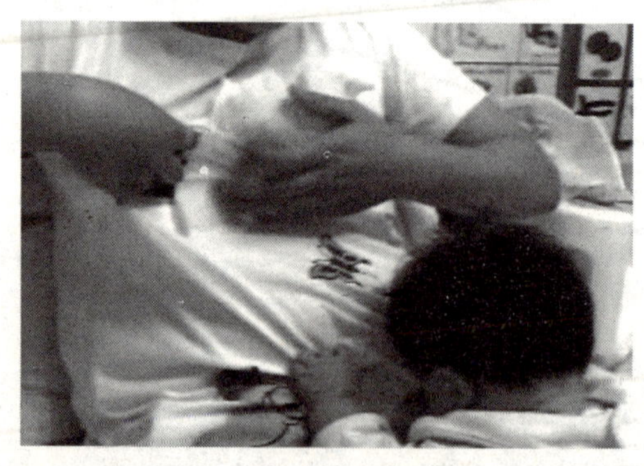

冰凉的圆白菜敷乳房可以缓解疼痛

李承熙女士的母亲养育了3个儿女，都是通过母乳喂养长大的。她的母亲提供了很多宝贵经验，如冰凉的圆白菜敷乳房可以缓解疼痛等。这些帮了李承熙女士很大的忙。

胎教并不仅仅局限于孩子在母亲肚子里的时候，进行母乳喂养也是很重要的过程。这些也是李女士通过母亲学到的。

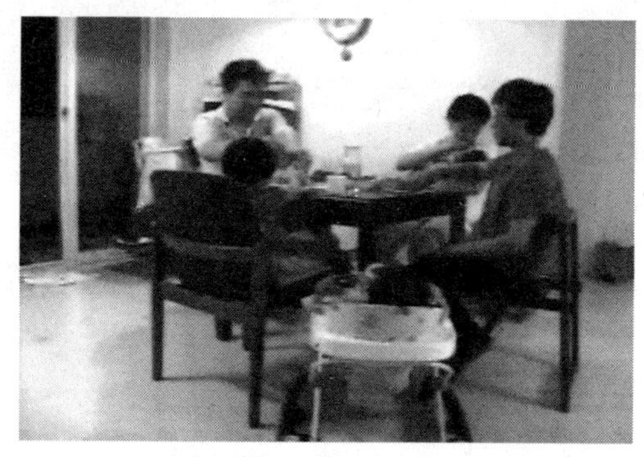

母亲的乳汁是母亲、父亲还有其他家人共同给予的。

另一位帮助者就是李女士的丈夫。李女士的丈夫为了减轻妻子的负担，主动帮助做饭等家务活，还负责给孩子洗澡。李女士的丈夫说做这些事情都是为了能顺利地进行母乳喂养，所以一点都不觉得累。所以说母乳喂养并不是母亲一个人的事情。母亲的乳汁是母亲、父亲以及其他家人共同给予的。

▶ 母乳喂养成功 5 大秘诀

❶ 出生后 30 分钟内喂母乳。
❷ 采用正确姿势喂母乳。
❸ 遇到问题请教专家医生。
❹ 不要拔苗助长。
❺ 母亲的乳汁是家庭和社会共同给予的。

第9章

身体的基石——脚

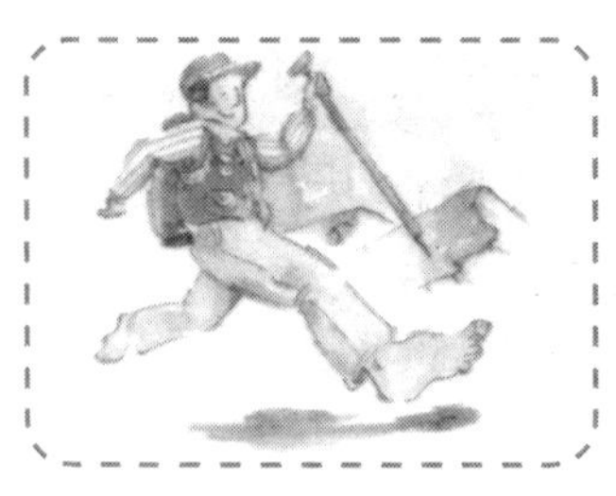

很久以来，脚就被称为是人的“第二个心脏”。这说明脚在衡量人体健康中具有重要的地位。中国陕西省西安市一个偏远的寺庙中有一个石碑，上面刻着脚的各反射区与身体各部位的联系，并强调了脚的重要性。这证明脚部保健在中国古代就是健康保健的方法之一。神创造人类时最大的杰作就是脚，其中蕴藏了很多秘密，只有脚健康了，我们的身体才能健康。

关注脚!

“脚是神创造人类时的最大杰作，是伟大的艺术品。”

——莱昂纳多·达芬奇

人从出生到60岁平均行走16万km。这是能围绕地球3.5圈的长度。这样算来，我们的身体中最辛苦的不就是脚吗?

脚是我们身体的基石。走路的时候，脚不仅为身体缓解地面的冲击，还帮助整个身体像弹簧一样往前移动。

一双脚能撑起比它大很多倍的身体，其根源在于组成脚构架的28块骨头。这些骨头紧密地连接在一起，与其他组织一起构成了我们的脚，并一直心甘情愿地支撑着整个身体。所以我们一定要多关心自己的脚。

很久以来，脚被称为“第二个心脏”。这说明脚在衡量人体健康中具有很重要的地位。中国陕西省西安市一个偏远的寺庙中有一块石碑，上面刻着脚的各反射区与身体各部位的联系，并强调了脚的重要性。这证明脚部保健在中国古代就是健康保健的方法之一。

神创造人类时最大的杰作就是脚，其中蕴藏了很多秘密，只有脚健康了，我们的身体才能健康。

现在刺激你的脚吧！

以前韩国的传统婚礼中有为新郎敲脚掌的习惯。这不仅仅是朋友间的玩笑，它还意味着新郎在今夜需要使用以前没有使用过的“部位”，所以让他提起精神，多加小心。那为什么要敲脚掌呢？脚到底与我们的身体有什么关系呢？

◆ 古代埃及的足疗法

公元前 2300 年，古埃及医生杨克马赫是仅次于埃及王的权威人士。他墓地的壁画上记录了他的一生，其中有一幅画就是“足疗法术”。解读旁边的象形文字可以知道，患者请求解除疼痛时，杨克马赫为病人进行了足疗。

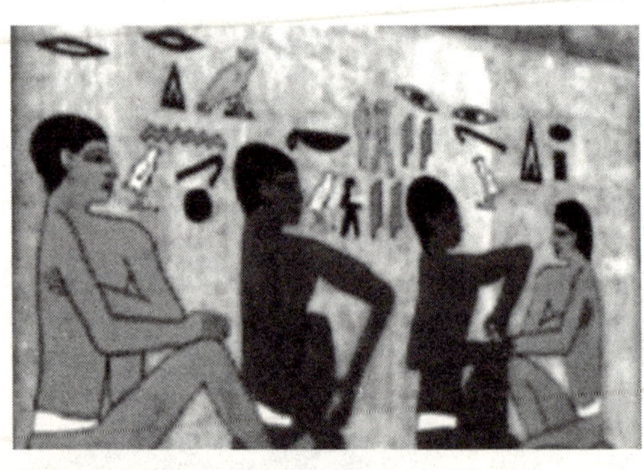

杨克马赫墓地壁画上的“足疗法术”

足疗法和指压疗法在 4300 年以后的今天依旧是非常受欢迎的民间疗法。刺激脚能让人健康吗？那如何做才能有效果呢？

专家建议，最好根据

身体状况按摩脚上与身体部位相对应的部位，胡乱按摩一般是达不到任何效果的。

脚是离心脏最远的器官，从心脏流到脚的血液通过静脉重新回流到心脏需要很大的力量，这需要脚也要像心脏一样给血液动力。脚被称为“第二个心脏”的理由也在此。同心脏功能衰弱会影响血液循环，容易引发各种疾病一样，脚的功能下降也会影响身体健康。

◆ 中国的足疗法

中国的足疗法始于5000年前，后来传播到了欧洲。到现在，“足疗”在中国依然非常受欢迎。

“按摩后感觉脚变得轻快、舒服了。”（洪志豪先生，35岁）

“能通过脚来判断身体的健康状态，这真是太神奇了。我确实出现过失眠，容易疲劳，肩膀疼等症状。”（景京琪先生，32岁）

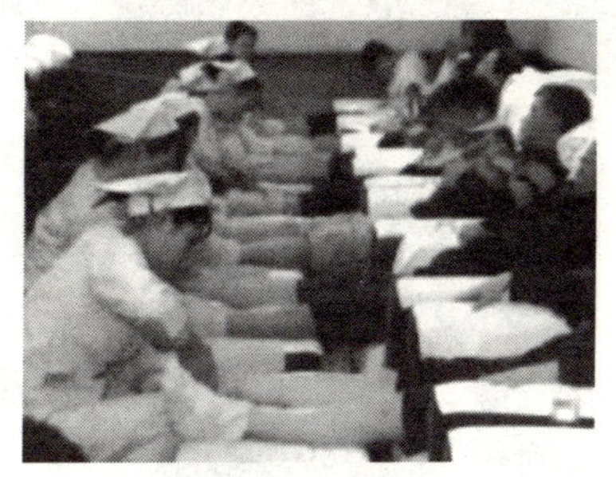

北京市内的足疗中心

在中国，大部分去足疗中心的人都以脚来判断健康状态，并以此为健身的首选方案。即使没有疾病，通过足疗也可以让身体更健康。

北京中医大学下属的附属医院虽然与其他中医医院没有太大差别，但是那里有一种独特的治疗方法，那就是足部刺激疗法。大部分国家只是把足部刺激疗法作为辅助手段，但是在中国却把该方法作为一种主要的治疗手段。

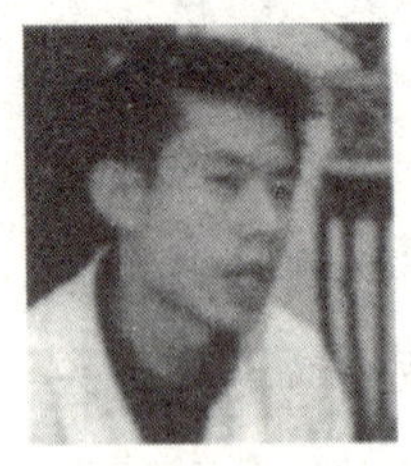

“其他地方的足部刺激疗法是以保健为主要目的的，但是我们这里是以治病为目的。很多病人接受治疗后病症获得了缓解。”（吕伟博士，脚反射疗法主任医师）

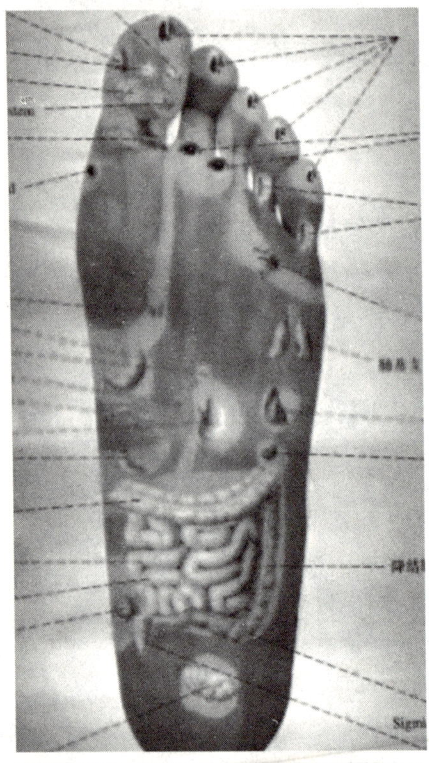

人体是有机结合的整体。就像受精卵中含有人体所有细胞中的DNA信息一样，脚为身体的一部分，但是却蕴藏着人体各部位的信息。

那么足部刺激疗法是怎样对人体发挥作用的呢？

足部刺激疗法的核心是脚与身体各个地方连接在一起的理念。中医学的足心图中脚的

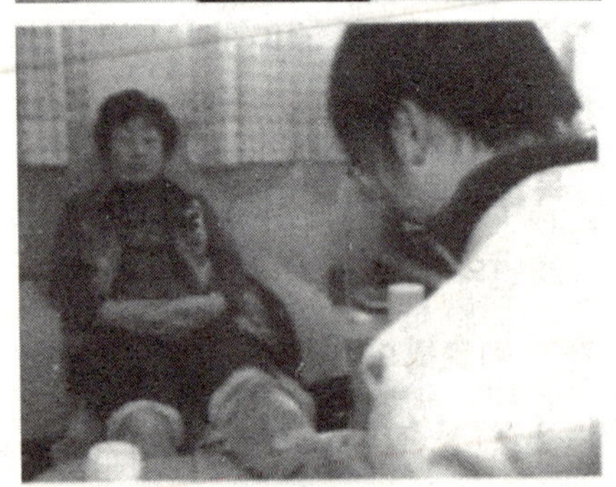

吕燕珑女士通过足部刺激疗法成功地降低了血糖。

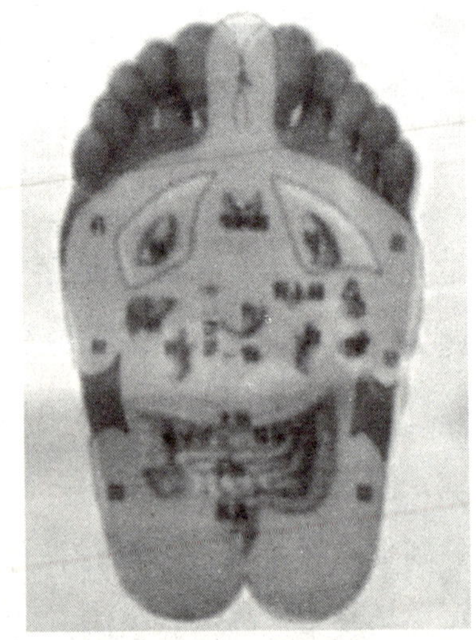

中医学的足心图：脚的各部位与身体内各个器官画在一起。

各部位与身体内各个器官画在一起。体内某个器官生病或衰弱时，依照足心图刺激相关部位，就可以通过反射作用间接刺激脏器达到治病的目的。

49 岁的吕燕珑女士为了治疗糖尿病接受了两年多的足部刺激疗法，现在她的血糖数值比正常数值还低。按照中国的计算方法，进食后血糖数值在 11.1 以下就属于正常，而她的数值只有 6.2。可见她的病情大有好转。两年前她的血糖数值是 13.6，通过足部刺激疗法数值降低了 50% 多。

北京中医大学附属医院刘爱露博士说，吕燕珑女士两年前刚来医院的时候出现了全身无力、日渐消瘦等早期糖尿病症状。接受足部刺激疗法后血糖代谢明显出现好转，内分泌调节功能也获得了改善。

中国足部刺激疗法研究会秘书长蒋宏景先生指出，足部刺激疗法的科学依据到目前为止还没有获得科学的解释。但是不少事实表明，确实有很多人通过足部刺激疗法获得了健康，所以其中还是具有一定道理的。他认为只有获得科学验证后才能得到承认，是缺乏变通的想法，所以减轻患者痛苦和科学研究一定要并行。

◆ 德国的足浴疗法

具有 25 年历史的德国伯恩郝杰医院也将多种足部刺激疗法应用在治疗上。老年疾病帕金森症往往会出现呼吸困难和麻痹等症状，足部刺激疗法对该病的治疗就具有一定的疗效。

该疗法是先通过足部刺激疗法改善患者的身体状况，再与其他非药物治疗结合进行治疗。

艾尔玛 · 波普先生患有严重的帕金森症已经 2 年了。通过接受足部刺激疗法改善了步行障碍以及呼吸困难的症状，现在他每天都

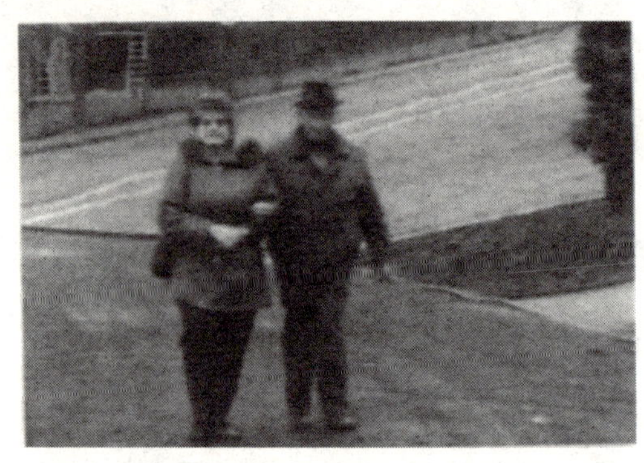

与妻子享受散步的波普先生

可以享受1个小时的散步，这在以前是完全不能想象的。

该医院给患者提供的足部刺激疗法是足浴。进行足部按摩之前，患者先在35～40℃的水中进行足浴，这其中维持水温非常重要。做完足浴后再进行足部按摩效果会更佳。该疗法适用于所有患者，是该医院的基本疗法，与正式治疗同时并行。

很多接受足部刺激疗法的患者都认为这种疗法可以帮助他们在不使用任何药物的情况下用自身的力量克服病痛。而且来伯恩郝杰医院的患者大部分是在一般治疗无效后才来的，所以特别看重治疗效果。

◆ 每天30分钟的足部按摩可以让您年轻30岁

随着社会的发展，从人类发明鞋后至今，鞋的种类已经非常繁多，用途也很多样。但是几乎所有的鞋都会限制脚部的运动，即使最轻便的运动鞋也不例外。其实从脚的健康来说，不穿鞋是最好的。但是在现代社会中，光脚生活是不现实的，光着脚出现在公众场合也是非常不礼貌的事。现在就连孩子们在运动场、草坪或者在沙滩上玩耍时，也很难见到光脚的情况。

如果记住足部按摩的几种方法，即使一个人也可以很容易地给自己按摩，非常方便。用手做足部按摩是最好的，但是也可以通过按摩刷、足浴以及其他运动方式进行按摩。但是无论采取哪种方式

足部反射（reflex）区

反射指的是反射作用，是人体对刺激做出的快速反应能力。我们的体内分布了很多反射区，特别是在手和脚上分布了最多的神经反射区。足部反射疗法指的是刺激分布在脚上的神经反射区，让人体健康起来的自然保健法。

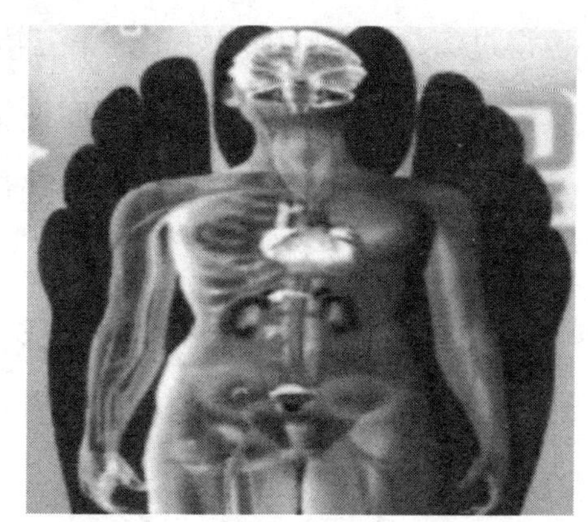

按摩，最重要的是一定要光着脚。光着脚打扫屋子就是一种很好的按摩方式。只要不穿鞋和袜子活动，就可以刺激脚部，所以这是一种非常简便的保健法。

按摩足部时往往需要参考足部反射区。不同版本的足部反射区图都会存在一些微小的差别，但是其原理都是脚的各部位与身体各部位对应在一起，即脚的各个部位是与人体的各个器官连接在一起的。

济州岛冬天的气温一般都在零上，到这里旅游的中学音乐教师边奎白先生（60 岁）光着脚在海边散步。25 年前他就开始光脚登山，每到寒假他还会去温暖的地方旅游。

“在这种小石子路上散步可以刺激脚部神经，能让身体更健康。”

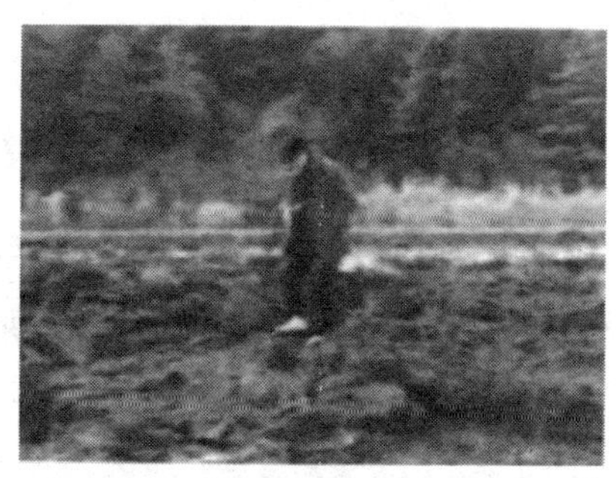

光着脚在小石子路上散步的边奎白先生

而且边奎白先生在家里只要有时间就给自己做足部按摩。他说自从开始足部按摩后，第一没再得过病，第二睡眠变好了，第三精神也变好了。

很多人喜欢在具有足部按摩设施的公园或山路上运动。他们说从消化不良等小毛病到麻痹症等病症都会有效果。真的有这样的事情吗?

医学专家伯恩博士用刺激足部与能量代谢之间的关系说明了其中的道理。患慢性疾病的很多患者都有脚凉的现象，这些人普遍存在全身能量代谢差的特点。此时，如果刺激足部使脚升温，全身的体温也会随之升高，不仅与足部相连的器官获得更多能量，身体其他各个器官的新陈代谢也会活跃起来。

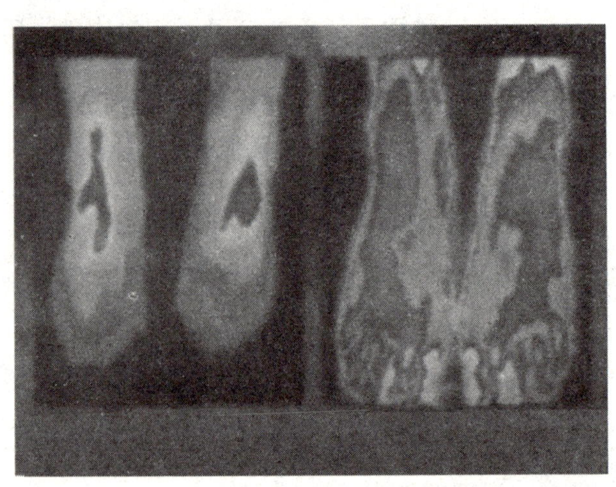

呈蓝色的足部大部分变成红色。

◆ 足部按摩可以预防血液循环障碍吗?

足部按摩对手脚冰凉，或者有慢性血液循环障碍的人有效果吗?制作组做了一项实验验证了刺激足部与血液循环之间存在着关系。

首先给实验对象拍摄了反映足部温度的体热照片。结果大部分实验对象的足部呈蓝色，脚趾部分几乎没有热量信号。随后让他们做了 30 分钟的足底按摩。

他们身上会出现什么变化呢？重新拍摄的体热照片显示，做足部刺激前后出现了显著的变化，不仅脚部温度上升，而且能持续很长一段时间。

“刚开始测体热时实验对象的足部温度很低，这是由于血液循环不畅导致的。但是进行30分钟的足部按摩之后重新测体热的结果显示末端神经循环改善了很多，体温也上升了。”（金永石教授，庆熙医疗院）

脚凉对血液循环有非常大的影响。刺激离心脏最远的足部，促进血液循环可以缓解很多病痛。

检测血液流量的结果也支持了以上观点。测量刺激足部前后的血液流量变化显示，每分钟血液流量从36.3mL上升到54.0mL，平均上升了49%。

这是因为按摩足部可以使血管扩张，使通过血管的血流量增加。而血管扩张是因为包围血管的内皮细胞分泌相关激素造成的，属于正常反应。扩张血管的激素也有助于全身的血液循环。

足部按摩可以有效地改善血液循环，所以出现血液循环症状的糖尿病患者可以试一下足部按摩或者腿部按摩。澳大利亚研究发现刺激足部的特定部位可以提高脏器的血液流量。丹麦皇家医学院用了3个月的时间跟踪调查了220名患有头疼症的病人，其中选择足部刺激疗法的病人中有81%的人的病症获得了根治或缓解。

◆ 足部按摩可以排出代谢产物？

足部刺激疗法主要目的之一是减少疾病带来的有害物质在体内的积累。身体状况不好时，体内生成的代谢产物不能有效地排出体外，这些代谢物容易堆积在骨头或血液中，足部刺激疗法可以促进这些代谢产物排泄到体外。

制作组通过相关研究小组做了尿酸排泄实验，而尿酸是新陈代谢产生的废弃物之一。过多的尿酸会沉积在关节中引发严重的疼痛症。给实验对象实施了1周的足浴和足部按摩，结果原本比正常数值高很多的尿酸浓度降低到了正常范围内。

“反射刺激或按摩可以促进体内血管扩张。这样血液循环就会被激活，当然就会更快地排泄代谢产物了。所以足部按摩能促进代谢产物的排泄在理论上是完全可能的。”（全世日教授，浦田医科大学医院）

那有没有简单易行的足部刺激方法呢?

公务员金贤东先生就是尝试足部刺激方法的一员。平时爬山时，他选择穿乳胶鞋。如果气温适宜，他还会光脚爬山。这样不仅可以增强刺激效果，而且费用低廉，性价比很高。

如果工作比较忙，他就会一边工作一边尝试足部刺激方法。他在办公室里准备了足部按摩板和乳胶鞋，一有时间他就可以做按摩。下班回家后，他还做足浴和足底按摩。做足部刺激疗法前，金贤东先生患脊椎疾病苦不堪言，但是现在他的身体有了明显的改善。其中不仅是足部按摩起到了作用，还有为了足部按摩培养出来的运动习惯也是功不可没。

女性们警惕高跟鞋吧!

“脚除了在床上，平时都被包裹在鞋里。”这是我们现在生活的真实写照。但是现在的问题是人们更注重的是鞋的时尚性，而不是鞋的保护功能，其中对健康威胁最大的就是高跟鞋。

经常穿高跟鞋会使身体的全部重量压到脚尖，会增加关节和脊椎的负担。而且尖头鞋会束缚脚趾头，挤压拇趾向里弯曲，甚至会使它变形叠加在第二脚趾上，这种病叫做“拇趾外翻”。

居住在京畿道水源的李贤淑（化名，46岁）女士由于脚趾疼痛，连做家务活都受到影响。旁边没有可扶的东西时她都站不起来，更不用说出门了，而且脚痛慢慢地扩散到了腿部。

“拇趾非常疼。只能用另一侧脚走路，站起来时更费劲……后来关节开始疼起来，再后来腿也肿胀，疼得厉害。现在连家务活都做不下来。”（李贤淑女士，化名，46岁）

李女士的病痛是从拇趾变形开始的。正常的拇趾弯曲度为15度，而李女士的弯曲度是34度，是典型的拇趾外翻患者。

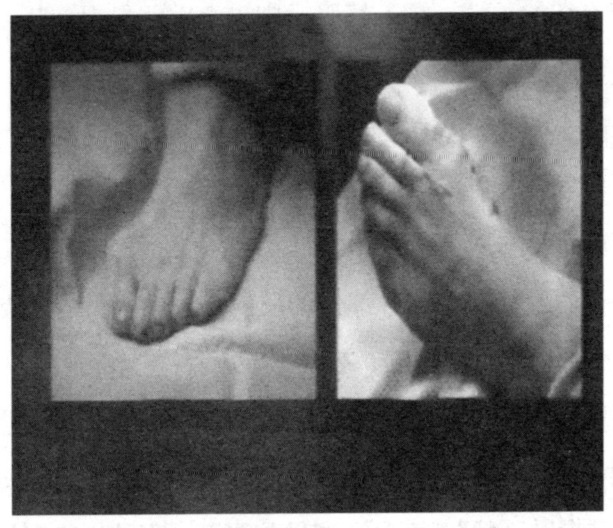

拇趾外翻患者手术前后的脚趾： 手术前拇趾弯曲严重。

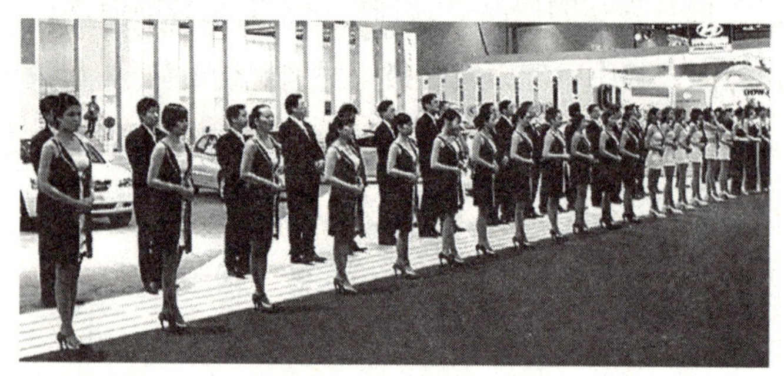

穿着高跟鞋支撑全部体重的礼仪小姐。

像李女士这样由于拇趾变形来医院治疗的病人中90%以上是女性。高跟鞋的美丽让她们付出了巨大的代价。

一整天都要穿着高跟鞋站立的模特们又会是怎样的情况呢？在“2005国际首尔车展”展示了最新车型，展会中当然少不了车模和礼仪小姐。虽然面带微笑，但是穿着13cm高的高跟鞋，她们能舒服吗？

身材苗条的女性穿着高跟鞋走来走去是展会的一大看点，但是这些让人赏心悦目的模特们却经常受到脚趾变形和腰椎疼痛的折磨。脚和腰有着密切的关系，腰不舒服时脚也会跟着出现症状，从脚功能变化中也可以推测出腰的健康状态。

有观点说选择不舒适的鞋会引发“腰间盘突出”或者“脊椎弯曲”等腰痛症。所以不合脚的鞋不仅使脚变形，还会引发腰痛，给身体各器官带来负面影响。

足底分布着经络和身体各部位的反射点，中医学的观点认为穿鞋会妨碍这些部位的正常反应，有害于健康。

从这种观点看来，高跟鞋的危害最大，它不仅像其他鞋一样束缚脚的活动，还进一步将四方形的脚趾挤压在三角形的空间内。这会直接导致“拇趾外翻”。而且高跟鞋使脚跟一直处于垫高状态，使腰肌和骨盆长期处于紧张状态，引发腰痛或骨盆痛。所以模特们的职业病就是脚痛。制作组为了进一步了解她们的脚的健康状态，委托专家医师做了几项检查。

结果非常让人震惊，接受检查的所有模特的脚趾都出现了不同程度的变形。正常人的脚后跟可以拉下 20 度左右，但是演示模特们都不能往下拉脚后跟。这是因为连接脚后跟的跟腱变短了。严重的后侧股二头肌出现了问题，从而引起腰痛。

高跟鞋不仅引起脚趾变形，还会影响整个身体的健康。高跟鞋使身体前倾，为了平衡身体自然地往后仰，这会加重关节和腰椎所承受的压力。

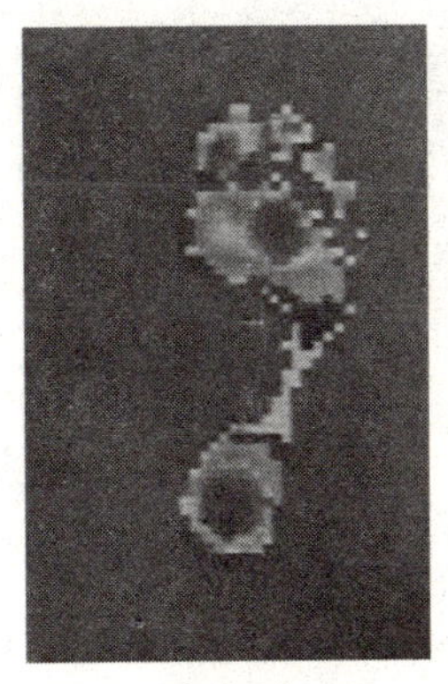

光脚时

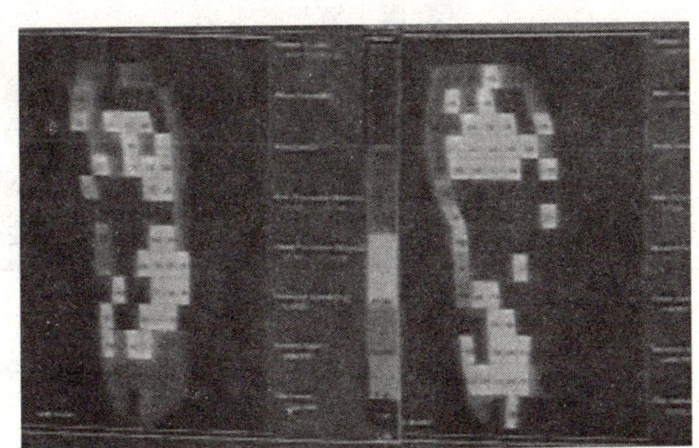

穿平跟鞋时　　穿高跟鞋时

检查演示模特脚的健康状态：红色区域是受到体重压力的区域。光脚时受力区域在脚后跟、脚前掌、拇趾部位均匀分布。穿高跟鞋时受力区域主要集中在脚趾上，所以容易引发疾病。

运动医学会的研究结果显示，穿高于 6cm 的高跟鞋，在 4，5 号腰椎之间或者 5 号腰椎和骶骨间盘异常的可能性会增高，如果鞋前后跟之间有 1cm 以上的差距，患变性关节炎的可能性会增高。

有些人说习惯穿高跟鞋的人换了平跟鞋后，小腿肌肉被抻拉，会出现腰疼的现象，所以还是穿高跟鞋的好。这是因为习惯于高跟鞋的人跟腱变短了，所以一时不习惯于穿平跟鞋。这种现象说明脚部已经处于非正常的变形状态。

不仅高跟鞋对身体不好，一点跟都没有的鞋也对身体不好，没有跟的鞋会抻拉腿部肌肉，步伐会变小，也会引发腰痛。所以选择鞋是保持健康的一门学问。

但是出于工作需要，有时又不得不穿高跟鞋。这时候应该怎么办呢？下面有几个方法可供大家参考。

▶ 减少高跟鞋影响的几个方法

- ☐ 选择脚尖宽松的鞋。
- ☐ 如果允许尽量在办公室穿拖鞋。
- ☐ 经常做拉伸脚后跟的动作。
- ☐ 站起来脚后跟落地，面对墙壁弯曲伸展胳膊。

◆ 什么是拇趾外翻？

高跟鞋可以让脚腕显得更细，脚掌显得更小，是女性服饰中不可缺少的部分。但是高跟鞋也是引发拇趾外翻的主要病因。

光脚或穿运动鞋走路可以使体重均匀地分布在从脚后跟到脚趾的范围，但是高跟鞋会使体重集中在脚尖上，身体也会随之前倾。所以脚趾和脚尖上容易产生茧子。

而且高跟鞋的窄脚尖挤压脚趾容易引发脚趾甲嵌入肉中的足趾嵌甲，或者拇趾往里弯曲的拇趾外翻。

正常脚趾的 X 射线照片中五个脚趾头很整齐，但是患有拇趾外翻的照片里拇趾会往里弯曲，关节突出，看起来很不自然。拇趾外翻不仅外观上不好看，而且进行治疗也不能完全恢复。如果严重时脚趾关节会肿胀，围绕脚趾骨的骨膜会发生炎症。

如果骨膜炎严重就要做切除手术。如果不为外在的美丽，只为身体健康最好不要穿高跟鞋。

习惯穿高跟鞋的人换了平跟鞋以后会出现脚后跟或者小腿不适的现象，这在前面已经提到过，这是因为长期穿高跟鞋引起了跟腱缩短，换平跟鞋后抻拉小腿后侧肌肉造成的。这种情况下，最好逐渐增加穿平跟鞋的时间，以每天增加 1 ~ 2 小时为宜。

如果很想穿高跟鞋，最好上下班的时候穿，到办公室就换成拖鞋或运动鞋。如果穿了一整天的高跟鞋，随后两天最好穿平跟鞋。需要长时间穿高跟鞋时，经常换不同高度的高跟鞋可以最大限度地减少脚趾变形。

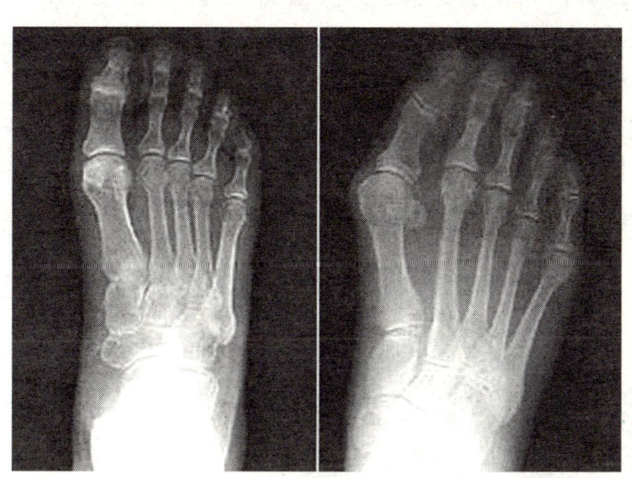

正常的脚拇趾　　　　外翻患者的脚

脚会撼动整个身体的健康!

脚是我们身体的基石，影响整个身体的健康。美国佛吉尼亚大学的凯利肯教授研究小组进行实验观察了高跟鞋对人体产生的影响。实验结果显示，高跟鞋会增加关节承受的压力。

实验内容

1. 把实验对象分为穿高跟鞋和穿平跟鞋两个小组。
2. 在跑步机上安装检测承受全身压力的装置。
3. 两组都在跑步机上行走。

图像中的黄线表示体重的压力。行走时大部分体重会压在膝盖里侧,膝盖返回到原位需要很大的摩擦力。这时膝盖所受的压力增加。如果穿高跟鞋，膝盖承受的压力会增加 25% 左右。

佛吉尼亚大学研究小组发现高跟鞋会加大膝盖关节的摩擦力，过大的压力容易引发关节炎。这也从一个侧面说明了为什么女性患关节炎的比例比男性要高 2 倍以上。

脚不像大腿一样由大块骨头组成，而是由许多小骨头连接在一起构成的，所以其中的一块骨头出现问题就会像多米诺骨牌一样传

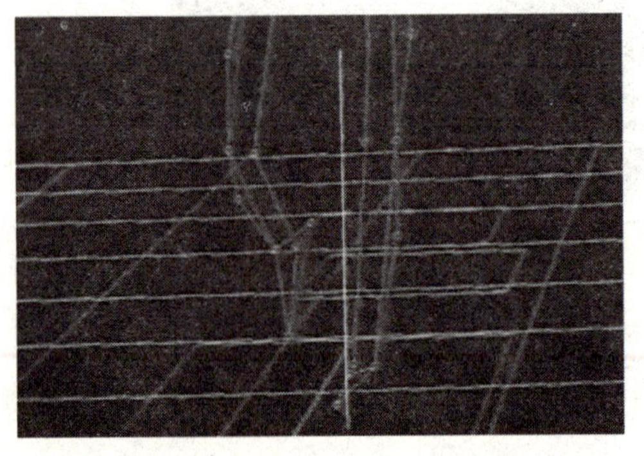

实验对象在跑步机上行走时，特殊摄影装置实时记录身体活动状态并转化成图像。
实验结果显示，高跟鞋会增加关节承受的压力。

递到其他骨头上，严重时会影响整个身体的健康，所以需要尽早发现尽早治疗。

◆ 正常行走和非正常行走

行走时脚会缓解地面给身体的冲击，如果脚的功能衰退，地面的冲击就会直接传达到关节和脊椎上。延世大学希伯兰氏医院文在浩教授研究小组检查了 260 名正常人的脚，结果非常令人意外。

260 人中有 28% 说感到脚疼，20% 已经出现脚变形。不认为自己是平足的人群中 45% 被检查出是平足，而且很多人的行走姿势都出现了异常。正常步行是指两个脚的脚尖向外呈 15 度角，走路时脚后跟先落地，脚掌和脚尖依次落地的步行姿势。研究小组还检测了正常步行和非正常步行对人体产生的影响。

实验内容

1. 让一组实验对象进行正常步行，并检测脚接触地面的时间和身体受到的冲击。

2. 让另一组实验对象进行非正常步行，并检测同样的项目。

实验结果显示，非正常步行时身体重量直接压在脚后跟到脚趾中间，而正常步行时身体重心从脚后跟、脚掌最后到脚趾，缓慢地进行传递。

非正常步行脚接触地面的时间短，所以脚承受的压力大。正常步行可以让脚消耗的能量减少，让脚从脚后跟、脚掌到脚趾通过 3 ～ 4 个节拍接受身体的重量，所以所受的冲击缓和了很多。此外接受检查的 23 人中 83% 在穿鞋时表现为非正常步行，很多人的脚都出现

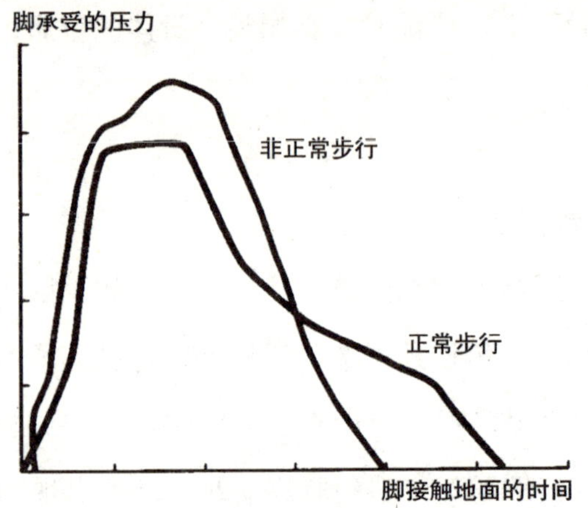

正常步行和非正常步行的比较

了变形。吴山大学金东叶教授指出："很多女性因为穿高跟鞋导致步行习惯很不好。还有很多年轻人喜欢穿不跟脚的旅游鞋，这都会妨碍正常的步行姿势。"

鞋的最初目的是保护脚，但是到现在却成了危害脚健康的因素。

◆ **预防平足!**

平足指的是脚掌趋于一个平面的现象。脚具有缓解行走压力的功能以及行走时身体前行的杠杆的作用。正常的脚是通过反复地缓解压力和杠杆的交替作用起到作用的。但是平足是不能起到这种作用的，所以平足容易引发脚趾畸形等疾病，特别会给脚掌的韧带带来过度的压力。

平足的人运动时容易疲劳，容易患腰疼、脊柱变形等疾病。如果儿童出现平足现象，对脚关节的影响会比较大，很容易引发关节炎。

最近平足的比例呈上升趋势。以前认为年纪大了脚掌自然就垂下来了，但是现在很多人意识到平足是一种疾病，而且平足与越来越普遍的肥胖有着密切的联系。

有些人认为“平足”仅仅是“脚底下平一点而已”。虽然平足对脚的损害很大，但是只要不出现疼痛一般没有人会注意自己是不是平足。很多人没有意识到平足在不知不觉中让脚掌韧带变成畸形。如果身体不舒服时再到医院检查，这时脚骨头的变形程度已经非常严重了，并且这些问题已经影响到了身体的其他部位。

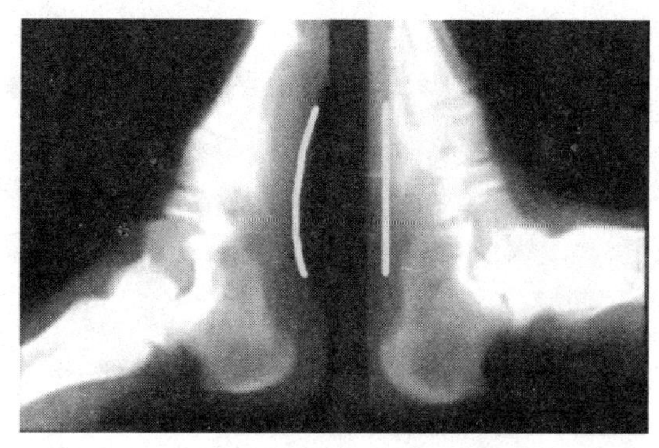
正常的脚底呈拱形，但是平足的脚底很平，这会引发很多问题。

平足分先天性和后天性，但是先天性平足非常罕见，大部分人都是属于后天性的，其中的一个代表性原因就是肥胖。过重的体重会直接影响到脚。如果能早期发现平足，按时进行治疗和管理，在很短的时间内就能获得明显效果。

人在一生约 60 年行走的距离等于是绕地球 3 周半，其间脚一直影响着我们的身体。如果我们忽视脚发出的信号，结果会是很致命的。从前人们穿着底又薄又宽的乳胶鞋或者草鞋行走在软和的土路上，虽然走的路比我们现在多，但是能很好地保持脚的健康。

现在束缚脚的鞋和硬梆梆的水泥路很容易伤害到我们的脚。我们是不是应该多关心脚，让它多休息呢？不要只看重外表，多穿一些舒适的鞋，多去公园散散步吧。

不要忘记脚是我们身体的基石，只有脚健康了我们才能活得更舒坦。

第10章

致命的诱惑——烟酒

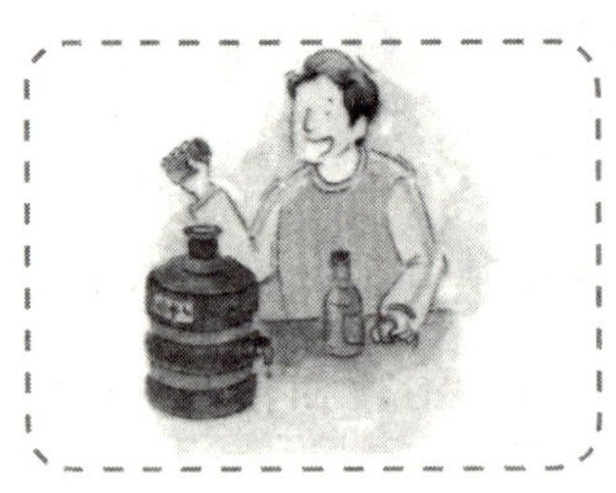

一边喝酒一边抽烟是非常不好的习惯。喝酒过多本身对身体就有害，如果再加上抽烟那不就等于在虐待自己的身体吗？前面已经提到过饮酒过多和吸烟会对身体产生致命的伤害。如果说喝酒只是在害自己，吸烟就是在害自己的同时谋害周围所有的人。

电影《离开拉斯维加斯》中，男主人公本在电影快结束时因严重的酒精中毒去世。死之前他已经记不清是喝酒让妻子离开他的，还是妻子的离开让他喝酒的。电影上映后，如果爱一个人是否也要宽容对方的酒精中毒成为了大家争论的热点。虽然这只是一部电影，但是生活中酒精中毒引起死亡的例子确实不少。

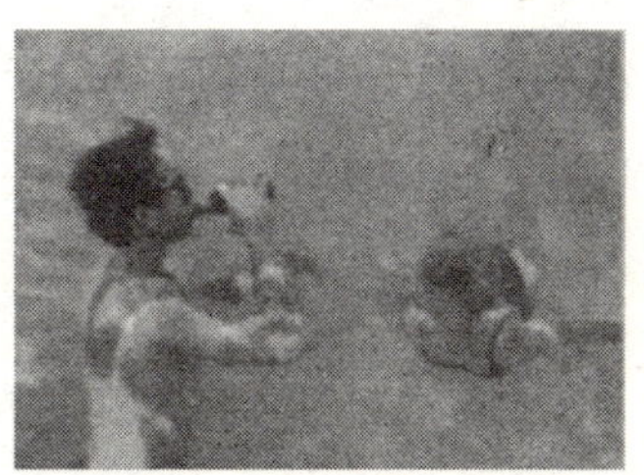

电影《离开拉斯维加斯》塑造了一个非常真实的严重酒精中毒患者的形象。

“第一杯为了解渴，第二杯为了营养，第三杯为了快乐，第四杯为了发狂。”这是意大利人喝酒时的名言。酒的不同喝法带来完全不一样的后果，让我们走进“酒”的世界看个究竟吧。

酒是长寿的灵丹妙药吗？

世界上，很多长寿老人的共同点是“喝酒”。酒真的让这些人走上了长寿的道路吗？

他们喝酒有一些大相径庭的规则。冲绳县长寿村的老人睡觉前都会一边想着明天想做的事情，一边喝一杯用芦荟和蒜酿造的酒。就是说，他们喝酒并不是为了一醉方休，而是为了明天的健康而喝的特定量和特定成分的酒。

制作组来到新一代世界长寿国家芬兰的坦佩雷地区。虽然芬兰是酒精中毒者最多的国家，但是同时也是寿命最长的国家之一。芬兰人特别喜欢喝沃特加等烈性酒，其中也不乏为健康每天喝一定量酒的人。

105岁的艾尔玛·诺尔伯格奶奶已经有超过80年的酒龄了。艾尔玛奶奶主要喝的酒是混合威士忌和咖啡的甜酒，酒精浓度为17度，算是一种烈性酒。这种酒，艾尔玛奶奶每天会喝3杯。

“喝甜酒能缓解紧张，我一般在晚上喝。”（艾尔玛·诺尔伯格奶奶，105岁）

在芬兰像艾尔玛奶奶一样的情况并不罕见。芬兰90岁以上的长寿老人都有每天有规则地喝一定量酒的习惯，据说这可以在一定程度上帮助缓解老化。坦佩雷大学老人学科安迪·海尔鲍南教授指出酒中含有有利于长寿的成分。

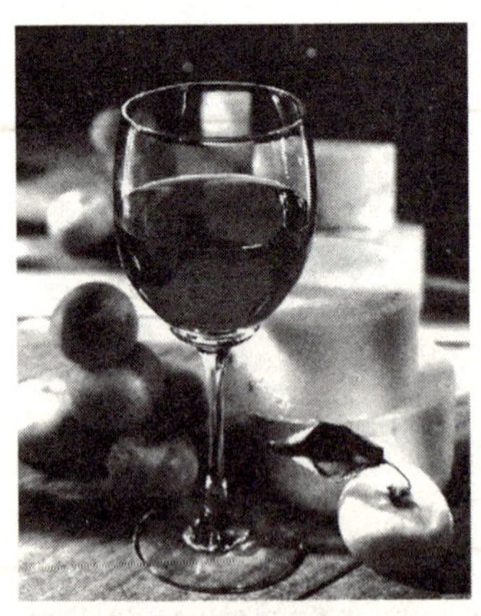
适量的酒可以防止老化。

“酒中含有有利于长寿的成分，酒精本身就是其中一种。酒精可以放慢代谢速度。”（安迪·海尔鲍南教授，坦佩雷大学老人学科）

葡萄酒中含有的类黄酮也是重要的抗氧化剂。抗氧化剂可以防止体内的活性氧伤害细胞，在抑制老化中能起到重要的作用。

◆ 喝多少酒可以有效地抑制老化？

欧洲人喝的酒种类繁多，到底喝多少酒才有利于健康的讨论到现在也没有结束。芬兰海尔鲍南教授研究小组以 90 岁以上老人为对象进行的研究结果显示，抑制老化有效的饮酒量是每天 6 杯酒左右。但是海尔鲍南教授个人认为的饮酒量是每天 2 ～ 4 杯。

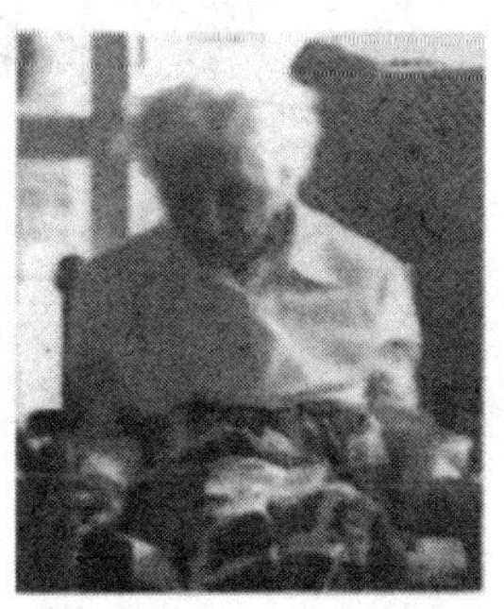
法国简 · 卡尔芒奶奶活到了 121 岁。

法国简 · 卡尔芒奶奶活到了 121 岁，是世界上活得最久的老人。生前，她每天平均喝 7 杯酒。那喝一定量的酒与她的长寿是否有一定关系呢？

居住在全南谷城的申哲贤先生（91 岁）和夫人朴次爱女士（88 岁）习惯每天喝酒。吃完饭，夫妻俩就边聊天边喝点酒。但是他们有一个严格的饮酒标准，他们一次喝酒不超过两杯。他们俩每人每天平均喝半瓶左右白酒，而且吃饭时间很有规律，连每天喝酒的时间也差不多是一样的。喝酒时他们都会吃些下酒菜。

◆ 每天 1 ～ 2 杯酒可以预防心脏病！

美国心脏学会提出每天喝 1 ～ 2 杯酒可以减少 30% ～ 50% 的心脏疾病。下图中绿色区域是每天喝 2 ～ 4 杯酒的人群。他们比完全不喝酒或者饮酒过量的人因患心脏疾病死亡的几率低很多。

延世大学心脏血管中心心脏内科沈远鑫教授指出，适量地饮酒会减少 20% ～ 30% 的狭心症死亡率。原因是适量饮酒可以提高“好”

胆固醇 HDL，即高密度胆固醇的含量，有利于健康。

很多人认为胆固醇有害于健康，但是我们需要知道的是胆固醇分为高密度和低密度两种。从下图可以看出引发高血压的元凶是低密度胆固醇。低密度胆固醇在血管里积累像油污一样的残渣，但是高密度胆固醇却起着清除这些残渣的作用。重要的是，对人体有益的高密度胆固醇可以通过饮酒和运动产生。

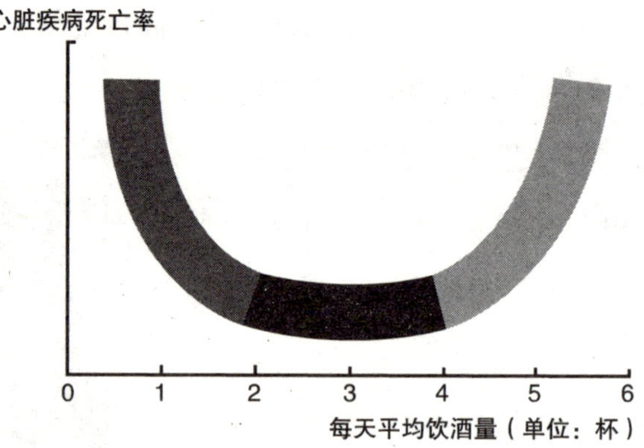

每天平均饮酒量和心脏疾病死亡率（引自：美国芝加哥西部大学，1973 年）

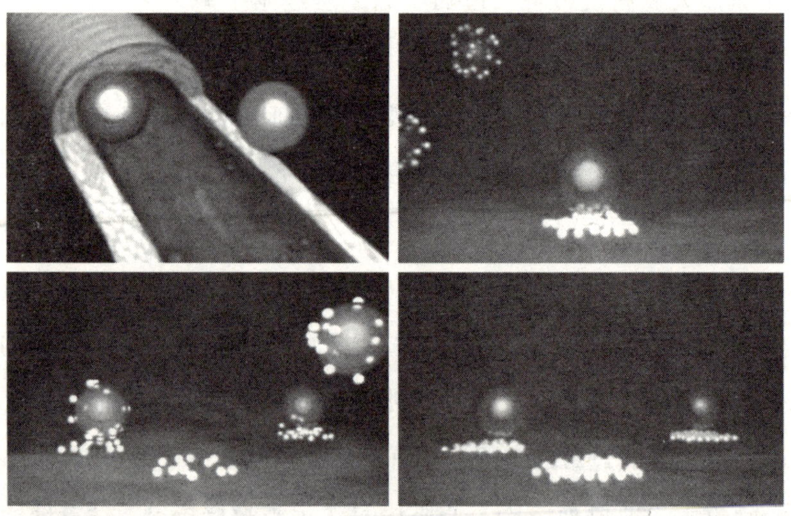

低密度胆固醇在血管里积累像油污一样的残渣，但是绿色的高密度胆固醇却起着清除这些残渣的作用。——电脑示意图

酒——40g的战争

◆ 小心您的肝

由于每个人分解酒精的能力不同，所以酒量与个人体质有关。很多人误认为只要不醉，喝多少都不会有问题。这是一种非常错误的想法。喝酒是否有害于健康不是由醉没醉决定的，而是取决于每天喝的总酒量。

举例来说，酒量是每天白酒5杯的人喝4杯不会醉，酒量是每天白酒2杯的人喝3杯就醉的情况下，前一人受到的伤害肯定更大。有害于健康的酒精总量为每天40g。不同酒含的酒精浓度不同，所以换算成白酒就是3杯，啤酒4杯，威士忌3杯，还有葡萄酒7杯左右。但是这个数值是针对男性的，对于女性这一数值为每天20g，相当于男性的一半。如果喝酒超过了这个量，就会有害于健康。

韩国是世界上位于前列的酒消费国，大部分人每天的饮酒量都超过了4杯。受罪的就是每个人的“肝”。最近的研究结果显示，韩国中年男性肝脏疾病死亡率位居世界第一。这是酒损害肝脏健康的有利证据。

饮酒过量最容易引发的疾病是脂肪肝。脂肪肝是指5%以上肝细胞被脂肪覆盖的状态。患脂肪肝的病人如果继续饮酒就会变成酒精性肝炎，最后肝细胞硬化，引发肝硬化。

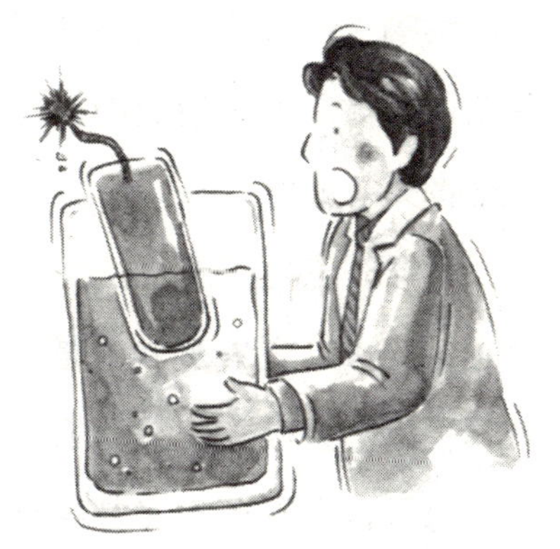

酒精本身会引发肝脏疾病，如果空腹喝酒，那就更是雪上加霜，进一步加快了走向脂肪肝、

肝炎、肝硬化等酒精性肝脏疾病的时间。空腹喝酒会使酒精更容易穿透脏器内壁，不仅提高酒精的吸收率，还会提高体内细菌分泌的毒素进入体内，而这种毒素对肝脏是致命的。

最近，美国加利福尼亚大学洛杉矶分校塞姆尔·佛朗科教授找到了酒精伤害肝脏的另外一个原因。损害大脑和肝脏的代表性化学物质是“甲醛”，而这种化学物质是由脏器中的细菌产生的。甲醛与肝脏的蛋白质结合后，引起蛋白质变性进而损伤肝细胞。而且，细菌还会产生另外一种内毒素，引发肝炎等症状。

根据该研究小组的研究结果，饮酒过量会让脏器内的细菌“喝醉”，迫使它吐出更多有毒物质，破坏肝细胞内的蛋白质。只要每天喝 40g 以上酒精，所有人的肝脏都会受到伤害。

韩国男性真应该好好反省一下，为什么韩国中年男性的肝脏疾病死亡率位居世界第一，这与他们的饮酒习惯是分不开的。

◆ 错误的饮酒习惯——警惕“烂醉”！

适量饮酒能成为补药，但是饮酒过量是比喝毒药还要可怕的。控制饮酒量需要从改变饮酒习惯开始。

饭桌上，“干杯”，“你的酒杯怎么空了”，“再来一瓶”，“换个地方继续喝”等成为了劝酒的习惯性用语。所以说，饮酒过量其实就是错误的饮酒习惯造成的。这种不良的习惯造成的结果就是“短期记忆丧失”现象。

根据医院的调查,超过一半以上的公司职员有过烂醉的经历。“短期记忆丧失”现象被看做是一种记忆力障碍。酒精进入大脑后刺激或损害记忆力相关区域，导致记忆力丧失三四个小时。

海马区分布着很多神经细胞，我们通过眼睛看到的，或通过耳

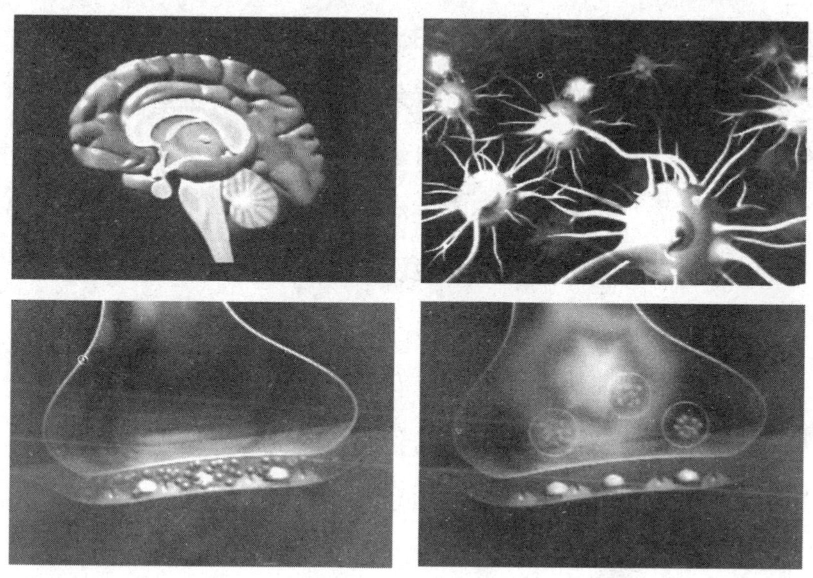

负责记忆力的海马区（1）分布着很多神经细胞（2）。我们通过眼睛看到的，或者通过耳朵听到的信息转化成神经细胞的化学物质以重放的形式贮存在其中。但酒精可以阻断信息传递和信息储存，引发严重的记忆力问题（3,4）。——电脑示意图

朵听到的信息转化成神经细胞的化学物质以重放的形式贮存在其中。但是酒精可以阻断信息传递和信息储存，引发严重的记忆力问题。换句话说，饮酒过量会使过量的酒精刺激大脑，使神经化学物质出现紊乱，引发暂时的记忆力障碍。

每天摄取的酒精超过 40g 就会出现很多我们无法想到的后果。如果反复出现“短期记忆丧失”现象，很可能会给大脑带来致命的损伤。

◆ 过量饮酒夺走您的男人！

饮酒过量不仅会伤害大脑和肝脏，还会破坏身体的其他器官。饮酒过量还会严重削弱男性的性功能。李贤哲（化名，45 岁）先生因性功能出现问题接受了勃起能力检查。正常人阴茎的血液流出量

为 5cm/s，但是李先生达到了 13cm/s，血液流失的速度比正常速度快 2 倍以上。发生性关系时，这会导致勃起能力减退。引发这一现象的重要原因就是饮酒过量。由于李先生的性欲衰退，让李先生有意回避性生活，结果导致家庭生活不和谐，最后与妻子离婚。虽然内心很痛苦，但是由于自尊心他没有办法跟其他人说，去医院检查之前，他犹豫了两个多月。

酒精引发的性功能障碍主要有两个原因。首先，饮酒过量会损伤大脑和中枢神经，影响正常的勃起；其次，酒精损害肝功能，造成雄激素分泌紊乱，导致性机能低下或者性欲减退。

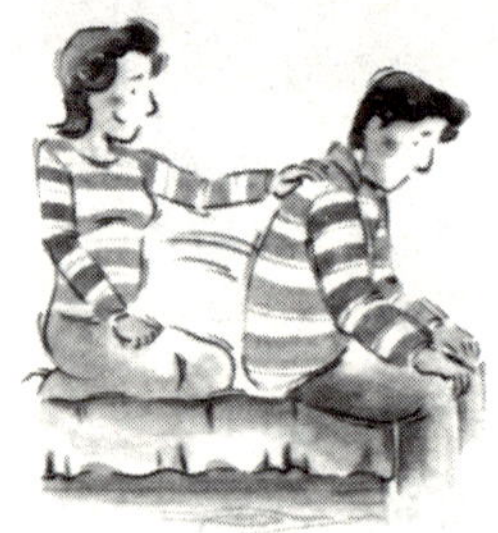

“饮酒过量使 75% 的男性性欲减退，其中 50% 会出现勃起障碍现象，5% ～ 10% 会出现早泄现象。”（金在英，泌尿科专家医师）

◆ 烟酒是天敌吗？

韩国 20 岁以上的男性每个月平均参加 11 次酒会，为了健康劝大家应该远离酒会，其中一个重要原因是喝酒离不开吸烟。

吸烟者往往都会说“喝酒时抽烟更多”，“喝酒时抽的烟更香”等话。调查结果显示，在美国人中 10% 是酒鬼，但是吸烟者中有 70% ～ 90% 的人是酒鬼。这充分说明喝酒和吸烟之间存在着密切联系。

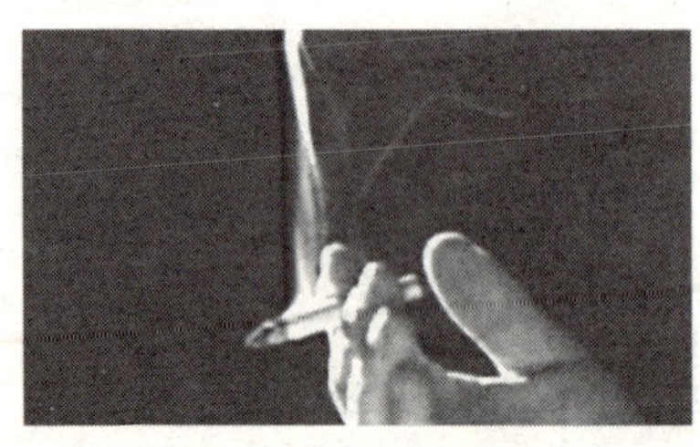

“虽然知道吸烟不好，但是为了忘记酒的味道不得不抽。”

“吸烟能缓解紧张，让你感觉自由。”

有过喝酒和吸烟经历的人都会觉得两者是密不可分的。实际上，酒会召唤烟，烟会增加饮酒量。喝酒时吸烟到底有多少害处呢？

我们同时给老鼠注射了酒精和尼古丁，并观察老鼠的大脑。与人的大脑一样，老鼠的大脑两旁有负责学习和短期记忆的海马。海马的齿状回部位负责制造新的神经细胞。如果海马的齿状回部位受损，会丧失最近 3 周的短期记忆，这也是患老年痴呆症的原因。

实验结果显示，酒精和尼古丁会抑制神经细胞的生成。正常老鼠在一周内可以生产 400 多个新神经细胞，注射酒精的老鼠产生的数量是正常老鼠的 60%，同时注射酒精和尼古丁的老鼠只能产生 40% 左右的新神经细胞。同时酒精和尼古丁会促进细胞的死亡。死亡的细胞越多酶浓度越高，同时注射酒精和尼古丁时的酶浓度是正常情况的 3 倍以上。

1 周后老鼠海马区域新生成的神经细胞数量

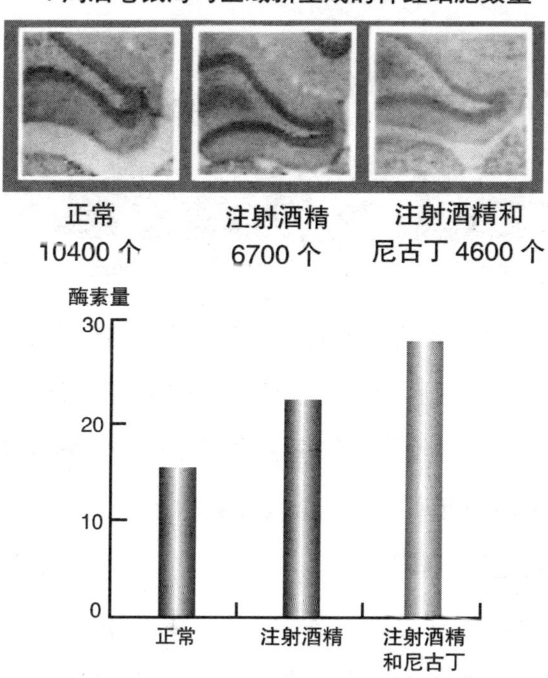

酒精和尼古丁对大脑细胞产生的影响

酒精和尼古丁通过抑制神经细胞的产生，促进细胞的死亡损害脑细胞，这是导致老年痴呆症的一个原因。

一边喝酒一边抽烟是非常不好的习惯。喝酒过多本身对身体就有害，如果再加上抽烟那不就等于在虐待自己的身体吗？

前面已经提到过饮酒过多和吸烟会对身体产生致命的伤害。如果说喝酒只是在害自己，吸烟就是在害自己的同时谋害周围所有的人。像练歌厅等密闭的空间里，一缕一缕的烟气给非吸烟者带来的危害就更加严重。

听说过韦恩·麦克劳伦这个名字吗？他由于万宝路香烟成为了名人，但是却因患肺癌 51 岁就去世了。很多人吸烟可能就是因为看到他吸烟时的潇洒英姿后受到感染的。戒烟广告中，曾经让万宝路生辉的骏马在沙漠中悄然死去，那夺取马的生命的元凶是谁呢？就是间接吸烟。

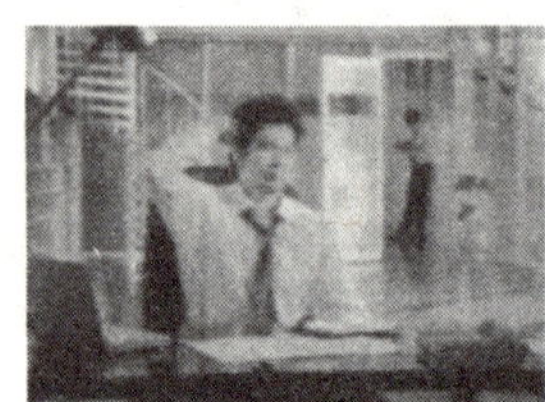
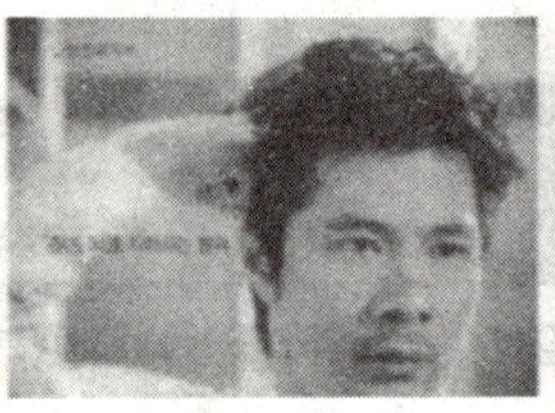
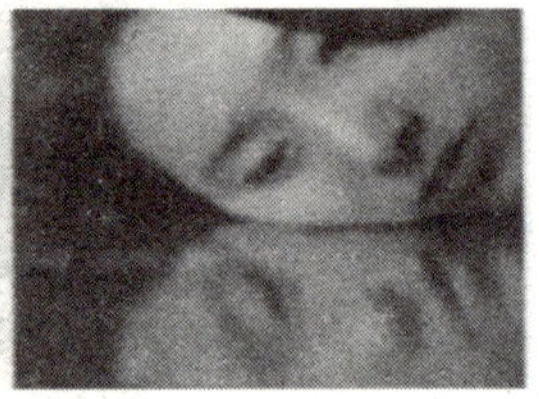

韩国保健部门戒烟广告中的画面——吸烟是虐待大脑和皮肤的行为。

根据 2002 年世界健康组织的调查，法国男性吸烟率是 32%，澳大利亚是 21.4%，世界最大的香烟生产国美国是 20.2%，但是韩国却达到了 61.8%，在经合组织国家中居第一位。这个数值远远超过了世界男性平均吸烟率 47%。全世界吸烟者有 13 亿，吸烟引发的每年的死亡人数达到 500 万。

2002 年韩国癌症死亡人数为 6 万，其中有 1.2 万人死于肺癌。虽然很多人都知道吸烟的危害性，但是戒烟却是相当困难的。为了探索戒烟的秘诀，我们组织了“七人戒烟战争”节目。

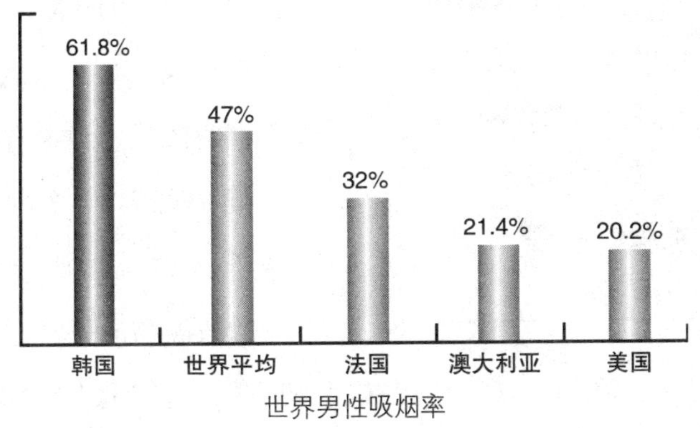

世界男性吸烟率

这是最后一次！——“七人戒烟战争”

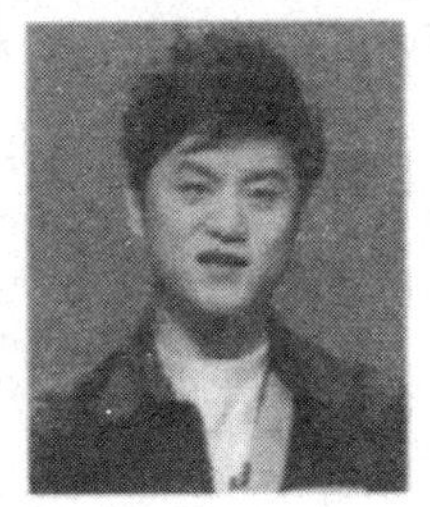

一共有 7 个人参加了此次“战争”。其中有喜剧演员金学度先生，3 年前他的父亲因肺癌去世，所以他下定决心戒烟。认为健康的精神状态出自健康的体魄的蔡明哲先生也参与到了其中。想与职员一起挑战戒烟的崔宗石理事和他们公司的 4 名员工也一起站到了前线。

他们的决心都是相当大的，毕竟很多观众都在电视机前关注着他们的行动，其中的压力可想而知。首先我们在戒烟诊所通过血液检查检测了他们血管的动脉硬化程度和综合身体健康状态。

结果显示，从最低 3ppm 到最高 13ppm，所有人的血液一氧化碳浓度都在正常范围外。金学度先生的经纪人尹亨安先生不是本次活动的参与者，但是也一起做了检查，结果显示血液一氧化碳浓度是 24ppm。一般煤气中毒时血液一氧化碳数值是 14ppm，尹先生可以说是生活在煤气中毒状态中。

▶ **烟的主要成分**

成分	用途
虫漆	建筑用化学试剂
磷	鼠药的主要成分
镉	汽车充电电池成分
萘	卫生球的成分
二甲苯	琉璃成分
砷	除蚁剂

烟中含有很多致癌物质。为了能让这些物质快速传达到大脑，使烟味更好，香烟公司在制作香烟时添加了很多有毒物质。

烟中含有 60 多种致癌物质和 4 千多种化学成分。吸烟使 99% 的致癌物质停滞在体内。

知道这些真相后，您还想抽烟吗？在观看“七人戒烟战争”的同时，也想一想自己的吸烟生活吧。

准备期

金基亨先生将戒烟纸条贴在各个醒目的地方。“老公，想抽多少随便抽吧，我们已经上了癌症保险。——妻儿们”

这种警告纸条提醒他吸烟不仅对他个人，还会对家庭带来很大的危害。

蔡明哲先生在 100 多名员工面前做了戒烟宣言。作为公司负责人，这种举动显示了他的决心。他能做出这种举动之前是经过深思熟虑的，通过戒烟行动他想给职工展示他坚忍不拔的意志。

与戒烟同寝

李俊善先生从家里带了热茶和热水，一有时间就喝。喝大量茶水可以帮助戒烟。但是咖啡等饮料反而会加剧吸烟欲望，所以最好不要喝。戒烟期间李俊善先生的身体出现了异常，出现了脱瘾症状。

◆ 为什么会出现脱瘾症状？

我们的大脑中有尼古丁受体，如果该受体没有结合上尼古丁，人就会感到不安。这会引发大脑神经物质异常，使戒烟者感到不安，很想再吸烟，严重时还会引发身体不适。

这就是脱瘾症状。它会使血压上升，脉搏加快，出虚汗，坐立不安，还有无法集中精神。

很多出现脱瘾症状的戒烟者想靠戒烟草缓解症状。那戒烟草真的能帮助戒烟吗？

“戒烟草是一种香烟的替代品，其中并不含尼古丁。但是戒烟草能给人体提供与香烟同等量或更多的一氧化碳，所以作为医生，我们是不建议使用戒烟草的。世界保健组织也不建议使用戒烟草。”（金哲焕教授，仁济大学医院）

专家医生建议的戒烟方法是使用尼古丁辅助剂。使用尼古丁替代药物，不仅能提高戒烟效果，还能从心理上找到安慰。

运动也有助于减轻脱瘾症状。1 周做 3 次以上散步等有氧运动可以促进大脑分泌内啡肽，有助于缓解想吸烟的欲望。

戒烟第十天

蔡明哲先生的家人都很关心他的戒烟情况。女儿说戒烟让全家人都健康了。但是效果最明显的还是蔡明哲先生本人。咸辣食物会增加吸烟欲望，所以家里的食谱改成以绿色蔬菜为主。富含维生素 C 的食物也有助于肺功能的恢复。

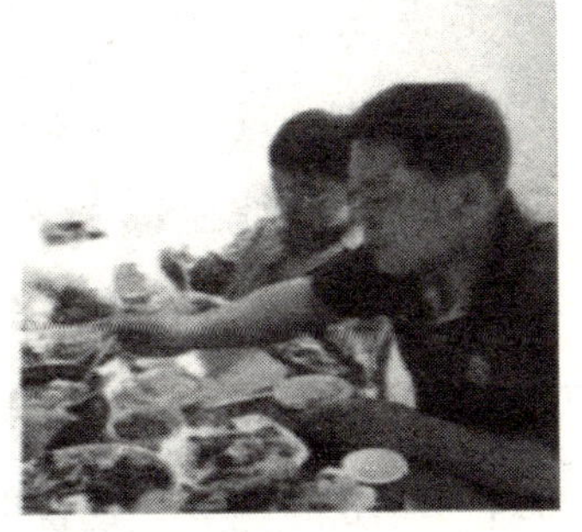

戒烟第 23 天

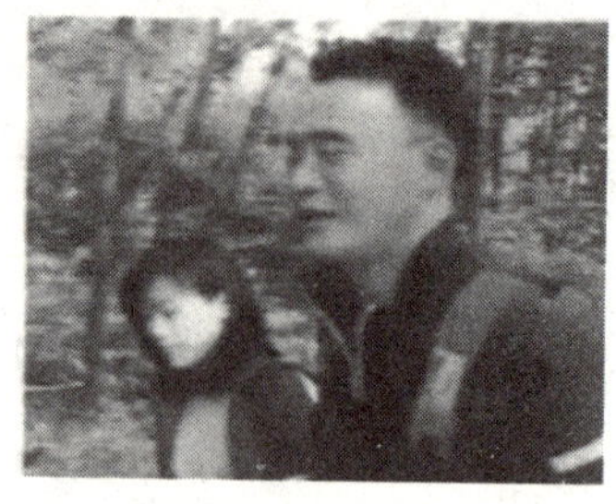

李俊善先生养成了新的习惯。没有人叫也能很早起来，早晨起床对他来说已经不是很难的事情。以前他不喜欢出门，但是现在很愿意带上家人出去走走。戒烟给他的生活重新注入了活力。

戒烟带来的礼物——健康

戒烟一个月后再次检查身体状态，每个人的变化都十分明显。致癌物质苯和甲苯的检测结果非常惊人。两种物质的数值都有大幅度的回落。

▶ 检查致癌物质

	苯	甲苯
蔡明哲	7.7→0.9	13.2→7.5
李俊善	6.7→0.3	10.3→2.6
金基亨	5.2→0.3	7.1→2.5
崔宗石	3.2→0.3	6.9→2.3
李英石	2.4→0.3	8.0→2.7

▶ 血液一氧化碳浓度（ppm）

	戒烟前	戒烟后
金学度	2	→0
蔡明哲	13	→2
李俊善	8	→0
金基亨	10	→0
崔宗石	5	→1
李英石	12	→0

一氧化碳浓度检测中包括金学度先生在内的大多数参加者都恢复了健康。小于等于1ppm 达到正常人的数值。同时还进行了红血球数量检测。当体内氧气越少，红血球的数量越多。大部分参加者都有了0.4～0.8 的减少，这说明体内氧气含量增加了很多。只有没能

▶ 血液红血球数值

	戒烟前	戒烟后
金学度	15.3	→14.9
蔡明哲	14.6	→14.2
李俊善	16.6	→16.1
金基亨	16.1	→15.5
崔宗石	14.9	→14.1
李英石	15.8	→15.2
俞柱才	15.6	→16.2

克服吸烟诱惑，在实验过程中反复抽过 4 ～ 5 盒烟的俞柱才先生的检查结果不尽人意。

戒烟是痛苦的，但是只要成功戒烟，我们的身体就会发生翻天覆地的变化。戒烟 30 分钟后血压和脉搏就会恢复正常，手脚温度会上升。

8 小时后，体内一氧化碳几乎消失，血液中的氧气含量恢复正常，坚持一天就可以减少患心脏麻痹的危险。

戒烟超过 48 小时，神经末端功能会得到恢复，味觉和嗅觉功能恢复，食欲增强，嗅觉灵敏。

戒烟 15 天后，血液循环改善，一个月后长出肺纤毛，净化肺部。疲劳消失，重新获得活力是所有戒烟者的共同感受。

但是这距离完全戒烟还有一段距离，很有可能会重新陷入吸烟的陷阱中。尼古丁中毒是一辈子的事情，任何时候都有可能复发，所以不要过多地考验自己，能避开的吸烟场所尽量回避。这是最好的选择。

有人开玩笑说，记录 5000 多种疾病的“国际疾病分类表”中除了家庭妇女长期打扫卫生引发的“家庭妇女膝盖症”，没有一种病不与吸烟无关。这从另一角度说明了吸烟的危害性。

戒烟秘诀

❶ 远离酒会和吸烟者！

❷ 周围张贴戒烟纸条，时刻提醒自己！

❸ 向尽可能多的人告知自己要戒烟！

❹ 把戒烟当成生活的一部分！

❺ 回避吸烟环境!

❻ 随时做口腔清洁!

❼ 采用合适的尼古丁辅助疗法!
（不使用戒烟草）

❽ 多吃水果和绿色蔬菜!

❾ 每周做 3 次以上有氧运动!

酒会融化大脑和骨头?

◆ 无法治愈的酒精性老年痴呆症

饮酒过量时最容易出现的症状是“短期记忆丧失”现象，即“短期记忆力障碍”。如果出现 10 次以上，那说明您已经站到了酒精中毒的门槛上。“短期记忆丧失”现象是判断是否患有酒精中毒的重要症状，不可忽视。

最近美国北卡洛琳那大学酒精研究所通过研究发现，饮酒过量在引发严重的脑损伤中起到了意想不到的影响。詹妮弗 · 奥博尼亚博士警告过量饮酒能引发记忆力丧失。

“大部分丧失短期记忆力的情况是在饮酒过量后出现的。很多人参加派对喝 1 瓶以上白酒或威士忌，然后就会出现丧失短期记忆力的现象。这类人大脑的某个部位都有一定的损伤，在学习新事物时会感到困难。”（詹妮弗 · 奥博尼亚博士，北卡洛琳那大学酒精研究所）

专家警告说过度地饮酒对大脑会造成致命伤害，而且这种伤害是不能恢复的。

朴勇甲（化名，57 岁）先生患了严重的酒精性老年痴呆症。不仅无法进行正常对话，连家人的名字都不记得了。朴先生不仅丧失了短期记忆力，连储存以前记忆的大脑皮质也受到了损害，所以记不起很多往事，而且也无法正常思考。虽然他现在正在接受防止进一步脑损伤的治疗，但是已经被损坏的大脑组织和其中的记忆是再也找不回来的。这就是酒精性老年痴呆症最可怕的地方。

很多人认为只有醉倒了，才会对大脑有影响，但事实是只要喝过 40g 酒精，即 4 杯白酒，脑细胞就会缓慢死亡。如果置之不理，就会像朴勇甲先生一样先是记忆力障碍，然后发展成酒精性老年痴呆症。很多人习以为常的短期记忆丧失现象，就是这样致命的黑暗杀手。

◆ 股骨头缺血性坏死

“股骨头缺血性坏死”是指臀部关节部位血液循环不流畅，引起骨头溃烂，行走障碍的疾病。该病与酒精有着非常紧密的联系。最近翰林大学汉江诚信医院发表论文阐述了酒精和股骨头缺血性坏死疾病之间存在的联系。

调查 250 名该病的患者结果显示，其中 140 名患者平时饮酒过量。翰林大学张俊东教授强调，饮酒过量对股骨头缺血性坏死疾病产生的影响远比饮酒次数更重要。

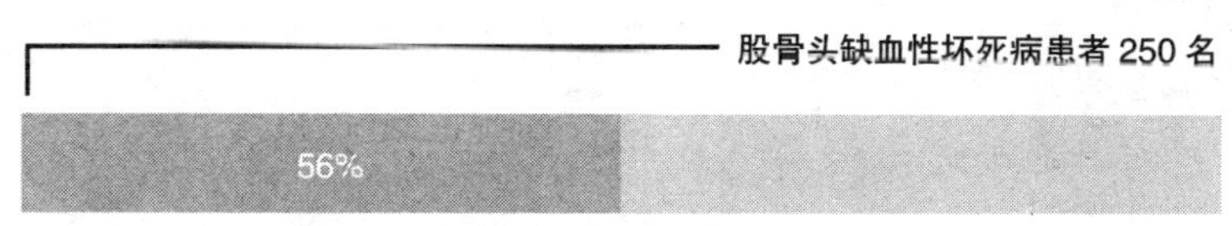

股骨头缺血性坏死和饮酒（引自：翰林大学汉江诚信医院）

研究显示，每周喝 4 次以上，1 次喝 90g 以上酒，即 1 瓶半到 2 瓶白酒，或者 1 周喝 300g 以上酒的人群中，股骨头缺血性坏死病发病率会很高。很多人喝酒时可能会想到伤害肝和胃，但是不知道喝酒还会伤及到包括股骨头在内的各种器官。

醒酒方法

◆ 引起醉酒的主要原因，甲醇

喝酒有时真是身不由己，但是无节制地饮酒必然会引起醉酒之后的痛苦。醉酒是受到酒精折磨后身体发出的 SOS 信号。

有饮酒过量经验的人都能理解醉酒所带来的痛苦。为了脱离痛苦，人们想出了很多醒酒方法。蒸桑拿，喝海鲜汤，还有醒酒饮料，这些都是人们常用的方法。那这些方法真的是解除醉酒的最佳方法吗？有没有更好的捷径呢？

制作组为了弄清酒中的哪些成分引起醉酒，采访了首尔大学医学院生化实验室。具有代表性的葡萄酒和由蒸馏葡萄酒制成的白兰地都能产生醉酒现象，所以蒸馏葡萄酒后分析了其中的成分。

酒的主要成分乙醇的沸点是 78℃，但是奇怪的是在 65℃就开始沸腾了。这说明酒中含有乙醇外的其他物质。据说，酒中的这些杂质是引起醉酒的主要原因。

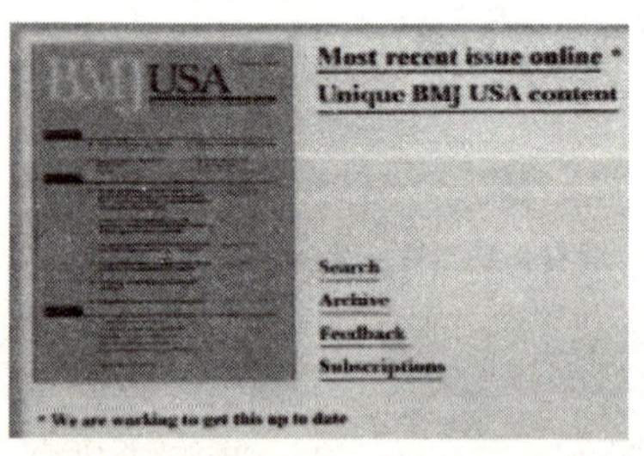

《英国医学》British Medical Journal（1997 年 1 月刊）

到 78℃时，葡萄酒中的乙醇才开始蒸馏。那 65℃开始沸腾的物质是什么呢？实验结果很震惊，那是对人体致命的甲醇。

英国权威医学杂志《英国医学》

提出了醉酒的新学说。引起醉酒的主要原因是甲醇。后来 CNN 发表了评论说，如果不想醉，就选择低甲醇酒。接近 99.9% 纯度的乙醇发生醉酒的现象很少。

美国权威生物化学教科书提出了支持该观点的科学依据。以前被认为是引起醉酒的主要嫌疑犯乙酸乙酯是乙醇进入体内后很快形成的，但是也很快就在体内分解成无害的乙酸盐。如果乙酸乙酯是引发醉酒的主要原因，那喝酒后很快就会出现醉酒现象，但是一般醉酒是在喝酒一段时间后才出现的。因为在体内乙醇分解结束后，才开始分解甲醇。甲醇分解产生甲醛，这是一种具有很强的毒性的物质，它才是引起醉酒的主要元凶。

甲醇对人体有害是众所皆知的事情，甲醛的毒性也是致命的。喝多了还会引发失明。

“酒中含有少量甲醇。威士忌和红葡萄酒中甲醇含量比较高，所以喝这些酒第二天头会很疼，其原因就是甲醇。”（美国生物化学教科书，2002 年）

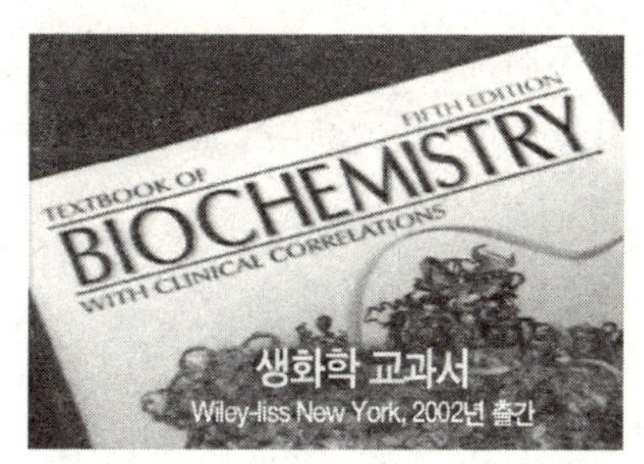

生物化学教科书

那制酒过程中为什么不除去毒性如此之大的甲醇成分呢？虽然费用是一大问题，但主要是因为除去甲醇会丢失酒中的其他物质，让酒失去特有的酒香和味道。

韩国食品安全局根据不同酒类品种规定了甲醇含量，市场上销售的酒中甲醇含量不得超过规定值。蒸馏酒不得超过 0.5mg，果酒等发酵酒不得超过 1mg。按照实际含甲醇量分类，白兰地比沃特加高 7 倍左右。所以不同种类酒引起醉酒的程度也不同。

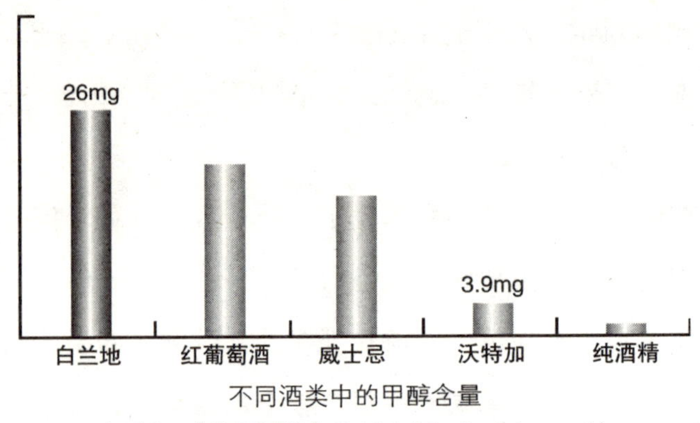

不同酒类中的甲醇含量

（引自：《英国医学》British Medical Journal）

据美国ABC新闻报道称，如果不想第二天头疼，经常醉酒的朋友可以选择甲醇含量少的酒，如沃特加或杜松子酒。综合多方面的研究数据，醉酒其实与酒的度数没有太大关系，主要取决于酒中含有多少杂质。

▶ **不同种类酒引起醉酒的程度**

纯酒精
沃特加
杜松子酒
白葡萄酒
威士忌
兰姆酒
红葡萄酒
白兰地

排位越靠下的种类越容易引发醉酒。（引自：《英国医学》British Medical Journal）

《英国医学》中介绍了不同种类酒引起醉酒的程度，排名越靠下的种类越容易引发醉酒，红葡萄酒和白兰地就属于这一类。它们的共同特点是发酵谷物和水果酿造，而不是经过蒸馏的纯净酒，制作过程中，还添加了色素和香料。

白酒算是不大容易引发醉酒的品种了。但是重要的还有控制饮酒量，只要保证每天喝的量不多于40g，即使摄取了一些甲醇，也能通过代谢作用排出体外。但是如果饮酒过量，像甲醇一样的多余杂质就无法全部排出，留在体内的甲醇就会引起醉酒，第二天身体就会不舒服。

◆ 多喝水！

到年底，因喝酒过量去急诊室的患者倍增。这时的处方大部分是维生素输液，就是水分。喝酒后，我们的身体就开始分解酒精，分解酒精需要很多水分，所以喝酒后经常会觉得口渴。

甲醛毒性很强，但是如果生成速度慢，对人体的伤害就会很有限。多补充水分，经常小便是排出有毒物质的有效方法。甲醇分解后的产物福尔马林会诱发头疼、恶心等醉酒症状，排出它的有效方法也是多喝水。

朴振亨（化名，31岁）先生是一位司机，由于工作关系需要喝大量的酒。为了防止醉酒，他喝大量的水。每喝一杯白酒，喝一大杯水，这是朴先生驰骋酒席的秘诀，也是他经常参加酒席和反复醉酒中积累的宝贵经验。饮酒前喝大量的水是防止醉酒的好方法。

◆ 海鲜汤真的能醒酒吗？

很多人醉酒后会找海鲜汤喝，因为他们相信海鲜汤能醒酒。那海鲜汤真有醒酒的功效吗？为了一探究竟我们来了解一下海鲜汤里都含有什么物质。

海鲜汤的主要原料是贝类、明太鱼以及豆芽。据说这些东西都含有分解酒精的酶类。我们熬制海鲜汤后分别搜集了汤和干料，并分析其中的无机成分。

600℃高温可以除去无机物之外的所有成分。检测出的无机物是钠、钾、镁离子等电解质。这些都是喝酒后容易缺乏的营养物质。电解质在体内可以调节氧气供应。喝酒后，由于酒精的利尿作用，体内的电解质随着小便排出体外，所以喝酒后会出现全身无力的现象。补充水分和营养物质是醒酒必须要做的。

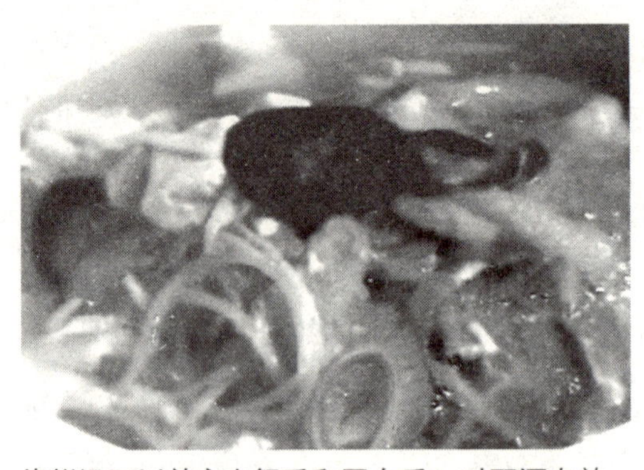
海鲜汤可以补充电解质和蛋白质，对醒酒有效。

分解酒精时体内的蛋白质消耗量增大，豆芽、明太鱼、贝类中富含蛋白质，有助于酒精的快速分解和排出。海鲜汤熬得越久，效果就越好。

人体摄取酒精后需要很多酶分解它，肝脏也需要分泌很多激素，而它们的基本成分都是氨基酸。海鲜汤中熬的豆芽、贝类、明太鱼等富含蛋白质，熬的时间越长汤里的氨基酸就越多。但是豆腐和肉类中的蛋白质进入体内后转化为氨基酸的时间比较长，所以醒酒效果没有海鲜好。

如果用 1.5 升矿泉水瓶的体积换算韩国人一年喝的酒量，每 6 瓶一捆可以堆 4m 高，起码有 85.2 升，相当于 57 个矿泉水瓶的量。

品酒专家徐涵正先生已经有 30 年的酒龄了，他每天都要喝酒。他介绍了一种简单的饮酒方法，每天喝酒不超过 4 杯，喝酒时一定要吃高蛋白食物。

酒是人类几千年来的伙伴，它有两面性，适量饮酒成为补药，一天喝超过 40g 的酒就是毒药。大家一定要铭记这一点。